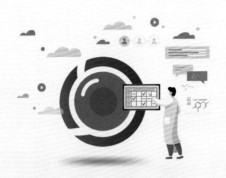

基层眼科
继教大讲堂
专家答疑精粹

主　编　姜燕荣

编　　委（按汉语拼音排序）

鲍永珍　陈　雪　陈跃国　戴　虹　窦宏亮　付　晶　姜燕荣

李明武　李学民　李毅斌　刘大川　刘广峰　马志中　乔春艳

曲进锋　任泽钦　石　璇　宋旭东　陶　海　王　凯　王　敏

王冰松　魏世辉　魏文斌　吴慧娟　晏晓明　杨　帆　杨文利

袁　进　张　风　张美芬　赵少贞　钟　勇

资料整理（按汉语拼音排序）

陈　莉　崔浩然　梁淑婷　刘广峰　孟庆娱　彭子苏　王熙娟

姚昱欧　于　洋　张　燕　张　瑜

视频制作　黄润冰

主编助理　张　瑜

人民卫生出版社

·北京·

图书在版编目（CIP）数据

基层眼科继教大讲堂专家答疑精粹 / 姜燕荣主编
. —北京：人民卫生出版社，2022.11
ISBN 978-7-117-33917-9

Ⅰ. ①基… Ⅱ. ①姜… Ⅲ. ①眼科学 - 问题解答
Ⅳ. ①R77-44

中国版本图书馆 CIP 数据核字（2022）第 201782 号

| 人卫智网 | www.ipmph.com | 医学教育、学术、考试、健康，购书智慧智能综合服务平台 |
| 人卫官网 | www.pmph.com | 人卫官方资讯发布平台 |

基层眼科继教大讲堂专家答疑精粹
Jiceng Yanke Jijiao Dajiangtang Zhuanjia Dayi Jingcui

主　　编：姜燕荣
出版发行：人民卫生出版社（中继线 010-59780011）
地　　址：北京市朝阳区潘家园南里 19 号
邮　　编：100021
E - mail：pmph @ pmph.com
购书热线：010-59787592　010-59787584　010-65264830
印　　刷：北京盛通印刷股份有限公司
经　　销：新华书店
开　　本：889×1194　1/32　印张：13
字　　数：303 千字
版　　次：2022 年 11 月第 1 版
印　　次：2022 年 11 月第 1 次印刷
标准书号：ISBN 978-7-117-33917-9
定　　价：139.00 元

打击盗版举报电话：010-59787491　E-mail：WQ @ pmph.com
质量问题联系电话：010-59787234　E-mail：zhiliang @ pmph.com
数字融合服务电话：4001118166　E-mail：zengzhi @ pmph.com

序 ▶

　　北京眼科学会教育委员会在姜燕荣教授的带领下,组织出版了
《眼科住院医师规范化培训视频精选》,颇受大家欢迎。之后,又编
写了这部《基层眼科继教大讲堂专家答疑精粹》,充分体现了姜燕荣
教授对教育尤其是专科医师培养的专注与情怀,几乎是倾注了所有
精力,动用了所有资源在做这件利在当代功在千秋的伟业!年轻医
生的成长确实关系到未来的医疗质量和百姓的健康水平,也需要更
多的仁人志士齐心协力,一起向未来!也正因为不乏这样的眼科同
道,才促成这部著作的面世。

　　过去很多年,我们一直在坚持举办各种学习班,从这些学习班
上真切地感受到基层医师,尤其是基层的专科医师求知若渴,他们
迫切需要那些书本上无法找到的实践经验和知识、行医中的各种亲
身体验,在实际工作中遇到的一些问题与困惑很难找到专家去问去
解决,也很难快速提高自己的诊疗水平。在我组织的历次学习班上
都会安排数个小时的答疑,数百人的学习班上大家的知识水平参差
不齐,很多学员不好意思站出来提问,每次我都是让大家把问题写
在纸条上,结果让我出乎意料,每次都收集到几十到百余张纸条、数
百个问题,很多问题都很具体,很多是实践经验,每一个问题的解
答几乎让所有学员受益,这种方式特别受学员欢迎,我也一直在坚
持!这些答疑解惑是基层医生、年轻医生的"及时雨"!这本专家
答疑精粹其实就是他们的"百宝箱"!

　　年轻医生成长过程中接受规范的知识和技术特别重要,这是几

代人实践中提炼的精华，只有传承了规范，才有可能创新与提高，这是确保医疗质量与服务均一性的前提！北京眼科学会组织的基层眼科继教大讲堂传播的正是规范与经典。

这本书可以说是在众多眼科著作中独树一帜，它是年轻医生学习规范与经典的教材，它是传道解惑的知识库，相信一定会受到年轻医生的青睐。

借此机会对热心教育与培训的同道们表达由衷的敬意！

魏文斌

北京眼科学会会长

首都医科大学附属北京同仁医院

2022 年 3 月 20 日

前言 ▶

本书是基于北京眼科学会策划并主办的"基层眼科继教大讲堂"系列教学项目的课件内容整理而成。三年来"基层眼科继教大讲堂"集中了北京著名三甲医院的眼科名师，围绕"眼科疾病的规范化诊疗"和"眼科的主要检查方法"进行了深入浅出的讲解。"基层眼科继教大讲堂"教学内容设置精心，围绕基层眼科医生的实际需求，优选了临床常见疾病的必会知识。每月一期2小时的导师授课讲透一个主题，深度解析、实时答疑，同时结合学员线上自学、班主任督学、期末评估考核，形成"四位一体"的闭环教学模式，吸引了众多年轻医生和基层医生的关注。目前正式注册参加系统学习的学员超过5 000人，住院医师、主治医师、副主任医师及以上医师各占1/3，学员来自全国33个省、直辖市、自治区，影响力从北京向全国各地不断辐射，成为眼科继续教育不可缺失的平台。

本书对临床常见的十几种亚专业疾病，从检查、诊断、鉴别到治疗方面凝练出有代表性的503个问题编辑整理成册。问题的解答出自30位专家数十年临床和教学的精华，规范而易懂，经过整理提炼的文字内容配以授课视频，读者扫描相关二维码即可观看。涉及的问题涵盖了近些年眼科领域的最新进展和新知识，使眼科医生能够实时获取、更新新概念、新方法，特别适用于住院医师、规培医师及主治医师以上医生的进阶学习。本书采用小开本便于临床医师随身携带，及时查阅，可以作为眼科医生的必备参考书，也可作为眼科患者的"十万个为什么"科普读本。本书的出版对广大眼科同道乃至患者都将是不可多得的福音。

姜燕荣

2022 年 2 月 23 日

观看"基层眼科继教大讲堂"栏目方法：通过微信公众号「明医智」—「明医学院」—点击「基层继教大讲堂」查看，此为「继教大讲堂」在线教学专区，包含全部课程的课前学习课件及直播回放视频。

目录

第一章

眼表疾病与干眼

扫描二维码，观看本节
问题专家答疑视频

第一节

眼表疾病的诊断与检查

问题 1. 眼表疾病诊断过程中有哪些临床思路？

附专家答疑视频

　　袁进教授答：①首先应当定性，是否存在眼表损害；②其次应当定量，眼表损害程度如何；③最后应当分类，所见的眼表损害属于何种疾病的哪个亚型。

问题 2. 眼表疾病检查诊断中应注意什么？

附专家答疑视频

　　李明武教授答：①问诊和病史采集以及视力、眼压检查的重要性不容忽视；②眼表检查项目种类众多，裂隙灯检查最为基础和关键，染色检查至关重要；③不要忽略倒睫，尤其是绒毛样的倒睫、内眦附近的倒睫和眼球转动时才摩擦眼表的倒睫；④不要忘记翻开眼睑，暴露穹窿部结膜检查；⑤不能忽略角膜缘的微小病变；⑥不要遗漏睑缘和睑板腺的观察。

2

问题 3. 如何评价睑缘充血程度？

附专家答疑视频

李明武教授答：①0 分，睑缘无或轻微发红，无横穿睑板腺开口的毛细血管扩张；②1 分，睑缘发红，横穿睑板腺开口的毛细血管扩张；③2 分，睑缘发红，横穿睑板腺开口的毛细血管扩张少于睑缘全长的一半；④3 分，睑缘发红，横穿睑板腺开口的毛细血管扩张多于睑缘全长的一半。

问题 4. 如何评价睑缘形态规则程度？

附专家答疑视频

李明武教授答：①0 分，睑缘形态规则；②1 分，睑缘不规则浅切迹少于 3 个；③2 分，睑缘不规则浅切迹多于 3 个。

问题 5. 如何评价睑缘肥厚？

附专家答疑视频

李明武教授答：①0 分，无睑缘肥厚；②1 分，睑缘肥厚伴或不伴有局部圆钝；③2 分，睑缘肥厚伴广泛圆钝。

问题 6. 如何评价睑板腺开口形态？

附专家答疑视频

李明武教授答：①0 分，睑板腺开口呈规则的圆形；②1 分，睑板腺开口出现脂帽；③2 分，睑板腺开口内阻塞或开口狭窄，出现隆起的脂塞；④3 分，睑板腺开口严重阻塞或萎缩，出现脂栓。

问题 **7.** 在没有高端睑板腺检查器的情况下，如何评估睑板腺功能？

附专家答疑视频

李明武教授答：用手分别挤压每只眼的上下眼睑，观察睑板腺开口挤出的睑脂性状。①0 分：清亮、透明的液体；②1 分：混浊的液体；③2 分：混浊颗粒状分泌物；④3 分：浓稠如牙膏状分泌物。每只眼上下睑分别记录，0 分为正常，1 分以上为异常。

问题 **8.** 不同的眼表染色方法有何特点？

附专家答疑视频

李明武教授答：①荧光素可染色角膜上皮缺损、上皮细胞连接破坏或上皮细胞受损的组织；②丽丝胺绿染色，可染色变性或死亡的上皮细胞，还可染色缺乏黏蛋白覆盖的上皮细胞；③虎红染色，可染色内容同丽丝胺绿，但有一定的组织毒性；④荧光素染色分子量小，常用于检查角膜的染色，丽丝胺绿和虎红分子量较大，常用于观察结膜的染色。

问题 **9.** Marx 线是什么？如何依据其形态评价眼表状态？

附专家答疑视频

李明武教授答：Marx 线是通过眼表染色时出现在睑缘、睑板腺开口附近的一条规整的线，代表皮肤黏膜之间的连接处，评估时观察其与睑板腺开口的位置关系。①0 分：Marx 线完全位于睑板腺开口的结膜面；②1 分：部分 Marx 线接触睑板腺开口(范围 <1/2);③大部分 Marx 线穿过睑板腺开口(范围 >1/2);④Marx 线越过睑板腺开口,位于睑板腺开口的皮肤面。双眼的上、下睑缘分别以鼻侧、中央和颞侧 3 部分计分,总评分为 0~18 分。

问题 **10**. 睑缘炎相关性角结膜病变与单纯疱疹病毒性角膜炎如何鉴别?

附专家答疑视频

李明武教授答:二者均有反复发作的特点,但感冒或发热、季节变化诱发不能作为鉴别要点,二者可从如下四点鉴别。①年龄:睑缘炎相关性角结膜病变(blepharokeratoconjunctivitis,BKC)青少年多见,而单纯疱疹病毒(herpes simplex virus,HSV)性角膜炎中年多见。②眼别:BKC 双眼多见,而 HSV 感染性角膜炎单眼多见。③病变位置:BKC 多从周边部逐渐扩展,而 HSV 感染性角膜炎可起始于中央。④新生血管:BKC 中新生血管比较表浅,而 HSV 感染性角膜炎多位于基质深部。

问题 **11**. 如何重建外伤后的眼表功能?

附专家答疑视频

袁进教授答:①急性期防止组织损伤加重,避免角膜融解、穿孔等并发症发生;②急性期使用药物早期抗炎、促进修复,使用羊膜全程覆盖,尽快促进瘢痕愈合;③瘢痕期首先应当重建眼睑功能,修复眼睑缺损或睑内翻 / 睑外翻;④重建结膜功能,如果有睑球粘连,可根据粘连范围进行羊膜移植或自体唇黏膜移植;⑤评估泪膜情况,重建泪膜,对外伤后重度干眼可考虑行自体下颌下腺或唇腺移植;⑥评估角膜缘干细胞情况,若存在角膜缘干细胞衰竭则应当考虑行自体或亲属角膜缘干细胞移植,之后再考虑通过角膜移植重建角膜光学功能。

第二节

角膜病的相关检查

扫描二维码,观看本节
问题专家答疑视频

问题 1. 裂隙灯检查有哪些主要方法?

附专家答疑视频

晏晓明教授答:①直接焦点照明法;②弥散光线照明法;③巩膜角膜缘分光照明法;④后部反光照明法;⑤镜面反光带照明法;⑥间接法。除了这 6 种方法,我们在用裂隙灯的时候,经常要使用钴蓝光以及荧光素染色。

问题 2. 直接焦点照明法观察眼前节时如何操作?

附专家答疑视频

晏晓明教授答:直接焦点照明法是最常用的检查方法,检查时把光的焦点调节至与显微镜的焦点完全重合。窄裂隙 + 弱背景照明可以观察到裂隙焦点所处的位置及背景,如角膜水肿和狄氏膜皱褶;窄裂隙无背景照明可以通过强对比度观察角膜层次,如圆锥角膜患者变薄、前凸的角膜结构;宽裂隙可以直接观察更多的眼部情况,如虹膜粘连(图 1-2-1)。

第一章 眼表疾病与干眼 | 7

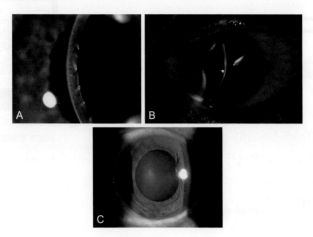

图 1-2-1　裂隙灯检查,直接焦点照明法

A. 窄裂隙背景光弱,可见角膜水肿和狄氏膜皱褶;B. 窄裂隙无背景
照明可见圆锥角膜变薄、前凸;C. 宽裂隙可见虹膜粘连。

问题 3. 间接照明法在眼科检查中有哪些应用?

附专家答疑视频

　　晏晓明教授答:间接照明法是将光线照射在组织的一部分上,而观察其邻近的同一组织的另一部分,如通过晶状体间接照明法观察后发性白内障、通过角膜间接照明法观察角膜新生血管(图 1-2-2)。

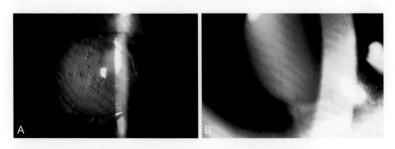

图 1-2-2　间接照明法使后发性白内障(A)和角膜新生血管(B)清晰可见

问题 4. 后部反光照明法在眼科检查中有哪些应用？

附专家答疑视频

晏晓明教授答：后部反光照明法是借后部反射回来的光线检查透明的、半透明的正常和病理组织，适用于观察角膜和晶状体，其光焦点与显微镜焦点不在同一平面上；如用于观察巨细胞病毒性角膜内皮炎的钱币状 KP（图 1-2-3）、后部多形性角膜营养不良（polymorphous posterior corneal dystrophy，PPCD）的轨道征以及格子样角膜营养不良的特征性病变。

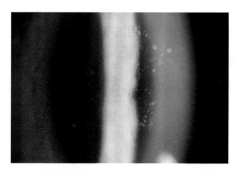

图 1-2-3　巨细胞病毒性角膜内皮炎的钱币状 KP

问题 5. 镜面反光带照明法在眼科检查中有哪些应用？

附专家答疑视频

晏晓明教授答：镜面反光带照明法是利用光线在射入眼球时，与角膜或晶状体表面所形成的表面反光区，用直接焦点照明法检查这一光亮的反光区的方法，常用于检查角膜内皮疾病，如观察 Fuchs 角膜内皮营养不良患者的角膜 gutattae 橘皮样的改变（图 1-2-4），或观察 PPCD 患者狄氏膜不规则的火山口样改变。

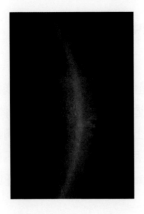

图 1-2-4 Fuchs 角膜内皮营养不良患者的角膜内皮 gutattae 橘皮样的改变

问题 6. 巩膜角膜缘分光照明法在眼科检查中有哪些应用？

附专家答疑视频

晏晓明教授答：巩膜角膜缘分光照明法是利用光线通过透明组织内的屈折观察角膜的不透明体的检查方法。常用于观察圆锥角膜的 Rizzuti 征、角膜雾状水肿以及狄氏膜前角膜营养不良（图 1-2-5）。

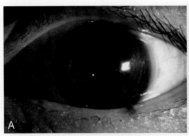
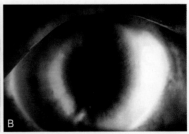

图 1-2-5 裂隙灯检查，巩膜角膜缘分光照明法
A. 圆锥角膜 Rizzuti 征；B. 青光眼急性发作期角膜雾状水肿。

问题 **7.** 钴蓝光在眼前节疾病检查中有哪些应用？

附专家答疑视频

晏晓明教授答：对于典型的圆锥角膜，常规裂隙直接焦点照明法和弥散光照明法只能看到角膜变薄和 Munson 征，如果观察仔细可能勉强观察 Fleischer 环。但在钴蓝光照明下，即使没有荧光素染色，Fleischer 环也非常容易观察（图 1-2-6）。

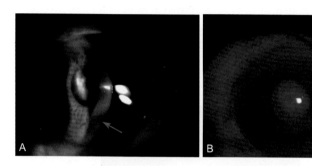

图 1-2-6　圆锥角膜的 Fleischer 环
A. 自然光下；B. 在钴蓝光下更清晰。

问题 **8.** 眼科检查中常见的染色方法有哪些？

附专家答疑视频

晏晓明教授答：①荧光素染色；②虎红染色；③丽丝胺绿染色。观察角膜病变时荧光素染色更常用，观察结膜时虎红染色和丽丝胺绿染色更常用。在使用荧光素染色时，可搭配使用钴蓝光照明和黄色滤光片，从而提高对比度，使图像更加清晰。

问题 **9.** 荧光素染色观察点状上皮糜烂 (punctate epithelial erosions，PEE) 通常需要鉴别哪些病因?

附专家答疑视频

晏晓明教授答:PEE 是角膜最表层的细胞脱落,呈细小、轻微的凹陷斑,荧光素染色可见细小、点状浅染,不向基质渗染(图 1-2-7)。一般需要考虑:干眼、药物毒性角膜炎、睑缘炎相关性角结膜病变(blepharokeratoconjunctivitis，BKC)和过敏性角结膜炎;其中①药物毒性角膜炎着染集中于角膜,而结膜染色较轻;②水液缺乏型干眼结膜染色早于角膜,并且比角膜重;③蒸发过强型干眼染色集中于下方。

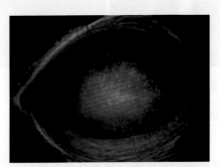

图 1-2-7 点状上皮糜烂,荧光素染色细小、点状浅染

问题 **10.** 点状上皮角膜炎 (punctate epithelial keratitis，PEK) 在裂隙灯下有哪些特征性表现?

附专家答疑视频

晏晓明教授答:PEK 是角膜表层扁平细胞和翼状细胞变性、

脱落,呈淡白色斑点状混浊、隆起,荧光素染色呈点状、成簇的鲜明着染,无或轻度向基质渗染(图 1-2-8)。常见于 Thygeson 浅层点状角膜炎、单纯疱疹病毒性角膜上皮炎和流行性角结膜炎的早期。

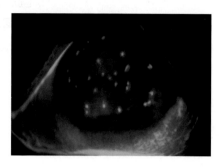

图 1-2-8　点状上皮角膜炎,荧光素染色呈点状、成簇的鲜明着染,轻度隆起

问题 11. 树枝状角膜炎应如何鉴别?

附专家答疑视频

晏晓明教授答:①单纯疱疹病毒性角膜炎(herpes simplex keratitis,HSK)的树枝状染色中央深、边缘浅,树枝末端膨大,树枝凹陷;②带状疱疹病毒性角膜炎(herpes zoster keratitis,HZK)的树枝状染色比较弱,且为多发的树枝,末端无膨大,且树枝隆起;③药物源性角膜炎患者常有多种局部药物应用史,树枝状染色多横向分布于睑裂区域,树枝末端无膨大、边界毛糙模糊,且病变表浅,局限于上皮层(图 1-2-9)。

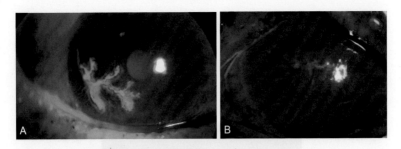

图 1-2-9　不同类型角膜树枝状病变
A. 单纯疱疹病毒性角膜炎；B. 药物源性角膜炎。

问题 **12**. 没有角膜刮片检查的情况下，如何大致鉴别感染性角膜溃疡与非感染性角膜溃疡？

附专家答疑视频

　　晏晓明教授答：裂隙灯检查下，①非感染性角膜溃疡边界清楚，基底干净，荧光素染色后边界明确清晰；②感染性角膜溃疡具备化脓病变特点，基质有大量炎症细胞浸润，荧光素染色边界模糊不清（图 1-2-10）。

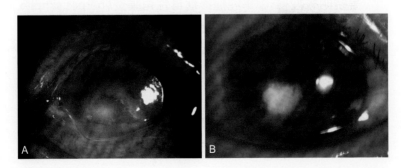

图 1-2-10　裂隙灯照相
A. 非感染性角膜溃疡；B. 感染性角膜溃疡。

问题 **13**. 角膜结构在角膜共聚焦显微镜上分别有哪些特点?

附专家答疑视频

晏晓明教授答:①角膜上皮由浅到深细胞变得越来越小,只有表层的细胞可以有细胞核,其他的层次正常的情况下看不见细胞核;上皮细胞边界亮而细胞质暗(图 1-2-11A~D);②上皮下可看到神经分布(图 1-2-12A);③浅基质细胞核密度大于深基质,静止状态下只能看到细胞核看不见细胞浆,但当炎症状态细胞被激活时则能看到细胞浆(图 1-2-12B、C);④内皮细胞在共聚焦显微镜上与上皮相反,边界较暗而细胞质中度反光(图 1-2-13)。

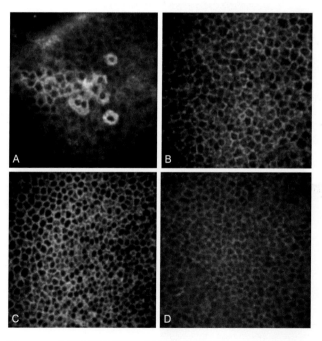

图 1-2-11　角膜共聚焦显微镜显示角膜上皮由浅到深细胞越来越小,仅表层细胞可见细胞核

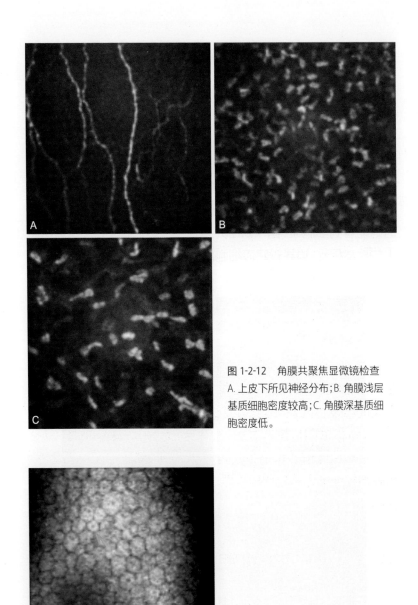

图 1-2-12　角膜共聚焦显微镜检查
A. 上皮下所见神经分布；B. 角膜浅层基质细胞密度较高；C. 角膜深基质细胞密度低。

图 1-2-13　角膜共聚焦显微镜显示内皮细胞边界较暗而细胞质中度反光

问题 14. 共聚焦显微镜有哪些阅片要点?

附专家答疑视频

晏晓明教授答:①首先应当了解病史、病因和治疗过程;②结合裂隙灯观察病变、阳性体征;③在观察时不能仅看一个层面,而应当多层面连续、动态观察可疑病变;④结合病史和体征综合分析;⑤诊断依据应有"典型图片 + 同一平面出现多个"或"典型图片 + 不同平面出现";⑥报告内容应当描述观察的内容与病变的相对位置、位于角膜何种层次,并详细描述结构和细胞的改变方式、排列形式、数量和有无组织细胞反应。

问题 15. 在共聚焦显微镜上真菌菌丝和神经纤维如何鉴别?

附专家答疑视频

晏晓明教授答:共聚焦显微镜上真菌菌丝①反光高、分叉多;②浅层菌丝排列无序,成竹节样或树枝样;③后部和深基质菌丝成线性,伴或不伴有分支的高反光;④菌丝形态受组织炎症、水肿和透明度影响;⑤不同菌种菌丝折光率及形态不同;⑥治疗后菌丝形态可发生改变,可见肿胀、增粗或断裂的菌丝。角膜神经纤维①走行比较平缓;②反光低于菌丝;③密度较菌丝更小(图 1-2-14)。

问题 16. 阿米巴角膜炎在共聚焦显微镜上有何特点?

附专家答疑视频

晏晓明教授答:①阿米巴角膜炎多数情况下可以在共聚焦显微镜上看到包囊,而滋养体不常见;②阿米巴包囊直径

10~20μm，可单独、成串、成簇或三三两两排列，一般周围无炎症细胞；③阿米巴包囊常表现为明亮、密度均匀的高反光（图 1-2-15）。

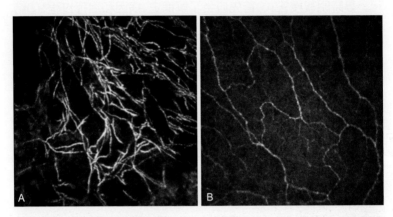

图 1-2-14　角膜共聚焦显微镜检查
A. 真菌菌丝表现为分叉多、反光高影；B. 角膜神经纤维，呈反光低影，走行比较平缓。

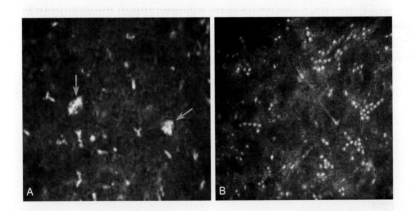

图 1-2-15　角膜共聚焦显微镜检查
A. 可见阿米巴包囊（绿色箭头示）和滋养体（黄色箭头示）；B. 阿米巴包囊表现为明亮、密度均匀的高反光，单独、成串、成簇或三三两两排列。（阿米巴图片由北京市眼科研究所王智群和张阳提供）

问题 17. Fuchs 角膜内皮营养不良在角膜内皮镜下可见哪些典型表现?

附专家答疑视频

晏晓明教授答:在早期可以看到散在的黑区,随着病情进展黑区增多、融合,最后完全看不到正常的内皮细胞,在这种情况下还会看到角膜厚度增加,即角膜水肿(图 1-2-16)。

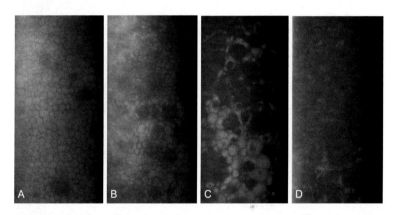

图 1-2-16　角膜内皮镜:Fuchs 角膜内皮营养不良的角膜内皮变化(从 A 到 D 逐渐加重(洪晶. 角膜内皮病. 北京:人民卫生出版社,2019:p14)

问题 18. 正常角膜不同层次在前节相干光断层成像上如何区分?

附专家答疑视频

晏晓明教授答:角膜的上皮层和前弹力层为均匀的高信号,基质层为相对欠均匀的低信号,后弹力层和内皮层为中高信号。一般情况下后弹力层和内皮层在前节相干光断层成像上难以区分,但在一些疾病导致的后弹力层增厚时二者之间界限可变明显(图 1-2-17)。

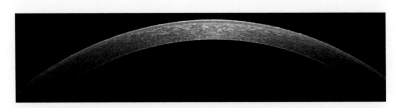

图 1-2-17　正常角膜相干光断层成像：角膜的上皮层和前弹力层为均匀的高信号，基质层为相对欠均匀的低信号，后弹力层和内皮层为中高信号

问题 **19**. 如何提高角膜溃疡刮片的阳性率？

附专家答疑视频

晏晓明教授答：①在显微镜下操作，而不是裂隙灯下；②使用无防腐剂的表面麻醉剂；③充分去除坏死组织；④对使用抗生素的患者可停药 12~24 小时以后再行刮片检查；⑤棉签可能含有抑制细菌生长的脂肪酸，因此刮片后避免使用棉签触碰，防止抑制细菌生长；⑥怀疑真菌感染患者，最简单染色方法是 10% 氢氧化钾湿片法或 Giemsa 染色，取样时尽量刮擦病灶边缘；⑦怀疑细菌感染者则最好行革兰氏染色。

第三节

角膜病的诊断与治疗

▶ 扫描二维码，观看本节
问题专家答疑视频

问题 **1** ．眼表有哪些防御机制？

附专家答疑视频

　　晏晓明教授答：①眼睑作为物理屏障，防止外界刺激，也能在瞬目时将一些细菌排出，防止细菌贮存；②泪膜能够对眼表自然冲刷，其中还含有免疫球蛋白、补体和多种酶，能抵御外来微生物；③完整的角膜上皮能抵御大部分细菌，仅有奈瑟菌、白喉杆菌、志贺菌和李斯特菌能直接穿透正常的角膜上皮；④结膜的免疫系统，如上皮下黏膜相关淋巴组织等；⑤眼表正常菌群能够维持眼表生态平衡；⑥正常的神经支配，对眼的保护和营养作用。

问题 **2** ．诊断角膜溃疡要注意什么？

附专家答疑视频

　　晏晓明教授答：①详细询问病史；②重点关注角膜溃疡的特征，即溃疡大小、边缘特征、有无基质炎症，溃疡灶分布形式、深度、位置和形状；③溃疡与周围组织关系，是否有眼睑、结膜和泪器的病变；④是否与全身疾病相关。

问题 **3.** 角膜溃疡患者的病史有哪些提示意义?

附专家答疑视频

晏晓明教授答:①外伤病史提示感染性角膜溃疡;②复发角膜溃疡除了病毒感染外,还应当考虑角膜营养不良、复发性角膜糜烂、睑缘炎相关性角结膜病变;③有接触镜配戴史应当首先考虑阿米巴性角膜炎;④有眼化学伤病史患者应警惕角膜缘干细胞缺损可能;⑤慢性或复发性结膜炎患者应考虑类天疱疮、Steven-Johnson 综合征或沙眼的可能;⑥有去神经支配病史的患者也容易发生角膜溃疡,如治疗面神经痛、听神经瘤的神经外科手术史,带状疱疹的眼部并发症;⑦注意患者有无易导致局部抵抗力下降的全身病史。

问题 **4.** 盘状角膜内皮炎有何临床特点?

附专家答疑视频

晏晓明教授答:通常上皮完整,不伴有溃疡,可出现小的点染;中央或旁中央有圆形或盘状基质水肿,呈毛玻璃样;病变局限,有明显分界线,急性期水肿区无浸润及新生血管;水肿区后部可藏有 KP,治疗后角膜水肿减轻时 KP 可变明显;可有轻中度虹膜炎,部分患者眼压高,但此时的高眼压不是激素使用的禁忌证;严重时可伴上皮微囊样水肿(图 1-3-1)。

问题 **5.** 如何通过病史鉴别四种感染性角膜炎?

附专家答疑视频

晏晓明教授答:①细菌性角膜炎患者常有外伤病史或异物

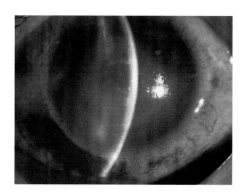

图 1-3-1　盘状角膜炎角膜中央盘状基质水肿,呈毛玻璃样,病变边界较清楚,KP 可见

取出病史,部分患者有角膜接触镜配戴史或污染的眼药制剂使用史,少数患者有导致角膜暴露的局部病因,问诊时应关注患者有无慢性泪囊炎、倒睫、眼睑异常、干眼或睑缘炎的病史;②真菌性角膜炎患者常有植物或农作物外伤史,问诊时应当关注患者既往眼部手术史和局部抗生素使用史,以及眼表慢性疾病史;③病毒性角膜炎患者常伴有前驱上呼吸道感染史,或基础免疫力低下;④棘阿米巴性角膜炎患者多数有角膜接触镜配戴史、污水接触史或外伤病史;⑤对于考虑细菌性角膜炎和真菌性角膜炎的患者,问诊时另需考虑患者有无营养不良、长期应用免疫抑制剂、糖尿病、高龄、昏迷、严重烧伤等可导致局部免疫力下降的全身病史。

问题 6. 不同类型的感染性角膜炎都有哪些常见病原体?

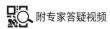 附专家答疑视频

晏晓明教授答:①细菌性角膜炎常见病原体包括葡萄球菌、

链球菌以及铜绿假单胞菌；②国内的真菌性角膜炎患者中最常见的病原体是镰刀菌和曲霉菌；③病毒性角膜炎最常见的病原体是单纯疱疹病毒（herpes simplex virus，HSV）和水痘-带状疱疹病毒（varicella zoster virus，VZV）；④阿米巴角膜炎的病原体是棘阿米巴原虫。

问题 **7**. 如何通过发病特点鉴别四种感染性角膜炎？

附专家答疑视频

晏晓明教授答：①细菌性角膜炎往往起病急、发展快、症状较重，病灶相对较大，可有前房积脓；②真菌性角膜炎往往起病缓、进展慢，且症状较轻，虽然溃疡体征较重，但患者刺激症状往往与体征不匹配；③病毒性角膜炎往往容易反复发作，而且症状多异，如病毒性角膜溃疡患者由于上皮病变，因此往往症状较重，而盘状角膜内皮炎患者如果不合并眼压高，往往只有视力下降而不伴有眼痛；④棘阿米巴性角膜炎起病比真菌更慢，但刺激症状明显，可出现与体征不相符的剧痛。

问题 **8**. 如何通过溃疡形态鉴别四种感染性角膜溃疡？

附专家答疑视频

晏晓明教授答：①细菌性角膜溃疡，溃疡凹陷，化脓性改变明显、基底坏死物多，溃疡周围有致密的浸润，少有前房积脓，如果有积脓则容易形成可随体位变化的液平面；早期无 KP（图 1-3-2A）；②真菌性角膜溃疡，溃疡表面隆起、干燥，可伴有伪足、卫星灶、周围浅沟或免疫环，早期即有米粥样前房积脓，但多为无菌性积脓，液不平；早期可有 KP（图 1-3-2B）；③病毒性角膜溃疡,可分为上皮型、神经营养障碍型、基质型和内皮型;④棘阿米巴性角膜溃疡,早期病变类似单纯疱疹病毒性角膜炎,可表现为树枝状角膜上皮浸润,随病情进展逐渐发展为盘状或环形的基质浸润,特征性体征包括环形浸润、沟状融解、粗盐粒状浸润和放射状神经炎。

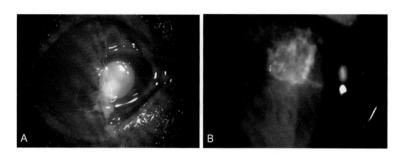

图 1-3-2　裂隙灯照相

A.细菌性角膜溃疡,溃疡呈致密浸润,基底大量坏死物;B.真菌性角膜溃疡,可见伪足及卫星灶。

问题 9. 如何鉴别病毒性坏死型角膜基质炎和细菌性角膜炎?

附专家答疑视频

　　晏晓明教授答:病毒性坏死型角膜基质炎临床特点包括①通常不是首次发病,病程长、反复发作,慢性迁延;②角膜有致密的灰白色坏死,伴有大量炎症浸润,可有深层新生血管或免疫环;③严重者可有角膜融解或穿孔;④由于眼表状态往往较差,因此常合并细菌或真菌感染。

　　而细菌性角膜炎往往是①单次起病,复发较少;②初次起病时往往不伴有新生血管;③病程进展较快,发病较急。

问题 **10**. 细菌性角膜炎总体治疗原则。

附专家答疑视频

晏晓明教授答：①去除危险因素，如治疗慢性泪囊炎、眼睑内翻和倒睫、角膜异物等；②起始按经验治疗，首选广谱抗生素滴眼液，有条件应及时做角膜刮片检查，根据细菌培养药敏结果执行抗生素选择；③药物不能控制或病情加重者应当及时手术治疗；④辅助治疗可包括非甾体抗炎药、胶原酶抑制剂和睫状肌麻痹剂等。

问题 **11**. 细菌性角膜炎制定首次用药方案时有哪些原则？

附专家答疑视频

晏晓明教授答：①对急性细菌性角膜炎来说，由于细菌繁殖很快，因此在首选治疗时应当依据经验联合使用广谱抗生素，高浓度、高频率冲击治疗。②冲击方案：前 2 小时 10 分钟一次，3~4 小时内改成 15 分钟一次，5~8 小时内 30 分钟一次，9 小时后每小时一次，一般冲击治疗 48~72 小时。③冲击治疗期间 24 小时不间断用药，即使夜间也应当点药治疗。④冲击治疗期间避免用人工泪液、生长因子、血清等非抗菌药物。⑤如果尚未明确致病菌，可优选喹诺酮类药物进行首选治疗。

问题 **12**. 对细菌性角膜炎患者如何进行结膜下注射治疗？

附专家答疑视频

晏晓明教授答：①仅用于重症感染患者，如病灶向眼内或者是巩膜扩散或者是角膜炎穿孔的患者；②每日注射 1 次，连续注射 2~3 天；③避免多次注射，防止药物眼表毒性。

问题 **13.** 细菌性角膜炎冲击治疗有效后如何调整治疗方案？

附专家答疑视频

晏晓明教授答：①冲击治疗观察病情好转后继续冲击 24 小时；②联合用药由每小时一次改为 2~3 小时一次，夜间停止滴眼液治疗，改为眼膏，治疗 3 天；③联合用药频率降低为每天 3~4 次，夜间继续使用眼膏，治疗 1 周；④维持治疗期间将联合用药改为单药治疗，每天 3~4 次，夜间使用眼膏，联合上皮修复药物；⑤上皮修复、荧光素染色阴性、角膜基质浸润消退、前房炎症反应消失时可停用抗生素；⑥抗生素停药前无需像激素停药前逐渐减量，否则反而增加耐药可能性。

问题 **14.** 细菌性角膜炎治疗过程中能使用糖皮质激素吗？

附专家答疑视频

晏晓明教授答：除了诺卡菌属感染外，细菌性角膜炎可以使用糖皮质激素，但应用中要满足如下原则。①致病菌明确，至少要抗菌治疗 48 小时后才可使用；②确定病情得到控制，基质无进行性变薄趋势；③慢性或迁延性、合并角膜浸润患者可考虑使用，尤其是病变累及视轴者；④低浓度、低频率使用，如氟米龙滴眼液，每天 3 次，用后至少 1~2 天内复诊；⑤停药时逐渐减量，总疗程不超过 3 周。

问题 **15.** 真菌性角膜炎的治疗原则是什么？

附专家答疑视频

晏晓明教授答：①在病原菌尚未分离期间应用 0.5% 那他霉素或 0.1%~0.2% 两性霉素 B 联合 0.5% 氟康唑两种抗真菌药

物行冲击治疗,冲击治疗期间 30 分钟一次,24 小时后改为 1~2 小时一次,并逐渐减量;②获得药敏结果后选择敏感药物治疗,一般联合应用 2 种或以上药物,每 1~2 小时滴眼一次;③早期可进行角膜溃疡清创、碘酊烧灼联合药物治疗;④临床治愈后仍需维持用药 2~4 周,总疗程 2~3 个月;⑤对深层感染或病变入侵前房患者应联合全身用药;⑥对药物治疗一周后效果不佳患者可进行手术治疗,如结膜瓣遮盖、板层角膜移植或穿透角膜移植。

问题 **16.** 真菌性角膜炎全身用药方案如何设计?

附专家答疑视频

晏晓明教授答:①口服伊曲康唑 200mg,qd,持续用药不超过 3 周;使用期间注意复查肝肾功能;②静脉滴注氟康唑氯化钠注射液,首次 0.4g;次日起 0.2g,qd;③静脉滴注伏立康唑,第一个 24 小时内每次 6mg/kg 体重,给药 2 次;维持剂量每次 4mg/kg 体重,每日 2 次;④口服伏立康唑,200mg,bid。

问题 **17.** 阿米巴角膜炎总治疗原则是什么?

附专家答疑视频

晏晓明教授答:①局部用药可选择 0.02%~0.04% 氯己定(洗必泰)滴眼液或 0.02% 聚六甲基双胍滴眼液联合 0.2% 甲硝唑滴眼液,每 0.5~1 小时一次,5~7 天后减量,总疗程半年以上;②全身用药可考虑静脉滴注甲硝唑注射液,200mg,qd;③最好联合局部清创治疗,便于药物穿透;④但药物治疗周期长,效果不显著,病情容易进展,对病情进展或病变累及后弹力层者可在炎症期行角膜移植手术。

问题 **18**. 病毒性角膜炎整体治疗策略如何?

附专家答疑视频

晏晓明教授答:①病毒性角膜上皮炎,应当强效抗病毒治疗,除边缘型外禁用糖皮质激素;②病毒性免疫型角膜基质炎和病毒性角膜内皮炎,可使用抗病毒药物联合糖皮质激素治疗,激素应当早期足量使用,待病情控制后逐渐减量,并维持足够长的时间;③病毒性坏死型角膜基质炎,应当使用抗病毒药物联合免疫抑制剂治疗;④神经营养障碍型角膜炎,治疗过程中应当慎用或禁用抗病毒药物,除抗炎外,还应当使用血清、绷带镜、睑缘缝合等方式促进上皮修复。

问题 **19**. 不同类型的病毒性角膜基质炎或角膜内皮炎治疗周期一般需要多久?

附专家答疑视频

晏晓明教授答:

(1)单纯疱疹病毒或水痘-带状疱疹病毒感染。①口服药物:急性期阿昔洛韦 200mg,每日 5 次或更昔洛韦 1g,每日 3 次,需要使用 7~10 天甚至更长;维持期逐渐减量,不少于 3 个月。②局部用药:2% 更昔洛韦凝胶或滴眼液,每日 4 次,激素减量到维持量时改为每日 2 次,可应用更长时间。③预防用药:阿昔洛韦 400mg,每日 2 次(HSV)或每日 3 次(VZV),维持 1 年;或伐昔洛韦 500mg,每日 1 次(HSV)或每日 2 次(VZV),维持 1 年;或泛昔洛韦 250mg,每日 2 次。④起始阶段可使用强效、足量激素,如 1% 泼尼松龙滴眼液或 0.1% 地塞米松滴眼液,起效后逐渐减量。⑤局部激素减量至每日 1 次维持量后至少维持治疗 3 个月,少数患者可长期维持。

（2）巨细胞病毒感染。①口服更昔洛韦 1g，每日 3 次，6 周后减量至 0.5g，每日 3 次，使用 6 周或 2% 更昔洛韦局部治疗（滴眼液，保存于棕色药瓶或避光保存），温度 2~8℃，可保存 1 个月，用法：诱导治疗每 2h 一次，使用 2 周，然后依据病情减为每 4h 一次、每日 4 次、每日 3 次、每日 2 次、每日 1 次），治疗期不少于 3 个月；②维持期局部更昔洛韦凝胶或滴眼液，每日 4 次，长期应用，不少于 1 年；③激素起始即采用低剂量治疗，1% 泼尼松龙滴眼液或 0.1% 氟米龙，每日 2~4 次，治疗期不少于 3 个月；④激素维持治疗 0.1% 氟米龙，每日 1 次，至少 1 年，若长期应用副作用明显时可改为非甾体抗炎药。

问题 **20**. 在共聚焦显微镜下病毒性角膜炎有何特点？

附专家答疑视频

晏晓明教授答：①巨细胞病毒感染引起的角膜内皮炎，可以在共聚焦显微镜下看到典型的鹰眼样细胞，表现为内皮细胞变大、细胞核高反光、细胞核周边低反光晕、细胞内可见呈车轮状的多个核内包涵体；②HSV 角膜内皮炎可见内皮细胞间炎症细胞浸润，内皮细胞表面可见大量炎症细胞，可见假性 Gutatta，伴有内皮细胞间隙扩大、边界不清或融合成孔，形成多处虫噬样改变。

问题 **21**. 碘酊治疗具体如何操作？

附专家答疑视频

晏晓明教授答：①对真菌性角膜炎或阿米巴性角膜炎患者，

可在清创之后进行局部碘酊烧灼；②治疗时将棉签末端制成小的尖头，蘸取适量碘酊，保证棉签头浸湿但没有碘酊滴下；③将蘸取碘酊的棉签末梢在创面上烧灼，随后使用大量生理盐水或平衡盐溶液进行反复冲洗；④治疗频率以每周 1~2 次为宜，不宜太多；⑤细菌性角膜炎一般不使用碘酊治疗，否则容易引起穿孔。

问题 22. 治疗真菌性角膜炎的眼药水配制有哪些原则？

附专家答疑视频

晏晓明教授答：①需要根据药物浓度具体计算配制时所需要的针剂的量；②配制时一般不选用灭菌注射用水，低渗溶液易引起组织水肿；③通常选用生理盐水或等渗葡萄糖溶液作为溶剂配制，亦可选用人工泪液作为溶剂。

问题 23. 带状疱疹病毒感染后患者出现的顽固性角膜上皮缺损（神经营养性角膜病变）应当如何处理？

附专家答疑视频

晏晓明教授答：①带状疱疹病毒导致的神经营养性角膜病变治疗较为困难，因此重点在于早期预防；②在眼部带状疱疹患者未出现角膜病变的时候即可以开始预防性夜间使用眼膏或使用胶带封睑；③治疗时可以通过给患者戴绷带镜、使用血清制剂、眼睑缝合或胶带封睑并涂药膏促进上皮修复；④目前国外有重组人神经生长因子滴眼液治疗，但价格昂贵。

第四节

干眼的诊断与治疗

▶ 扫描二维码，观看本节
问题专家答疑视频

问题 1. 干眼是如何分类的？

附专家答疑视频

　　晏晓明教授答：干眼有多种分类方法，其中，按泪液主要成分或功能异常可分为①水液缺乏型干眼，泪液生成不足或质异常；②蒸发过强型干眼，脂质层质或量的异常，最常见；③黏蛋白缺乏型干眼，眼表上皮细胞受损；④泪液动力学异常型干眼，泪液动力学异常，如瞬目异常等；⑤混合型干眼，两种以上原因引起的干眼。

问题 2. 作临床诊断分类时注意什么？

附专家答疑视频

　　晏晓明教授答：①在明确干眼诊断后才能进行干眼的分类；②泪河的高度小于 0.2mm 时，则可诊断水液缺乏型干眼；③如果患者存在睑脂异常或 MGD，则诊断蒸发过强型干眼；④如果患者同时满足上述两种体征，则诊断混合型干眼。目前尚缺乏诊断黏蛋白缺乏型干眼的确切方法。

问题 3. 干眼检查应当如何进行?

附专家答疑视频

晏晓明教授答:①进行病史采集;②裂隙灯检查,注意泪河高度,着重观察睑缘情况,判断有无睑板腺功能障碍(meibomian gland dysfunction,MGD),观察睑缘时不要翻眼睑,避免影响后续检查结果的准确性;③荧光素染色,观察泪膜破裂时间(tear break-up time,TBUT 或 BUT)及角膜染色;④让患者静息休息 10min 左右进行 Schirmer 试验;⑤检查睑板腺的形态与功能。

问题 4. 按目前国内的诊断标准,干眼如何确诊?

附专家答疑视频

晏晓明教授答:①首先应当具有眼部主观症状,包括视物疲劳感、不适感、异物感、干燥感、烧灼感以及视力波动;②BUT≤5s 或 Schirmer≤5mm/5min;③5s<BUT≤10s 或 5mm/min<Schirmer≤10mm/min 但角结膜荧光素染色阳性。①+②或①+③即可诊断干眼。

问题 5. 通过症状能否区分水液缺乏型干眼和蒸发过强型干眼?

附专家答疑视频

晏晓明教授答:①水液缺乏型干眼患者症状晨轻暮重,而蒸发过强型干眼相反;②增加瞬目后,水液缺乏型干眼患者会自觉症状好转,而蒸发过强型干眼患者由于脂栓的存在,往往会觉得不适感加重；③行泪点栓塞治疗后，水液缺乏型干眼由于泪液积存，症状好转，而蒸发过强型干眼症状改善相对有限。

问题 6. 如何评估泪液分泌量？

附专家答疑视频

李明武教授答：①裂隙灯观察泪液与睑缘交界处形成的内凹形弧面，即为泪河高度，泪河≤0.35mm 考虑泪液分泌减少；②眼表综合分析仪（Keratograph）的分析软件测量下睑缘泪河高度，高度≤0.2mm 可诊断干眼；③前节相干光断层成像也可评估泪河高度；④泪液分泌试验使用 Schirmer 试纸（5mm×35mm）头端内折置入下睑中外 1/3 交界处结膜囊，测量 5min 内泪液浸湿试纸的长度；⑤Schirmer Ⅰ实验是无麻醉测试，反映主泪腺分泌功能（生理分泌）；⑥Schirmer Ⅱ是表面麻醉后测试，反映的是副泪腺分泌功能（基础分泌）；⑦酚红棉线置于下睑中外 1/3 交界处结膜囊，15s 后测量泪液浸湿棉线后变色长度，长度≤20mm 提示泪液分泌减少。

问题 7. 干眼患者治疗过程中选择冷敷还是热敷？

附专家答疑视频

晏晓明教授答：①热敷主要针对蒸发过强型干眼患者，热敷能够使睑脂融化，促进排出，增加泪膜稳定性，也能增强睑板腺按摩的效果；②对于伴有睑缘炎症的患者，可先使用冷敷缓解不适感，待抗炎治疗改善局部炎症后再使用热敷。

问题 8. 干眼治疗中抗炎药的使用有何原则?

📱 附专家答疑视频

赵少贞教授答:①轻度干眼推荐非甾体抗炎药,如双氯芬酸钠、普拉洛芬、溴芬酸钠滴眼液;但由于非甾体抗炎药可有眼表毒性,因此建议与人工泪液联合使用,且不建议长期使用;②轻度干眼早期也可使用 0.05% 环孢素滴眼液,与非甾体抗炎药交替使用;③对于中重度干眼患者来说,可以短期使用糖皮质激素进行抗炎治疗,必要时可联合使用免疫抑制剂,如 0.05% 环孢素滴眼液。

问题 9. 使用绷带镜有何注意事项?

📱 附专家答疑视频

晏晓明教授答:①感染性角膜疾病是绷带镜的绝对禁忌证;非感染性的各种眼表疾病都可以使用绷带镜辅助治疗;②患者配戴好绷带镜后应间隔几分钟检查一下镜片稳定性后再允许患者离开;③配戴绷带镜患者可以局部用药,但应当尽量使用不含防腐剂、不会引起着色的药物;④一般戴镜后 2~3 天需复查,尽管绷带镜一般可至少配戴 3 周,但对于局部沉积物多的患者可以提前更换;⑤原则上配戴绷带镜患者应使用抗生素预防感染,尤其是夜间应当使用抗生素凝胶或眼膏。

问题 10. 糖尿病患者角膜上皮点染,如何处理?

📱 附专家答疑视频

晏晓明教授答:①糖尿病患者往往神经末梢功能减退,角膜知觉差于正常人,尽管眼干主诉往往不明显,但可能出现持续的上皮缺损;②可以给患者使用血清制剂或不含防腐剂的人工泪液;③由于糖尿病患者眼局部微环境更差,因此要慎用绷带镜。

问题 11. 对于患有白内障的干眼患者,如何选择白内障的手术时机?

附专家答疑视频

晏晓明教授答:①老年人往往合并不同程度的 MGD,术前可能会忽略自己眼干的症状,术后视力恢复好后才抱怨眼干,因此,对白内障患者术前行干眼筛查,并采取针对性预防;②对于角膜荧光素染色检查弥漫点染或睑脂异常明显的患者,至少规范治疗干眼 2 周以上;③对于存在干眼的白内障患者,术前应充分沟通术后短期干眼症状加重可能,避免不必要的矛盾。

第二章

白内障

第一节

白内障术前检查和人工晶状体选择

▶ 扫描二维码，观看本节
问题专家答疑视频

问题 1. 晶状体混浊的哪些情况或者部位更容易引起视觉质量的下降？

📱 附专家答疑视频

宋旭东教授答：视轴部的混浊影响较大，特别是后囊下混浊。这种晶状体混浊往往在裂隙灯下容易被忽视，误以为晶状体还透亮，但后囊下的一点混浊，对视力影响也很大。而前囊混浊比较少，后囊下混浊这个部位正好处于光线入眼的节点上，因此一旦发现需要及时手术。

问题 2. 怎样能减少白内障手术后可能出现的屈光误差？

📱 附专家答疑视频

鲍永珍教授答：①术前精确测量。设备、测量技术、计算公式都可能影响术后屈光情况的准确性。人工晶状体（intraocular lens，IOL）计算公式目前多使用 Haigis-L 公式、Barrett TK 公式。②手术中减少误差。避免发生切口不整齐、切口水肿；避免术中并发症的发生；IOL 是否在囊袋内也可能影响术后屈光准确性；还有操作不当，比如助吸时使人工晶状体襻从囊袋内脱出。③术后：避免囊袋阻滞的发生，可能的原因是 IOL 光学部后方有黏弹剂、液体潴留；如果出现人工晶状体的前移，可产生 -3D、-4D 的近视漂移；术后黄斑水肿也会影响屈光度；术后如果出现屈光误差，需分析原因，如果是近视可与患者进行沟通。如果植入了单焦点人工晶状体大多可接受，因为看近是清楚的。

问题 3. 不同方式测量出的眼轴长度是否有区别呢?

附专家答疑视频

鲍永珍教授答：眼轴长度是影响人工晶状体测算精确性的最主要因素，目前的光学测量以 IOL Master 为代表，其精确性非常高，可达 0.01mm；而以往常用的 A 超测量误差就相对大一些。大家需要了解这两种测量方式的原理有所不同，A 超测量的是角膜顶点到视网膜内界膜之间的长度，且测量的是一个"面"、不是一个"点"。IOL Master 测量的是角膜顶点到黄斑中心凹色素上皮层的距离，因此 A 超测得的眼轴长度短于 IOL Master 的测量值。临床中如果将 A 超测得的眼轴长度值代入 IOL Master，很可能高估 IOL 的度数，因为 A 超测得的眼轴长度偏短，一定要进行修正。

问题 4. 角膜曲率对IOL度数的计算有没有影响? 规律是怎样的?

附专家答疑视频

鲍永珍教授答：角膜曲率的测量设备有角膜曲率计、角膜地形图仪、眼前节分析系统（Oculus）、IOL Master 等。角膜曲率的正常值为 42~44D，平均 43D 左右。一般来说，角膜曲率越大，越向近视偏移；曲率越小，越向远视漂移。

问题 **5**. 白内障术前患者前房深度会不会影响术后的屈光状态?

📷🔍 附专家答疑视频

鲍永珍教授答:患者术前的前房深度对术后屈光状态会有影响。常用的 IOL 计算公式都需要前房深度值进行计算,我们团队研究发现(图 2-1-1),正常前房组术后会有 −0.37D 左右近视漂移,而术前浅前房组会有 +0.79D 左右远视漂移。当然,这个研究是 10 余年前完成的,现在有更多更精确的公式可供选择。

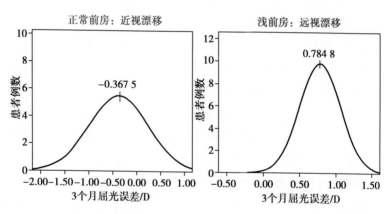

图 2-1-1 白内障术前前房深度对术后屈光度的影响

问题 **6**. IOL Master 700 在眼球生物测量精确性方面有哪些提升?

📷🔍 附专家答疑视频

鲍永珍教授答:测量原理上,IOL Master 700 采用扫频的方式,可视化进行测量,可显示出全眼轴长的 OCT 扫描图像。同时,它可以测量角膜前、后表面曲率,对于 7% 的前、后表面曲率不一致的患者,这种光学检测手段可以将其甄别出来,计算更精确。

问题 7. 对于白内障术后屈光误差的评估有什么规律?

附专家答疑视频

鲍永珍教授答:总体来说,白内障人工晶状体植入术后近视漂移多见,原因在于囊袋收缩和纤维化可能会导致 IOL 位置前移;另外术后黄斑水肿,也可能会出现近视漂移。而闭角型青光眼患者白内障术后,则远视漂移多见。

问题 8. 什么叫 IOL 单眼视设计? 如何设计?

附专家答疑视频

鲍永珍教授答:所谓单眼视设计,主要针对术前有屈光不正、有脱镜需求;合并不同类型屈光不正(远视、近视、散光)需矫正,以及不接受多焦点 IOL、眼部条件不适合植入多焦点 IOL 的患者。原则上双眼屈光度差值≤2.50D。需考虑的因素包括 IOL 度数测算精确性以及患者的需求。术前应明确患者主视眼,并将主视眼屈光预留为正视,非主视眼预留近视。

问题 9. 如何查主视眼?

附专家答疑视频

李学民教授答:患者双手围成一个洞,或者一张纸中间撕出一个洞,将圆洞置于双眼前看向某个物体,再闭上一只眼,仍旧能看见该物体的,为主视眼,即"孔洞法"。

鲍永珍教授答:当患者存在严重白内障或者单眼白内障患者,

无法注视,不易明确患者主视眼。可参考基于人群的统计数据:70% 左右为右眼,同时结合眼部合并症及病变程度等病史进行推测。

问题 10. 年轻患者采用非球面人工晶状体,为了让主视眼有更好近视力,可以预留的近视度数有标准吗?

📱 附专家答疑视频

宋旭东教授答:预留多少度要根据患者情况选择。如果患者术前为正常视力,不能预留过多近视,这样会牺牲掉远视力;但远视力太好,看近会有花眼。所以对于年轻患者来说,目前有更多 IOL,比如三焦点 IOL 和连续视程 IOL、区域折射 IOL 等可供选择,但需完善 kappa 角、高阶像差等检查。不主张植入非球面 IOL 而预留过多近视,超过 −1D 的近视术后远视力较差。但如果患者术前就有近视,那就预留 −3D 近视。

问题 11. 临床中,双焦点、多焦点人工晶状体如何选择? 需要考虑哪些问题?

📱 附专家答疑视频

宋旭东教授答:视患者经济情况、自身条件决定。如果患者经济情况较好,则需要完善视觉质量检查,高阶像差需≤0.3,kappa 角、alpha 角根据不同类型 IOL 要求不同,一般需≤0.5,一些景深延长型(EDOF)IOL 可耐受≤0.7,其适应证更广。而散光需控制在≤0.75D,否则都会产生视觉干扰,而 EDOF IOL 可控制在≤1.5D,包容性更强。此外,区域折射 IOL 还需要考虑看远看近交叉位置不能在视轴位置。

鲍永珍教授答:总结一下多焦点 IOL 植入适应证。①患者有脱镜的需求。②最佳适应证:临床中,远视患者植入多焦点 IOL 满意度最高。因为这部分患者术后不仅解决了看远的问题,而且有些远视患者 40 岁左右就戴上老花镜了,植入多焦点 IOL 后,同时解决了老花问题,因此非常满意。③无眼部合并症。④预期术后视力佳。⑤心理健康。⑥经济条件。

问题 **12.** 不同术式矫正散光度数的范围相同吗?

附专家答疑视频

李学民教授答:文献中报道的不同术式可矫正范围可参考表 2-1-1。

表 2-1-1　不同术式解决散光的屈光度范围

方法	可矫正散光屈光度范围 /D
角膜陡轴切开	0.5~1.0
角膜缘松解切开(LRI)	0.5~2.0
散光性角膜切开术(AK)	1.0~3.0
散光矫正型人工晶状体(Toric IOL)	0.5~4.0

问题 **13.** 不同类型的散光矫正的适应证有何不同?

附专家答疑视频

李学民教授答:不同类型的散光矫正的适应证是不同的。如果按散光轴向分类,须遵循如下原则。①逆规散光:>0.5D 需予以矫正,过矫。②顺规散光:>1.5D 需予以矫正,欠矫。③斜向散光:>0.75D 需予以矫正,足矫。

如果按角膜地形不同分类,可考虑不同矫正方法。①对称线型:可考虑 Toric IOL 植入、角膜陡轴切口或者角膜缘松解切开等方法矫正。②对称领结型:可考虑角膜陡轴切口及角膜缘松解切开。③非对称型:可考虑角膜陡轴切口及角膜缘松解切开。④后表面散光为主型:可考虑 Toric IOL 植入解决。

问题 **14**. 植入散光 IOL 的必要性是什么?

附专家答疑视频

鲍永珍教授答:散光 IOL 是为了矫正白内障患者术前存在的角膜规则散光。散光与近视、远视同为低阶像差,矫正意义相同。术后散光的存在,会影响患者远、中、近全程视力,比近视、远视影响更大,因此屈光性的白内障手术,散光是必须要矫正的。

问题 **15**. 选择散光 IOL 的临床要点有哪些?

附专家答疑视频

鲍永珍教授答:散光 IOL 达到良好的术后效果第一是精确测量。第二是精确定位轴向,需要在患者坐位时进行定位,而不是卧位。第三,需要关注 IOL 旋转稳定性,即 IOL 襻长度与囊袋大小是否匹配。如果襻较短、囊袋直径较大,术后易出现 IOL 旋转。第四,囊袋稳定性也很重要,如果悬韧带松弛、存在囊袋不稳定可能,植入散光 IOL 后轴向也会不稳定。一般来说,植入散光 IOL 的患者术后普遍临床效果好,满意度较高。

问题 16. 角膜曲率异常的患者，比如放射状角膜切开术（radial keratotomy，RK）术后、准分子术后的患者，怎么计算和选择晶状体，从而避免误差？

附专家答疑视频

李学民教授答：①屈光术后。RK、角膜激光手术后的白内障患者，可考虑 Haigis-L 公式计算，可使用公式将角膜参数代入进行计算，也可交给 IOL 公司利用软件计算。②角膜不规则。角膜瘢痕、角膜不规则，利用对侧眼的曲率进行 IOL 度数计算。

问题 17. 高度近视眼的患者选取人工晶状体的时候，是否一定要留近视度数？应该留多少度？如果不留度数会有什么情况？

附专家答疑视频

鲍永珍教授答：

（1）术后第一天的裸眼视力不是手术医生的最终追求。

（2）轴性高度近视一般多选择单焦点 IOL。但眼底情况好、患者有强烈需求也可考虑多焦点 IOL。单焦点 IOL 一定需要预留近视，不能是正视。高度近视眼之所以不戴镜需要很近视物，是因为屈光力过大而不需要应用睫状肌进行调节。而白内障术后更换为 IOL 后，睫状肌起到的调节作用非常有限，预留正视，患者视近就更为困难，这一点与远视眼不同。

（3）预留的度数，一般应达到 -3D 以用于看近。

（4）关于单眼视设计，如果患者非常追求脱镜，可使一只眼预留 -0.50D，另一只眼仍预留 -3D，可实现日常脱镜。对于文化程度不高或者农村患者，即使是高度近视，也在术前没有戴镜，可能不习惯戴镜。但对于大多数患有高度近视的知识分子来说，术后希望继续配戴眼镜，可考虑双眼预留 -3D。

（5）如果只有一只眼患有白内障，另一只眼为透明晶状体，或者对侧眼不打算近期进行白内障手术，这时的选择比较棘手。可选择两个方案，照顾双眼的屈光参差不能太大。第一种方案：可考虑简单地给手术眼预留 -6D，术后双眼相差不大。第二种方案：预留 -3D，术后对侧眼配戴角膜接触镜，或者对侧眼做角膜屈光手术或 ICL 植入术来进行矫正。

（6）预留度数要看术眼是放单焦点还是多焦点人工晶状体，植入多焦点 IOL 的话多考虑预留正视。因此不同情况要具体分析，不能"一刀切"，强调个体化选择，根据每个人的需求、年龄、工作性质等综合考虑，即进行屈光度的个体化选择。

问题 18. 角膜屈光手术后，白内障手术人工晶状体如何计算？

附专家答疑视频

宋旭东教授答：首先，角膜屈光手术改变的是前表面曲率，而目前 IOL 计算的公式是以角膜前表面曲率来推算全角膜曲率，因此如果屈光术后前表面曲率发生变化，那么 IOL 公式对于整个角膜的曲率推算就是错误的。其次，IOL 计算公式利用角膜前表面曲率和眼轴长度来推算术后 IOL 有效位置，那么前表面曲率发生变化以后，IOL 有效位置的推算也是错误的，因此屈光术后患者的 IOL 计算会出现较大误差，引起术后远视。解决方式利用专用公式，IOL Master 500 型、700 型自带的 Haggis-L 公式在角膜曲率 >36D 时较为准确，<36D 时利用 Barrett TK 公式，在网上或 IOL Master 700 设备上都有提供，较为准确，最小可覆盖 30D 曲率的计算。

附：IOL 计算公式网址。

Barrett Toric Calculator 散光计算公式：

http://calc.apacrs.org/toric_calculator20/Toric%20Calculator.
aspx

Barrett True K 角膜屈光术后 IOL 度数计算公式：

http://calc.apacrs.org/Barrett_True_K_Universal_2105/

Barrett Universal II Formula：

http://calc.apacrs.org/barrett_universal2105/

Barrett True-K Toric Calculator 角膜屈光术后 Toric IOL 度数
计算公式：

http://calc.apacrs.org/TrueKToricTK_preview/TrueKToricTK.
aspx

Barrett Rx Formula 人工晶状体置换或背驼式晶状体度数计
算公式：

http://calc.apacrs.org/barrett_rx105/

问题 19. 葡萄膜炎患者的白内障手术时机？

附专家答疑视频

　　宋旭东教授答：一般葡萄膜炎建议稳定 3 个月再考虑手术比
较安全。但不是所有患者都能达到稳定，尤其是有些特殊的全身
免疫性疾病患者，如强直性脊柱炎、青少年性特发性关节炎等，难
以将炎症控制稳定，但眼部出现虹膜粘连甚至继发性青光眼难以
控制时急需手术，此时就不得不做。北京同仁医院眼科多在术前
请风湿免疫科会诊调整全身用药，术毕考虑结膜下注射曲安奈德
控制炎症，同时术中做较大的虹膜周切并确保其通畅，同时形成
前房，前房形成后逐渐炎症会趋于稳定。

问题 **20.** 对一些视觉质量要求高的人员,如飞行员,如果需要做白内障手术,在选择人工晶状体以及手术操作方面有何建议?

附专家答疑视频

宋旭东教授答:飞行员对视力要求较高,远视力需要比较好,因此测量度数需要确保准确,保证远视力。但同时飞行员也需要看清仪表盘,近视力也要兼顾,现在的一些 EDOF 人工晶状体可提供全程视力,特别是中、远视力,比较适合飞行员。其他类型的多焦点 IOL 不太适合,因为衍射环可能增加视觉干扰和眩光。更为安全的是选择非球面 IOL,预留 -0.50D,保证远视力在 1.0。

第二节
白内障手术操作方法

扫描二维码,观看本节
问题专家答疑视频

问题 1. 不同超乳机的超声能量系统有何区别?哪种更适合新手?

附专家答疑视频

宋旭东教授答:了解不同超乳机的超声能量系统有助于术者更好地根据自身情况设置超乳手术参数,以便更安全、更高效地完成手术。目前常用的超乳设备能量系统主要分为蠕动泵、文丘里泵两种(表 2-2-1)。其中,蠕动泵较为安全,适合初学者;文丘里泵效率较高,适合熟练掌握超乳技术的术者使用。

表 2-2-1   不同超乳设备能量系统的特点

蠕动泵 适合初学者,较为安全	文丘里泵 适合熟练术者,效率高
需要阻塞以产生负压吸引	不论阻塞与否,负压持续产生
流量持续直到完全阻塞	脚踏触发即时产生负压
负压、液流分离式管理	负压上升时间快,抽吸水平显著
保证最大限度液流控制	效率高
提供稳定前房	真空负压持续于密闭盒
负压可变	流量可变
液体流入集液袋	液体流入真空密闭盒

问题 **2**. 如何制作两平面透明角膜切口？

附专家答疑视频

宋旭东教授答：①选定切口位置后，在角巩膜缘内先做一个垂直眼球壁的角膜板层切口；②再做一个倾斜切口在角膜板层内前行 1.75mm；③穿刺进入前房直至两侧刀刃均通过角膜全层，形成"方形切口"。

问题 **3**. 透明角膜切口有何优缺点呢？

附专家答疑视频

宋旭东教授答：透明角膜切口是目前最常用的白内障手术切口，其优缺点如表 2-2-2 所示。

表 2-2-2　白内障手术透明角膜切口的优缺点

优点	缺点
术中出血少，适合接收抗凝治疗的患者	对手术医生技术要求高，制作时使用锐利角膜刀
操作步骤简单，加快手术速度 美容效果（术后无红眼） 保留结膜和巩膜（青光眼患者） 切口隧道较短，超乳手柄操作灵活	组织不能拉伸 - 可能造成角膜组织灼伤 - 损伤角膜 - 切口渗漏
	术后恢复时间长，眼内炎风险较高
	异物感
	可能造成周边眩光

问题 4. 角巩膜缘切口的优缺点？

附专家答疑视频

宋旭东教授答：白内障超乳手术角巩膜缘切口的优缺点如表 2-2-3。

表 2-2-3　白内障超乳手术角巩膜缘切口的优缺点

优点	缺点
伤口恢复比较快	出血
预防感染能力好	
术源性散光较小	
必要时可扩大切口，对于初学者安全性更高	

问题 5. 白内障三种不同主切口的比较。

附专家答疑视频

宋旭东教授答：白内障超乳手术常见的主切口有三种，其主要区别如表 2-2-4 所示。

表 2-2-4　白内障超乳手术常见切口特点比较

切口	手术操作	球结膜瓣	术中角膜褶皱	前房积血	术中改变切口加用缝线	睑裂大小依赖
角巩膜缘	稍复杂	需要	少	无	易隐蔽	无
透明角膜	便捷	不需	少	无	较难暴露	无
巩膜	稍复杂	需要	易产生	有	较难隐蔽	有

问题 6. 侧切口大小如何掌握？

附专家答疑视频

宋旭东教授答：侧切口过去常用 15°刀，现在使用矛型刀，宽度 0.7~0.8mm，同玻切用的穿刺刀大小一致。15°刀宽度约 1.5mm 比较宽，一般侧切口需 <1mm，控制在 0.7mm。

问题 7. 连续环形撕囊的操作步骤有哪些？

附专家答疑视频

宋旭东教授答：连续环形撕囊技术主要分以下步骤。①黏弹剂充分填满前房，压平前囊膜。②撕囊中心确定：瞳孔中心或浦肯野 I 像重叠处。③用截囊针弯曲的针尖或撕囊镊刺破前囊膜，沿切线方向撕囊。④撕囊大小：5.5mm 左右为宜。⑤夹住囊膜瓣近根部，翻转平贴于前囊，沿切线撕囊。⑥换手频率：1 个象限换一次手。

问题 8. 撕囊有什么注意事项吗？

附专家答疑视频

宋旭东教授答：连续环形撕囊需要注意如下内容。

（1）囊口边缘均匀覆盖 IOL 光学区 0.25~0.75mm，覆盖过少会发生 IOL 夹持，后发性白内障发生率升高；覆盖太多会发生囊膜收缩，对悬韧带产生牵拉；

（2）囊口为居中圆形；

（3）为更好地控制撕囊方向，在撕至切缘 1~2mm 处重新夹住囊膜瓣根部进行撕囊；使用有齿镊固定眼球；

（4）撕囊边缘与瞳孔边缘保持相同距离；

（5）撕囊时切忌向下按压前囊膜，不扰动皮质；

（6）松开囊膜瓣重新夹住的操作应在安全区完成；

（7）对特殊患者，比如膨胀期晶状体，显微镜放大倍数增加0.6~0.7，一方面使视野清晰，一方面避免撕囊过大，撕囊口偏小还可以后续补撕，撕囊口过大往边缘裂开就很难拉回。另外，显微镜注意调整好红光反射或者前囊膜反光，或使用染色剂将前囊染色；

（8）保持原眼位；

（9）撕囊镊始终保持在接近切口中心的位置，不对切口的前后唇施压；

（10）注意维持前房；初始刺破囊膜的点距离撕囊边缘约3mm，保持在中心位置；

（11）连续环形撕囊（continuous circular capsulorhexis，CCC）最困难的部分在切口下方的拐弯处；

（12）注意囊边翻转平铺；

（13）用力方向为切线旋转，避免撕扯；

（14）顺时针／逆时针方向撕囊均可，看术者习惯；

（15）需要避免换手时夹住双层囊膜；

（16）专用微切口撕囊镊：更适用于微切口超乳手术。

问题 **9**. 何时需要水分层？

附专家答疑视频

宋旭东教授答：我现在很少做水分层了，但如有以下情况，特别是新手，还是建议要进行水分层。①皮质较少的硬核，需要方便劈核及保护囊膜和悬韧带；②后囊下白内障，保护可能变性破裂的后囊;③遇到极软核时,需要进行水分层;④但是,如果遇到先天性晶状体后圆锥,或者后囊下混浊、后囊与晶状体粘的非常紧时,要谨慎进行水分层。

问题 **10**. 水分离和水分层的注意事项?

附专家答疑视频

宋旭东教授答:

（1）注意完成征象:水分离——可见后囊下水波纹行进;水分层——金边。

（2）有些特殊情况:比如全白内障、过熟白内障、后极白内障、撕囊口不连续时,不做水分离和水分层。

（3）水分离和水分层可能出现的问题:核脱入前房;囊袋撕裂;囊袋阻滞综合征;后囊膜破裂。

（4）正确放置水分离针头,挑起囊袋口边缘 0.5~1mm。

（5）水分离针头轻挑起前囊膜,勿扰动皮质。

（6）小心缓慢注入灌注液,遇阻力时切勿盲目用力。

（7）确定晶状体完全游离。

（8）中央压迫再次分离皮质与囊膜。

问题 **11**. 刻槽的操作方法有哪些?

附专家答疑视频

宋旭东教授答:刻槽主要分以下几步。①清理核上方皮质;②自切口至切口对侧进行刻槽;③超乳针头斜面向上;④每次刻槽深度为超乳针头直径的 1/3~1/2;⑤脚踏 3 档前进,退到 1 档后退,否则退回时能量将损伤角膜内皮细胞;⑥沿晶状体直径、晶状体纤维自然走行方向刻槽。

问题 **12**. 刻槽的注意事项有哪些?

附专家答疑视频

宋旭东教授答:刻槽时有以下几个数字要格外注意。①足够深! 2/3~3/4 晶状体厚度,可见槽底红光反射;②足够宽! 一个半针头直径,可容纳针头和套管;③适度长! 在正常大小(5~5.5cm)撕囊口的范围内,随核硬度而变化;④只在向前移动时释放超声能量,不能空超。

问题 **13**. 掰核的注意事项有哪些?

附专家答疑视频

宋旭东教授答:掰核需要注意以下几个要点。①双手器械均置于中央槽底,且器械放置于在同一水平面上;②掰核过程不可用力过大、过猛;③如果掰核不成功,可继续刻槽后再次尝试。

问题 **14**. 术中囊膜拉钩可以替代张力环吗?

附专家答疑视频

宋旭东教授答:虹膜拉钩与张力环的作用是不同的。张力环是"内作用",在囊袋内将其撑开;而虹膜拉钩是将虹膜拉开,或将囊袋拉住,是在其表面起作用,而对囊袋是没有支撑作用的。因而普通的张力环,是在悬韧带离断或脆弱范围 <180°时应用;如果超过 180° 一般用 M 型张力环(改良带钩张力环,

MCTR）。虹膜拉钩则用于小瞳孔手术。还有一种囊袋拉钩，它与虹膜拉钩不同，为防止将囊袋钩破因而其末端进行了特殊处理。因此，虹膜拉钩与张力环作用不同，必要时需要同时使用。

问题 **15**. 希望详细介绍一下人工晶状体悬吊技术。

附专家答疑视频

宋旭东教授答：人工晶状体悬吊手术一般使用三片式 IOL，有时可将前襻预先预置缝线再推入前房，也可先推入前房再缝线固定；推入前房后将后襻留在切口外先用缝线固定打结，再把后襻推入前房旋转将前襻拉出切口，用悬吊线在前襻上固定打结，打结位置应为襻弧度的顶点（最高点），推入前房后两边分别结扎。固定襻的切口采用巩膜隧道切口，缝合时在巩膜前瓣处多固定一针，再全层巩膜缝合切口，打结于巩膜隧道内，因此比较结实。缝线多使用 9-0 粗细，不易发生断裂，维持时间更久。如果 10-0 缝线可维持大约 10 年，9-0 缝线预计约维持 20 年。

问题 **16**. IOL 植入到不同位置度数如何选择？

附专家答疑视频

宋旭东教授答：如果囊袋内植入 +23.0D 人工晶状体，植入睫状沟需要减去 0.5~1.0D，即 +22.0~+22.5D；前囊口夹持时减去 0~0.5D，即 +22.5D~+23.0D；虹膜后固定时减去 2~2.5D，即 +20.5~+21D。

问题 **17**. 如何避免 Toric IOL 植入后发生旋转?

附专家答疑视频

李学民教授答:手术中,助吸黏弹剂一定要将助吸头伸到 IOL 和后囊之间完全吸除,这样才能保证 IOL 准确地与后囊进行贴附,吸除结束后 IOL 会有轻微旋转,此时将 IOL 调正,再压迫将之与后囊贴紧。

问题 **18**. 要想学会白内障手术,如何开始练,先练哪一步,再练哪一步,需要练多少次?

附专家答疑视频

宋旭东教授答:每个学生都是不同的。一般先学习超乳手术,再练习囊外技术。超乳练习第一步熟悉显微镜、超乳机,先通过动物实验,对显微操作、切口缝合、巩膜角膜缝合有基本掌握,同时练习手脚配合。在猪眼练习时感受脚踏在不同档位:注、吸、超乳三档之间的切换练习。第二步人眼练习一般先从撕囊开始,一个一个逐步练习,有了感性认识,再练习植入 IOL,然后是助吸黏弹剂、皮质,最后一步是乳化核,从刻槽开始,再练掰核。不要图快、按步骤来,减少不必要的风险和纠纷。

问题 **19**. 脚踏和手的每一步具体操作,如何协调?

附专家答疑视频

宋旭东教授答:这个练习与开车类似,手脚并用,需要长时间熟悉以后的本能反应,而不是用脑子想。比如术中超到了后囊,此时应立刻松开或者回吐,如果要靠脑子想那很可能后囊已经破裂了,就如同开车时前方有危险会下意识踩下刹车而不是油门。熟练的手脚配合才能够保证手术的安全,这需要多做猪眼训练。

问题 **20**. 微波炉人为造成白内障,需要加热多久?加热程度?

宋旭东教授答:一看挡位,不同微波炉不同(建议从最小挡试一下);二是时间,一般 5~10s;三是多试几次,千万别加热多了,就会爆。加热到猪眼核比较硬来练习,可多做尝试找到适合的加热模式。另外要注意猪眼角膜的保护,否则角膜上皮非常容易水肿,也可刮掉上皮进行手术。微波炉或者福尔马林都可以制作,要体会硬核超乳手术的感觉。

第三节
白内障手术并发症

扫描二维码，观看本节
问题专家答疑视频

问题 **1.** **如何阻止前房"浪涌"现象的产生呢?**

附专家答疑视频

宋旭东教授答:术中出现的"浪涌 surge"现象,非常容易导致后囊膜发生破裂,避免方法需注意以下几点。

(1)设备方面:需要降低管道顺应性,使用"刚性管道";同时增加泵的功能,这样能够及时发现浪涌,即设备具备真空负压感受反馈装置。

(2)术者需要随时调整参数:瓶高、负压、流量、能量。

(3)需要制作合适大小的切口。

问题 **2.** **手术中出现前房不稳定的原因可能是什么?**

附专家答疑视频

宋旭东教授答:术中出现前房不稳定,甚至突然消失时,要排查以下几个原因。灌注瓶是否没有插进气针头;灌注瓶里液体空了;瓶高设置过低;灌注管道是否发生弯折;灌注管是否从手柄上脱落;切口制作过小;针头移动时压住灌注袖套;液体外漏过多,等等。

问题 3. 超乳时抓不住核块的原因是什么？

附专家答疑视频

宋旭东教授答：超乳时很多学生抱怨抓不住核块，可能有如下原因。首先，设置的超声能量过高推开核块，或与核块空间距离过大，不能产生阻塞；另外，负压设置过低也可造成；再有，可能是流量参数设置过低，造成抓核握持能力不足。

问题 4. 抽吸力量不足的原因是什么？

附专家答疑视频

宋旭东教授答：术中发现手术效率低，抽吸力量不足，可能是抽吸管道存在渗漏，抽吸管道中有空气，手柄堵塞，流量负压设置过低等原因，需仔细排查。

问题 5. 遇到全白晶状体，看不清前囊该怎么办？

附专家答疑视频

宋旭东教授答：全白晶状体囊膜染色可使用台盼蓝（trypan blue）、吲哚菁绿（indocyanine green），一定要在气泡和黏弹剂下进行，避免着色到角膜内皮面影响手术操作（图 2-3-1）。

问题 6. 撕囊撕裂如何补救？有哪些措施？

附专家答疑视频

宋旭东教授答：撕囊时如发现前囊有撕裂倾向，应立即停止目前操作。补救措施如图 2-3-2：第一步，补充黏弹剂使前房再形

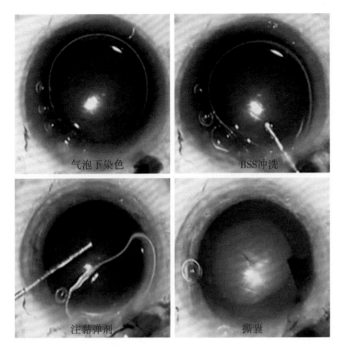

图 2-3-1　晶状体前囊染色技术

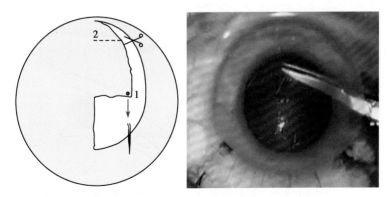

图 2-3-2　囊撕裂时的补救措施

成;第二步,撕囊镊补救撕回;第三步,如目前方向已无法撕回,可使用囊膜剪在靠近撕囊中心方向换位置剪开反向或同向后再撕;最后,可考虑开罐截囊。

问题 **7**. 术中虹膜脱出的处理。

附专家答疑视频

宋旭东教授答:首先,脱出的原因是切口制作不当,内切口太靠近周边、太短,一旦切口张开,房水流出时,虹膜根部卡在切口内,再加上瞳孔散大不全,或者应用治疗前列腺素肥大的药物、伴随虹膜松弛综合征的患者,都易发生。

处理方法(图 2-3-3):侧切口放液,于主切口恢复虹膜,再使用黏弹剂压住虹膜,此时需要使用内聚性好的黏弹剂。如果仍旧

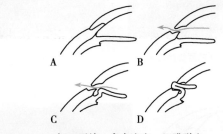

切口开放,房水流出,虹膜脱出

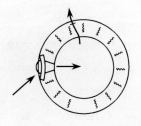

侧切口放液,主切口恢复

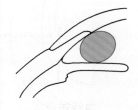

前房黏弹剂,压住虹膜

图 2-3-3　虹膜脱出示意图及补救措施

不行,需要缝合没做好的切口,再另外换位置做切口后完成手术。

危险因素:浅前房、青光眼、虹膜驼背;切口制作不佳、脉络膜上腔出血;虹膜松弛、开睑器压迫、挤眼、小睑裂、球后出血,导致后房压力高、虹膜脱出。

问题 8. 后囊破裂以后,如何平稳地把核娩出? 改成囊外摘除需要重新做切口吗?

附专家答疑视频

宋旭东教授答:扩大切口需要用刀刃与切口方向平行,确保不要豁开切口。如果角膜切口本身隧道制作得不好,考虑再做一个巩膜隧道切口更为安全。破囊后最重要的是避免掉核,尤其是基层医院,转入上级医院进行玻切比较困难。因此首先需要在核后方打黏弹剂,稳定住核,再想办法将核块夹回前房,再扩大切口将核娩出。剩下皮质都可吸收,问题不大。重要的是前囊要撕好,否则植入 IOL 困难。

问题 9. 后囊破裂的处理有哪些?

附专家答疑视频

宋旭东教授答:这是个很复杂的问题。首先要视后囊破裂口的大小、位置、是否有玻璃体脱出、核块是否被乳化掉,主要是避免玻璃体脱出,如果玻璃体未脱出,就有机会植入 IOL 将破裂的后囊口压住,压住后将残余核块置于 IOL 之前,即可顺利乳化清除。如果还有残余皮质,可以被吸收,但核块一定要清除干净。如果后囊破口较小,可将核块和皮质完全吸除是最理想的;如果后囊破口较大,可将 IOL 夹持于后囊破口处,襻位于睫状沟,光学部位于囊袋内,也可以襻在囊袋内,光学部位于囊袋前方,但尽量不要使用一片式 IOL 植入睫状沟,较易出现 IOL 旋转和偏位,因为一片式 IOL 适合囊袋内而不适合睫状沟植入。

问题 10. 如何避免角膜后弹力层脱落?

附专家答疑视频

宋旭东教授答:角膜后弹力层脱离可能性不是太大,更多出现在切口部位。第一种可能是当切口过于靠前,由于器械的进出和水流冲入切口层间,可能会出现角膜后弹力层脱离。因此要控制超声乳化头在切口内频繁移动造成的切口损伤,及角膜后弹力层脱离。第二种可能是在手术结束水密切口时,打水力量过大可导致角膜后弹力层脱落,随即发现后弹力层漂在前房,此时需在前房注入一气泡,气泡顶住后弹力层后,轻压切口将层间积水排出,如果仍不放心,可前房充分填充空气,术后口服醋甲唑胺,气泡大约 1~2 天吸收,此时后弹力层多可复位。术后角膜水肿,如何判断是否存在后弹力层脱离呢? 可通过前节 OCT,如果角膜混浊过重,可行 UBM 检查判断。

问题 11. 破后囊膜,皮质掉入玻璃体 1~2PD 大小,能否自行吸收? 皮质掉入玻璃体做玻切指征是什么?

附专家答疑视频

宋旭东教授答:晶状体皮质掉入玻璃体腔无论大小均可吸收。但皮质掉入玻璃体腔发生膨胀,此时患者会有眼前"白花花"一片、看不清的主诉,此时最好使用 25G 玻切头,清除玻璃体腔内皮质。

问题 **12**. 晶状体核块,不论大小掉入玻璃体腔均需行玻切吗?

附专家答疑视频

宋旭东教授答:晶状体核块特别是四级以上硬度的核块,无论大小、多少,均需做玻璃体切割手术。否则核块无法被吸收,时间长易机化,甚至可引起葡萄膜炎症。大家无须惧怕玻切,当然有些基层医院缺乏玻切设备,可能担心患者去外院做玻切会产生不满,如果少量皮质可等待其自行吸收,较多的皮质约需要 1 个月左右时间吸收干净,但核块就不好说了。

问题 **13**. 前房内的皮质多大能自行吸收?

附专家答疑视频

宋旭东教授答:前房内的皮质无论大小均可吸收。就比如外伤性白内障,前囊被戳破或者被锐器扎伤,可能会很安静。过半年到一年回来复查,晶状体会形成膜状白内障,前房的皮质都被吸收了,虽然可能吸收比较缓慢,但肯定可以吸收。但需明确皮质不能漂在前房阻塞房角,进而引起青光眼,此时则需要立即处理。

问题 **14**. 白内障术后第二天患者无明显的炎症反应,瞳孔扩大,眼压正常,使用毛果芸香碱无改变,是否损伤了瞳孔括约肌? 术后视力可以到 0.6 但是畏光明显,请问老师可以用什么方法把瞳孔缩小一点?

附专家答疑视频

宋旭东教授答:这是一种发生概率小的特殊情况,只要瞳孔散大了,无论用何种方式都无法缩小,一般观察半年如果仍缩不回去，就没有太好的办法。但可以一直应用毛果芸香碱缩瞳，如果患者畏光明显可考虑缝合瞳孔，但缝合后瞳孔过小也无法再扩大。缝合时保持瞳孔 4mm 左右，多缝合 2~3 针。

问题 **15.** 如果不慎将非球面的人工晶状体装反了，术后会有些什么影响？

附专家答疑视频

宋旭东教授答：先确定该 IOL 是否区分前、后表面，如果区分前、后，说明前、后表面曲率半径不一样，同时 IOL 襻可能存在夹角，以确保 IOL 后表面紧贴后囊而减少后发性白内障。此时装反可导致 IOL 后表面与后囊之间存在空隙，致使后发性白内障的发生率增加。同时 IOL 可有前移，增加术后近视漂移，0.5~1D 近视。此时如果翻转 IOL 较困难，比如青光眼浅前房、患者配合差、瞳孔小时，不要勉强翻转，对视力影响不会很大。但多数患者可完成翻转的话仍需调整。

问题 **16.** 人工晶状体放在睫状沟或囊袋内，对术后的影响有哪些？

附专家答疑视频

宋旭东教授答：IOL 如果是一片式，因为襻较粗，会导致虹膜脱色素、术后炎症反应重。另外，睫状沟近视漂移 1D 左右，所有 IOL 都更适合囊袋内植入，是生理位置，后发性白内障少、居中性好。

第三章

青光眼

第一节

青光眼的相关检查与诊断

扫描二维码，观看本节
问题专家答疑视频

问题 1. 青光眼的基本类型及诊断要点？

附专家答疑视频

任泽钦教授答：

（1）急性闭角型青光眼，以急性期为代表，出现眼压急剧升高和急性结膜充血水肿、瞳孔散大强直的急性症状。

（2）慢性闭角型青光眼，依据眼压高及前房浅、房角窄、周边虹膜前粘连（PAS）等前节解剖特点做诊断。眼底和视野的改变在病变早期不一定有，因此可以作为轻、中、重度的分期判断，但不作为定性诊断时的指标。注意，慢性闭角型青光眼可有亚急性发作的表现。

（3）开角型青光眼（高眼压型）诊断要点为：房角开放、眼压升高、眼底和／或视野呈现典型的青光眼性改变。其中，眼底和视野是同高眼压症相鉴别的重要依据。

问题 2. 急性闭角型青光眼和慢性闭角型青光眼亚急性发作如何区分？

附专家答疑视频

任泽钦教授答：两者临床表现都有眼压急剧升高，需根据两者的特征做鉴别诊断。急性闭角型青光眼急性发作期常有急性球结膜充血水肿(曾被称为"急性充血性青光眼")、瞳孔散大而强直;急性期后常有瞳孔散大变形和三联征(角膜后色素性KP、虹膜节段性萎缩、晶状体青光眼斑);如高眼压持续时间较短,眼底及视野可正常。慢性闭角型青光眼亚急性发作时可有轻度球结膜充血但很少水肿、瞳孔即使有所散大但对光反射仍在;亚急性发作后没有三联征;若亚急性发作于整个病程的中后期,眼底及视野呈现典型的青光眼改变。

问题 3. 基层开展青光眼门诊,最基本要配备的检查有哪些?

附专家答疑视频

乔春艳教授答:青光眼相关检查包括裸眼视力及矫正视力、屈光状态及眼轴长度、裂隙灯显微镜眼前节检查、眼压、中央角膜厚度、前房角镜检查,视盘和视网膜神经纤维层(RNFL)评估,标准自动视野检测、MRI检查、筛板结构评估、全身及眼部血液供应情况评估、血液指标检测。

其中最重要的,称为青光眼基本检查3+1,即眼压检查、视神经检查、视野检查及前房角检查。这些检查可以帮助我们判断是否是青光眼、是何种类型的青光眼,并帮助我们指导治疗、随访评估进展。根据不同的患者,临床医生正确地选择检查、准确判读结果是青光眼治疗效果的基本保障。

问题 4. 如何正确进行压平式眼压计测量?

附专家答疑视频

乔春艳教授答:Goldmann压平眼压是眼压测量的金

标准,特别是对临床研究来说。它的原理是测量把直径为 3.06mm(面积 7.35mm²)角膜压平时所需要的压力值。正确测量时,会看到两个对称的、完整的半圆弧,圆弧的内径相切。若两个圆弧相交或远离、荧光素条带太宽或太窄均不准确反映真实眼压水平。半圆弧相交,说明施加压力过大;半圆弧远离,说明施加压力过小。条带太宽,可能是压平头表面有水,会使眼压测量值偏低;条带太窄,可能与眼干有关,会使眼压测量值偏高。

问题 **5**. 不同的角膜状态如何影响眼压测量,特别是压平眼压?

附专家答疑视频

乔春艳教授答:①总体上来说,角膜厚,测量眼压会偏高;角膜薄,测量眼压会偏低。对于角膜厚度与眼压值的确切对应关系,目前每个研究都得出了不一样的对应公式,还没有大家公认的,而且这些复杂的计算公式在临床上应用可行性其实挺低的。此外,除了角膜厚度影响眼压测量值,角膜的生物力学特性也会影响。比如角膜屈光手术术后的患者,角膜不仅是变薄了,而且角膜的顺应性和黏滞性都会发生改变。②角膜水肿会使测量值偏低。很多人觉得角膜水肿、角膜增厚眼压测量值应该偏高,其实不然。因为角膜发生水肿时,上皮会比正常的上皮更容易发生凹陷,所以反过来机器就默认你眼压是低的,这个大家是一定要注意的。③干眼会使测量值偏高。测量眼压之前,让患者眨眨眼睛,使泪膜均匀分布,不要患者人瞪着眼睛测很久,往往泪膜不好的时候就会测出眼压偏高。④紧张、运动、长时间劳累休息不好、大量饮水、急性结膜炎、哭闹,都会影响眼压的测量。

问题 6. 什么时候选择用 24 小时眼压测量？

附专家答疑视频

任泽钦教授答：24 小时昼夜眼压监测，由于检查技术的限制，对患者和值班医生都有诸多不便，不建议随意使用。实际价值适用于以下两种情况。①诊断时：房角开放、白天眼压正常、但视神经和视野出现青光眼特异性损害，正常眼压性青光眼与一般开角型青光眼相鉴别。②治疗中：制定与调整目标眼压，观察控制效果。

问题 7. 角膜厚度与眼压的关系如何？

附专家答疑视频

任泽钦教授答：目前临床尚无有效方法对眼球内压力进行直接测量，只能在眼球外通过测量眼球的硬度来间接测量眼压。其中，中央角膜厚度（CCT）对眼压计的测量结果是一个主要影响参数。一般来讲，角膜厚时，眼压计的测量值偏高，角膜薄时，眼压计的测量值偏低。角膜厚度以 A 超测量法为标准，正常人群平均值为 545μm。但角膜厚度与眼压之间没有线性关系，常用的经验估算方法是，角膜厚度每增减 20μm，眼压测量值误差 1mmHg。

问题 8. 眼压控制很好，但患者的视野改变仍在进展，视力完全受损该怎么办？

附专家答疑视频

任泽钦教授答：首先要明确"目标眼压"的概念，目标眼压并不是指控制到 21mmHg 的眼压水平,而是使患者视神经损害不继续发展或进展缓慢的一种眼压水平,须依患者视野损害具体程度而定。这种状态下,患者的视野改变理论上是不进展或进展缓慢的。如果皆用指标评估,视野每年的平均缺损(mean deviation,MD)改变≤1dB,视野指数(visual field index,VFI)下降≤3%,说明目标眼压设置基本合理。因此,应注意长期随访的重要性,观察判断某一次的改变是真的进展、还是长期波动。

问题 9. 目标眼压如何设定?

附专家答疑视频

王冰松教授答:

(1)目标眼压的设定要以视功能不发生明显损害为原则。设定目标眼压之前,①要确定基线眼压,也就是患者治疗前的眼压状态,因为眼压受角膜状态、眼睑痉挛、体位、饮水等多种因素影响,因此建议进行多次重复测量,尽量减少随机误差。②需要借助视野、眼底观察等方法来了解患者目前视功能、视神经损伤的程度。③对进展风险进行评估。强调两点:角膜厚度,除了本身会对眼压测量有影响外,角膜厚度薄是视野损伤进展的独立危险因素,有条件的话一定要测量角膜厚度;24 小时眼压曲线,可以帮助我们了解患者的真实眼压、眼压峰值及昼夜的波动情况,昼夜波动本身也是引发青光眼进展的危险因素。此外,有的指南也提示有青光眼的家族史、糖尿病患者、近视患者都有可能是青光眼进展的危险因素。④此外,发病年龄及预期寿命、病情的严重程度、病变进展风险、对侧眼的状况、患者的意向和依从性都要考虑。比如:比较严重的青光眼,或者说患者比较年轻、预期寿命还很长，目标眼压都要设的更低一些。综上，目标眼压的设定，需要综合诸多因素进行综合考虑。

（2）大致的判定标准：轻度（视野损伤在 -6dB 以内）患者，眼压较基线眼压降低 20%；中度（视野损伤在 -6~-12dB）患者，眼压较基线眼压降低 30%；重度（视野损伤在 -12dB 以上）患者，眼压较基线眼压降低 40%。此外，视野侵犯到中心视野 5° 以内，也偏向于重度，目标眼压需要降得更低。我们国家指南对于轻度青光眼给出的建议是 21mmHg，中度是 18mmHg。当然，以上这些都仅供参考，还是要结合患者情况因人而异制定目标眼压。

问题 10. 24 小时眼压需要规范标准，还是可以根据情况具体实施？

附专家答疑视频

乔春艳教授答：目前状况是根据各个医院的具体情况来实施的。事实上，24 小时眼压的波动状态可能比具体的数值给我们更多的借鉴。因为做 24 小时眼压检查的患者无非就是排青或者是开角型青光眼，我们想判断一下他的眼压峰值的情况、出现时间以及全天的眼压波动情况，然后有的放矢地给予治疗。

问题 11. 如何把握屈光术后患者的眼压测量值？

附专家答疑视频

乔春艳教授答：角膜激光手术以后，除了表现为角膜厚度变薄以外，还会影响整个角膜的生物力学特性，包括弹性、黏滞性。

生物组织和弹簧不一样,给一个力,反作用力一定是一样的变形回来,而生物体的变形有滞后性,变薄了以后这些生理学特性也会随之改变。在临床很难去拿公式进行计算,我的体会是:仁者见仁,智者见智。如果原来做过角膜激光手术,就以目前的情况去估计一下现在的基线眼压。在疾病诊断治疗的早期,就在它目前眼压的基础上降 20%~30%,然后观察在随访过程中整个进展的状况。如果眼压没问题,对他来说不进展,就维持这个状态,是没有办法去倒查患者原来的眼压水平的。

王冰松教授答:首先再次强调按照角膜厚度对眼压测量值没有准确的换算公式,因此不推荐在临床常规使用。如果一定要一个大致的换算作参考的话,设定 540μm 为正常人群的平均角膜厚度,每上下波动 100μm,眼压会产生 5mmHg 的误差。但这仅供参考。

问题 12. 青光眼眼底有什么特征?

附专家答疑视频

任泽钦教授答:青光眼眼底包括视盘和视网膜神经纤维层(RNFL)两项,重在对患者个体化眼底形态和结构的直接观察,各种成像技术仅为参考。其中,视盘最重要的是上下盘沿(rim)是否压迫或凹陷性变窄、有无切迹等,其次是 C/D 是否纵向扩大、有无盘周出血等;RNFL 最重要的是与上下血管弓走行相应的上下弓形区是否色调对称、是正常羽状白色反光还是局部束状或楔形变暗(提示 RNFL 缺损)。

开角型青光眼患者可以直接散瞳、借助裂隙灯和眼底接触镜或立体眼底照相进行判断;闭角型青光眼患者的诊断,尤其早期,更多的是依靠房角和眼压,并不强求观察眼底。

乔春艳教授答：基于眼底照相的视盘和视网膜神经纤维层评估，采用45°眼底照相。有条件的话，推荐采用眼底立体照相或者光相干断层扫描（optical coherence tomography，OCT）检查；没有条件的可以用直接检眼镜或裂隙灯显微镜配合前置镜进行检查。青光眼性的视神经损害，以前是看杯盘比，杯盘比小于0.3是正常，大于0.5是异常。现在基本上不会单独以杯盘比作为正常和异常的一个金标准，而更多的是看盘沿的形态和宽度、视网膜神经纤维层的缺损（retinal nerve fiber layer defect，RNFLD），以及视盘的线状出血，这些都要两眼对称着看、上下比较着看。大部分人是符合ISNT原则（Inferior-Superior-Nasal-Temporal）的，以自己的鼻侧作为参照物，上、下的盘沿都应该比自己的鼻侧宽，颞侧最窄。视网膜神经纤维层，正常的是对称、像蝴蝶的翅膀一样，朦朦胧胧的盖在血管前面，像半透明的一层薄纱。而RNFLD表现为与视盘相连的扇形束状或片状暗区，血管清晰地呈现在眼前，没有了薄纱遮挡的感觉。正常人也可见裂隙样的RNFLD，但不超过血管宽度、不到视盘边缘（图3-1-1）。

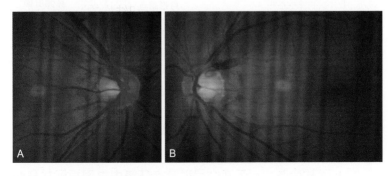

图3-1-1 青光眼的眼底改变
A. 右眼；B. 同右眼相比左眼可见明显的盘沿变窄、RNFLD、盘沿出血。

问题 13. 青光眼视野损害的特征表现?

附专家答疑视频

任泽钦教授答:青光眼特征性视野损害包括:早期表现为旁中心暗点、鼻侧阶梯暗点;中期表现为弓形暗点、环形暗点(可伴随周边突破);晚期出现中央管视、颞侧视岛。

(1)旁中心暗点:中心注视点(解剖对应黄斑中心凹)旁边(多于 15°左右)相邻几个位点的小片缺损(图 3-1-2)。

(2)鼻侧阶梯:鼻侧水平线上或下中周部(30°)出现的成片缺损,缺损位点与水平线呈错位分布、形似阶梯(图 3-1-3)。

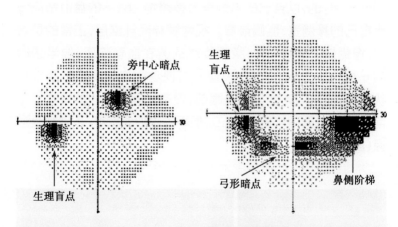

图 3-1-2 鼻上旁中心暗点(位于上弓形区内)

图 3-1-3 整体为下弓形暗点合并鼻下周边突破,分解为下弓形区内两个旁中心暗点(接近融合)和鼻下阶梯暗点

(3)弓形暗点:从生理盲点到鼻侧水平线之间的弓形缺损区(图 3-1-4)。

(4)环形暗点:上、下两个弓形暗点环绕中央固视区在鼻侧周边相连(图 3-1-5)。

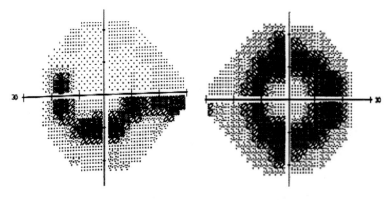

图 3-1-4　下弓形暗点合并鼻侧周边突破

图 3-1-5　环形暗点（可理解为由上下两个弓形暗点合并而成；鼻侧水平线上、下两弓形区结合处常见错位）

（5）周边突破：中央视野（≤30°）缺损向周边视野（>30°）发展，即周边视野也出现视野缺损，早期多见于鼻侧 30°视野以外的区域。

（6）管状视野：环形暗点的视野向外扩展、向心收缩，到晚期只剩一个管状小于 10°的视野（图 3-1-6）。

（7）颞侧视岛：颞侧周边部残存一片孤岛般的小范围视野。患者主诉中间看不见、颞侧旁边看得见（图 3-1-7）。

须注意，视野与眼底的位置关系是，视野的上、下、鼻、颞与眼底的上、下、鼻、颞四个方位过眼球结点相交叉！具体言之，视野的生理盲点位于中心注视点的颞侧，视野水平线上方的缺损对应于眼底下盘沿和 / 或下 RNFL 的损害。例如，眼底上方的 RNFL 缺损对应视野下方的旁中心暗点、鼻侧阶梯暗点或弓形暗点；反之，眼底下方的 RNFL 缺损对应视野上方的旁中心暗点、鼻侧阶梯暗点或弓形暗点。

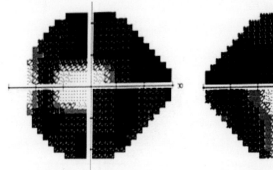

图 3-1-6 中心管视合并中心鼻下侵犯（由环形暗点同时向中心压缩和向周边扩展而成）

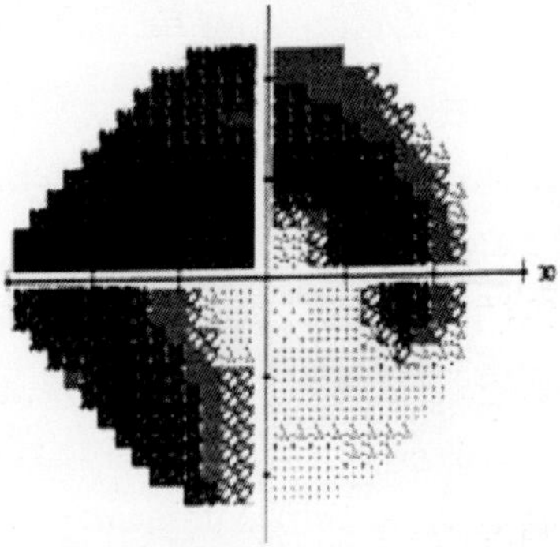

图 3-1-7 上半侧水平偏盲合并鼻下近似象限缺损或类似中央管视合并颞下视岛

问题 **14**. 视野检查的模式如何选择？

附专家答疑视频

　　乔春艳教授答：以 Humphrey 视野计为例，目前常用的检查模式包括：中心 30-2、24-2、10-2、24-2C。①30-2 程序能检测固视范围 30° 内的 76 个点位。②24-2 包含 30-2 最中心的 24°、鼻侧 30° 的 54 个点位，两者点位间距为 6°，后者在保留诊断信息的同时大大缩短了检测时间。③24-2C 相较 24-2 多了中心 10 个点，是为了更好地捕获中心暗点。④10-2 进行中心 10° 范围内 68 个点位，点位间距为 2°，检查更精细。在管状视野的患者，10-2 可以更好地观察残余视功能。

问题 **15**. 视野报告怎么看？

附专家答疑视频

　　乔春艳教授答：

（1）Humphrey单视野报告分析（single field analysis，SFA）组成部分（图3-1-8）：患者一般资料、可靠指数、检查策略、数值图、灰度图、整体偏差图、模式偏差图、青光眼半视野检测（glaucoma hemifield test，GHT）及视野指数。①可靠性指数，包括固视丢失、假阳性和假阴性。一般固视丢失应该<20%，假阳性和假阴性在临床中我们取<15%，有些研究中取<33%。除了百分数外，打印图还会用"XX"来表示不可靠的指标。②整体偏差图，是把患者跟同年龄段的正常数据库做比对，所以做视野检查时一定要准确输入出生年月日。③模式偏差图，是去除普遍敏感度下降的部分（比如白内障）来突显局限缺损。所有的6张图中，最应该看的就是右下角的模式偏差概率图。④青光眼半视野检测（GHT）分析，对上下半视野区进行对比，会提示"正常范围内""边界值""普遍敏感度下降"或者"正

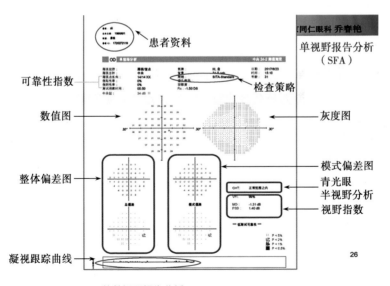

图 3-1-8　Humphrey 的单视野报告分析

常限以外"。要提醒大家一下,青光眼患者是以水平径线为界来比较上、下视野的差异,而神经眼科无论是垂体瘤还是各种各样的视路疾病,均以垂直径线为界来比较鼻侧和颞侧的差异,所以 GHT 分析是只适合青光眼的。⑤视野指数,包括视野指数(visual field index,VFI)、平均缺损(mean deviation,MD)、模式标准层(pattern standard deviation,PSD)。正常视野的 VFI 接近 100%,视野盲的视野指数接近 0%;正常人的 MD 在 0dB 上下离散,负值越大代表视野丢失越严重;PSD 可以评估有无局限性损害,正常人为 0,存在局限性损害时 PSD 增加,弥漫性视野损害时,PSD 又下降。

(2)阅读视野报告时:①首先要看可靠性指数。如果可靠性指数不好,可能需要患者去重复做。②下面的 6 张图,重点看模式偏差图,尤其在青光眼的早、中期,模式偏差概率图在 MD 超过 −22dB 的时候就不显示了。③再通过 MD、PSD 等视野指数来辅助分期。

问题 16. 青光眼为什么只查 30° 以内的中心视野? 青光眼晚期为什么会遗留管状视野和颞侧视岛呢?

附专家答疑视频

乔春艳教授答:首先青光眼早期视野缺损很少单独出现在周边,其次周边视野变异大,因此青光眼一般只查 30° 以内的中心视野。在进化当中,我们选择了保护视神经乳头和黄斑之间的这个单独的乳斑束,这部分的视网膜神经纤维层是最后受到损害的,所以最后会留下管状视野。神经纤维层和盘沿的损害,最早期都是出现在颞上、颞下,然后鼻上、鼻下,最后会出现鼻侧的损害,所以鼻侧的损害往往是比较晚的,对应的表现为颞侧的视岛。

但要注意与先天半侧视神经发育异常相鉴别,此病通常表现为整个鼻侧的视网膜神经纤维层和神经发育都不好,最后也表现为管状视野加颞侧视岛。

问题 **17**. 眼压控制得很好,需要多久复查一次视野?

附专家答疑视频

乔春艳教授答:有一个专门的研究,开角型青光眼如果每年以 >2dB 的速度快速进展,每年只查一次,要经过 3.3 年才会发现病情进展;每隔 6 个月做一次视野,用 2.4 年就能发现患者在进展;每隔 4 个月做一次视野,用 2.1 年就能发现它是在进展的。也就是说,一年做 2 次和一年做 3 次差不太多。因此,如果想发现一年 <2dB 的速度下降的视野损害,一年做 2 次或一年做 3 次,也就是隔 4~6 个月足够了。如果患者基本平稳,不是很快进展的话,间隔 12 个月也是可以的。

问题 **18**. 按照视野,如何对青光眼进行分期?

附专家答疑视频

乔春艳教授答:现在还没有公认的分期方法,列出几种供大家参考。①美国的一个大型研究把 MD 值 -6 和 -12dB 作为一个分界点,MD 值 <-6dB 为早期;-6~-12dB 为中期;<-12dB 为晚期。②从形态上分,早期往往是单纯的鼻侧阶梯和旁中心暗点;中期为弓形暗点;晚期发展为管状视野和颞侧视岛。③美国另外一项研究分期:早期为完整视野,没有明显缺损;中期为单个象限的视野缺损,且 5° 范围内没有暗点;如果在 5° 范围内有暗点,或者上、下视野都有缺损的话,则为晚期。

问题 **19**. 查视野可以散瞳吗？需要戴眼镜吗？

附专家答疑视频

乔春艳教授答：①视野检查要求不散瞳不缩瞳，一般要求瞳孔直径 >2.5mm。如果瞳孔过小，会使平均敏感度降低或等视线向心性缩小。瞳孔过大，会增加像差、减少景深，影响成像质量。②需要矫正近用视力，做中心视野检查是必须矫正屈光不正，行周边视野检查时不必加矫正眼镜，周边视网膜有更好的空间积累效应。老年人需要矫正老花眼。

问题 **20**. 如何保证视野检查的准确性和可重复性？

附专家答疑视频

乔春艳教授答：①视野检查是主观的，患者的配合至关重要，所以让患者非常清晰地明白检查视野的规则是非常重要的，每个人都有学习曲线，一般第一次视野很难做得特别准确，一般以第二次或者第三次视野为准。②在患者状态好的情况下，去除所有的干扰因素进行检查，比如屈光不正、眼睑下垂、镜框遮挡、眼镜哈气等等。③检查的技术员的态度很重要，如果特别耐心温和，患者做检查就没有那么大的心理负担。

问题 **21**. 视野是青光眼诊断的金标准吗？

附专家答疑视频

乔春艳教授答：国外更强调青光眼是视神经的损害，因此说视野是开角型青光眼和／或高眼压症的诊断金标准。但急性闭角型青光眼不一定有视野的改变。

所谓视野前青光眼,是指在出现视野改变之前,患者已经出现眼压升高,同时伴有眼底特征性的青光眼性损害,同时除外了其他导致这些损害的疾病,就可以不依赖视野的结果来诊断青光眼。

问题 22. 如何查房角镜?

附专家答疑视频

任泽钦教授答:前房角的解剖标志包括Schwalbe线(前界线)、小梁网、巩膜突(后界线)、睫状体带及虹膜根部。其中巩膜突是最基本的解剖标志,是巩膜的前端,像一条窄且略突起的亮白色线,非常容易辨识,可以据此向前、向后依次判定其他结构(图3-1-9)。

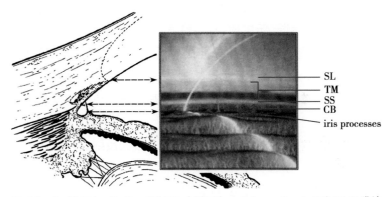

SL:Schwalbe线(Schwalbe line,SL);TM:小梁网(trabebular meshwork,TM);SS:巩膜嵴(scleral spur,SS);CB:睫状体带(ciliary body,CB);iris processes:虹膜突

图 3-1-9 正常前房角结构

(1)检查方法:①静态检查法是指将房角镜轻轻地放置在角膜上、不额外施加压力,从而观察房角的自然状态。当静态法无

法观察到全部的 5 个解剖标志时,需要采用②动态法(压迫或配合眼球转动),判断有无虹膜前粘连、房角关闭及其性质。

(2) 分级方法:我国常用的分级方法为 Scheie 分级法,按照从后向前越过周边虹膜所能见到的前房角结构程度,分为宽角、窄角 1~4 级共 5 级。

W(wide angle,宽角):可见房角全部结构;

N(narrow angle,窄角):

N I:动态观察可见睫状体带范围增宽或由不可见变为可见;

N II:仅见巩膜嵴,看不见睫状体带;

N III:仅见前部小梁网(非功能小梁网);

N IV:仅见 Schwalbe 线。

(3) 记录方法:绘制简图,并配以文字说明,描述前房角宽度、色素、周边虹膜附着点、入射角度、周边虹膜形态、有无房角发育异常、房角后退、新生血管、炎性渗出等,并记录检查方法(动态、静态)、检查时间、眼别、用药、眼压等。需注意,查好房角最重要的是熟悉其解剖结构及其毗邻关系,前期可以借助开角型青光眼的患者熟悉正常的房角结构和形态,后期再检查闭角型青光眼患者。

乔春艳教授答:需要提醒房角镜下是镜面反射,呈轴对称,而非点对称(图 3-1-10)。因此如果在 7 点位方向观察到了一个周切口,那真正的周切口是在 11 点位,而非 1 点位。

查房角镜的注意事项:①一定要双眼对照,鉴别由于房角后退、晶状体半脱位等原因引发的继发性青光眼。②检查时要注意动静结合,先静态,后动态,静态明确宽窄,动态明确开闭、有无虹膜周边前粘连及范围。静态检查需保持第一眼位,接触镜不倾斜,不施加任何压力、裂隙灯光束窄而短,不通过瞳孔区。动态检查

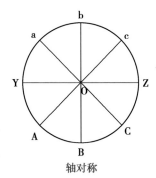

图 3-1-10 房角镜检查呈轴对称,房角镜中观察到的 A 点位,反映真实房角中 a 点位的情况

轴对称

则需改变注视眼位,倾斜接触镜,施加一定压力、宽而明亮的裂隙灯光束。比如,若要观察上方房角,我们需将镜面置于下方,患者配合向下方转动眼睛,施加压力也是向着下方去轻轻施压。③注意检查时的眼压水平、用药情况及瞳孔大小。④记录时最好按照时钟点进行记录,同时记录虹膜的形态、小梁网色素分级,更推荐使用 Spaeth 分类法。⑤角膜水肿、角膜上皮损伤时不建议行房角镜检查。

问题 23. 房角镜如何消毒?

附专家答疑视频

任泽钦教授答:①可以参照各个厂家的说明进行清洗。②文献介绍:使用温和的清洗液和医用软棉进行清洗,顺时针方向清洁镜片表面可防止镜片松动;使用 2% 戊二醛水溶液进行消毒,最短要求浸泡 25min 后温水冲洗,干绒布擦干,密封保存。③自行的实用方法:使用氯霉素滴眼液或透明的含有广谱抗生素的眼膏作为媒介涂抹在镜体表面,然后进行房角镜检查,检查完毕后用流动清水进行冲洗、软棉拭干。

问题 **24**. 如果没有 UBM，睫状体前旋如何诊断？

附专家答疑视频

乔春艳教授答：UBM 的优势在于能直接看到睫状体，目前睫状体前旋主要还是依靠 UBM 进行诊断的。如果没有 UBM，只能通过裂隙灯、房角镜大致判断是瞳孔阻滞因素还是非瞳孔阻滞的因素。房角关闭的机制最常见的是虹膜膨隆，如果没有虹膜膨隆或者不明显，则要考虑非瞳孔阻滞的因素，比如虹膜肥厚，虹膜根部会比较肥厚、虹膜隐窝比较少。

问题 **25**. 排青患者应该做哪些检查？如何做鉴别诊断？

附专家答疑视频

乔春艳教授答：根据患者主诉有针对性地选择检查的侧重方向。①眼压高，检查的重点是要判断眼压真的高吗？多次测眼压，必要时行 24 小时眼压曲线，来排除随机误差。同时要进行角膜厚度测量，来除外角膜厚度导致的眼压偏高的这种误差影响，还要进行视神经、视野以及房角镜检查。有些眼底和视野完全正常的高眼压患者，一查房角镜发现是房角的发育异常。②杯盘比大，检查要聚焦在眼底视神经的评估，比如 OCT、眼底立体照相、视野。有条件的话，可以看看直系亲属的杯盘比来除外一下生理性大视杯。③浅前房，评估房角是重点，此外就是晶状体位置、悬韧带情况。④眼睛疼，除检查眼压外，还要考虑有无视疲劳、干眼症的可能。

第二节

青光眼的治疗

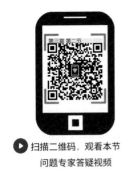

扫描二维码，观看本节
问题专家答疑视频

问题 **1**. 青光眼各类药物如何选择？

附专家答疑视频

吴慧娟教授答：目前临床上使用的青光眼药物可以通过不同途径给药（滴眼液、口服药物和静脉给药的药物）。其中滴眼液最常用，按照作用机制分为：拟胆碱类药物、β 受体阻滞剂、碳酸酐酶抑制剂、α 受体激动剂、前列腺素衍生物。局部药物选择时主要参考以下几个方面。

（1）降眼压幅度：前列腺素衍生物在局部用药中降压效果最佳，平均可以达到 25%~35%；β 受体阻滞剂在 20%~25%；α_2 受体激动剂在 18%~25%；碳酸酐酶抑制剂在 20% 左右。复合制剂的降眼压效果更好，有条件时可以选用。

（2）药物作用机制：包括增加小梁网途径和脉络膜巩膜途径的房水流出，以及减少房水产生。选择时根据药物作用机制灵活搭配，尽量选择不同作用机制的药物进行联合用药。

（3）副作用：各种药物的副作用也需要做到心中有数，特别注意几点。①局部碳酸酐酶抑制剂可能引发角膜损伤，因此角膜不好的患者应避免使用。②α_2 受体激动剂可引发血压波动（体位性低血压）、困倦嗜睡，因此搭吊工人、驾驶员和老年人等特殊人群要引起注意,特别应注意 α_2 受体激动剂通过血脑屏障进入中枢系统后可能引发中枢系统抑制,因此婴幼儿禁用。③β 受体阻滞剂会引发心动过缓及支气管哮喘,因此本身患有心动过缓、哮喘患者禁用。④前列腺素衍生物主要引起虹膜色素加深、睫毛增长、眼睑色素沉着等局部的副作用,全身副作用很少见。

(4)以毛果芸香碱为代表的拟胆碱类药物,由于其可造成眼痛头痛、长期用药之后瞳孔僵直、白内障发展等并发症,目前已不主张长期应用。可在急性闭角型青光眼发作、慢性闭角型青光眼亚急性发作、激光或手术前短暂应用,或房角手术后短期使用。

王冰松教授答:可参考表 3-2-1。

表 3-2-1　目前常用抗青光眼药物

药物分类	前列腺素衍生物	β 受体阻滞剂	α 受体激动剂	碳酸酐酶抑制剂
作用机制	通过葡萄膜巩膜通道促进房水流出	减少房水产生	减少房水产生并增加引流	减少房水产生
平均 IOP 降低	25%~35%	20%~25%	18%~25%	20%
次数	每日 1 次	每日 2 次	每日 2~3 次	每日 2~3 次
主要不良反应	结膜充血 睫毛加长 / 变暗 虹膜变色,葡萄膜炎 黄斑水肿	眼部刺激 干眼 全身心脏和呼吸系统的影响	眼部刺激 干眼 过敏反应	眼部刺激 干眼 烧灼感

问题 **2.** 青光眼药物治疗需把握的原则是什么？

口口，附专家答疑视频

王冰松教授答：首先要把握药物治疗的原则包括安全性、可耐受性、有效性及经济性，重要性依次递减。①要保证安全：比如β受体阻滞剂，不能应用于哮喘、心动过缓的患者。在安全有效的基础上，从经济上选择让患者愿意接受和配合的方案，减轻其负担。②初始从低剂量用起；初始治疗如无效，选择换药；若药物有效但未达到目标眼压，则加药；不推荐同时使用含有同种作用机制的药物。

问题 **3.** 有无最佳的青光眼药物治疗方案？

口口，附专家答疑视频

王冰松教授答：可以从以下两方面考虑青光眼治疗方案。①个性化用药，根据 24 小时眼压监测获取的峰值眼压，选择用药时间和类型。比如，患者的 24 小时眼压监测提示峰值眼压在早晨 10:00，β 受体阻滞剂、α 受体激动剂、碳酸酐酶抑制剂每天 2~3 次，就没有太大的影响。但前列腺素制剂每天只点一次，就要考虑用药时间了，晚上 22:00 用药效果会比较好一点。再比如，夜间眼压比较高的患者，使用 β 受体阻滞剂就会受影响，因为 β 受体阻滞剂在夜间降眼压作用是略差的。可以适当选择夜间降眼压作用比较好的药物，比如前列腺素类或者碳酸酐酶抑制剂。②尽量减少患者的用药。初始青光眼治疗协作研究的结果显示，对于新诊断为开角型青光眼的患者，初始单药降眼压治疗 2 年以后，75% 的患者都需要应用 2 种或者 2 种以上的药物才能达到目标眼压，患者点药的次数就会很多、很复杂。为了避免洗脱作用影响药物浓度，用多种药物时，一定要注意两种药之间的点药间隔。最少也要做到间隔 5 分钟，10 分钟以上是最好的，不然第一种药物就被第二种药物洗冲走了。现在的复方制剂，除了能减少患者用药、避免洗脱之外，还能有效减少防腐剂用量和眼表损伤，提高用药的依从性和满意度，减少经济负担、心理负担。比如，一个患者需要 4 种降眼压药，单独应用的话，前列腺素衍生物点 1 次，噻吗洛尔点 2 次，布林佐胺点 2 次，溴莫尼定点 2~3 次，那么他一天要用 7~8 次。如果选择合剂，前列腺素和噻吗洛尔组成一个合剂点 1 次，布林佐胺和溴莫尼定组成一个合剂点 2 次，就可以从 7~8 次眼药水减到 3 次，对患者来说是提供了很大的便利性的。

问题 **4**. 青光眼患者多久随访一次？

附专家答疑视频

王冰松教授答：指南上推荐的随访间隙如下。早期，对患者的视神经损伤、基本的病情发展还摸不准的时候，并不知道进展的程度到底有多快，一定要相对频繁一点，尤其是最初的 1~2 年，可能要多次的随访检查，能够对患者的病情进展速率有一个大致的判断。后期稳定下来，随访的间隙可以慢慢延长。比如，轻度一年 1~2 次就可以了，中度一年 1~3 次，重度最少是半年要复查一次，除非它比较稳定。如果病情进展很快，可能需要每月复诊。

问题 **5**. 青光眼患者随访时要关注哪些内容？

附专家答疑视频

王冰松教授答：①治疗的有效性，病情是否稳定；②药物的副作用,患者有无过敏等不适症状;③患者用药的依从性;④病情的进展,如果目标眼压没达到,但视神经损伤并未进展,可以考虑患者是否本身属于进展较慢的类型,可以把靶眼压稍微调高一点;如果视野损伤进展了,首先要考虑患者依从性的问题,其次看24小时眼压,观察是否存在晚上眼压高的状态;如果以上两项均没有问题,就要考虑加强用药;患者虽然达到目标眼压,但视野、视神经损伤依然在加重,要下调目标眼压。

问题 **6**. 青光眼的各种激光治疗如何选择?

附专家答疑视频

吴慧娟教授答:

(1) 开角型青光眼可选择①增加外引流:激光小梁成形术,包括氩激光小梁成形术(argon laser trabeculoplasty,ALT)、选择性激光小梁成形术(selective laser trabeculoplasty,SLT)、二极管激光小梁成形术(diode laser trabeculoplasty,DLT),及微脉冲激光小梁成形术(micropulse diode laser trabeculoplasty,MLT),其中 SLT 目前应用最为广泛。②减少房水生成:内路及外路的睫状体光凝。

(2) 闭角型青光眼可选择①解除瞳孔阻滞:激光虹膜周边切除术。②改变虹膜构型:激光虹膜周边成形术。③减少房水生成:内路及外路的睫状体光凝。

问题 **7**. 哪种情况选择激光小梁成形术?

附专家答疑视频

吴慧娟教授答:激光小梁成形术使用倍频 Q- 开关 532nm

Nd:YAG 激光,是通过选择性光热解作用产生的生物学效应使小梁组织的内皮细胞激活,并分泌一些细胞活性因子,激活小梁网细胞再分化,诱导小梁网内的巨噬细胞对小梁网间隙淤积的细胞外物质发挥消化转运或吞噬作用,从而重塑小梁网细胞外基质,降低房水外流阻力。因此适用于原发开角型青光眼(primary open angle glaucoma,POAG)、高眼压症(ocular hypertension,OHT)、正常眼压性青光眼(normal tension glaucoma,NTG)、某些类型的继发性青光眼(激素性、视网膜手术后、色素性、假性剥脱综合征),不建议用于炎症及外伤性相关的青光眼,在青少年型开角型青光眼的治疗效果也不确定。

问题 8. 请介绍激光小梁成形术的操作方法。

附专家答疑视频

吴慧娟教授答:在 SLT 激光仪治疗参数中,光斑直径(400μm)和脉冲时间(3ns)是固定的,需要调整的是能量。一般以下方小梁为标准,从 0.6mJ 能量开始照射小梁组织,依据组织反应程度调整激光能量。若 0.6mJ 激光照射后小梁组织即出现小气泡,则以 0.1mJ 幅度逐渐降低激光能量,直至刚好不产生气泡反应,此时的能量即为治疗能量。操作过程中需根据色素程度不同随时调整。SLT 治疗光斑应彼此相邻而不重叠,推荐治疗范围为 360° 小梁网,一般需要 50~55 个光斑。术后不建议使用激素抗炎(这一点和国外报道有所不同,但在中国人种的治疗中已达成共识)。此种方法 80%~85% 患者能达到 20%~25% 的降眼压幅度。

问题 9. 激光虹膜周边切除术需注意什么?

附专家答疑视频

吴慧娟教授答:通过激光切除少量的周边虹膜组织,使房水从后房直接经周切口流入前房,从而解除瞳孔阻滞。适用于有瞳孔阻滞机制存在的原发、继发性闭角型青光眼。

(1)手术时 YAG 激光的初始能量一般根据虹膜的厚度和形态设置在 5~7mJ,1~3 个脉冲/爆破;当看到穿透或色素进入前房,适当降低能量和脉冲数来进行扩口修边,过程中需小心避免损伤晶状体或悬韧带;必要时采用 200μm,0.3s,200~600mW 氩激光烧灼止血和虹膜塑形。当选用聚焦点后置模式使激光作用于虹膜基质,同时选择有虹膜隐窝的位置打,更容易打穿;位置常规选择在上方或颞侧,较为隐蔽、减少眩光发生;孔直径 0.3~0.5mm 为宜,可参照缩瞳后的瞳孔大小(1mm)进行判断。

(2)激光前使用毛果芸香碱缩瞳,有时可选用激素类眼药水或降眼压药物预防眼压升高;激光后需足量使用激素类眼药水(术闭即刻 1 次/5min × 6 次,6 小时后重复 1 组),为避免严重并发症(如睫状环阻滞性青光眼)发生的重要治疗环节。相关并发症可能有:出血、眼压升高、短时间视物模糊、眩光、睫状环阻滞性青光眼、角膜损伤、炎症反应、晶状体混浊、视网膜血管病变等等。

问题 10. 哪些情况选择激光虹膜周边成形术?

附专家答疑视频

吴慧娟教授答:通过激光的热效应使虹膜基质受热收缩,牵拉而改变周边虹膜构型,从而使贴附性关闭的房角开放或加大周边虹膜与小梁网之间的距离。临床上更适用于虹膜高褶、房角分离或其他房角手术后的辅助治疗及急性闭角型青光眼。激光参数一般设置为：光斑直径300~500μm，时间0.3~0.5s，能量150~600mW，间隔1~2个激光斑打一下，360°治疗。注意：尽量靠近周边操作，如果周边太窄，可以从低能量开始，空间加大后再靠周边打；激光能量尽量小，要观察周边虹膜收缩、前房角加深情况，如颜色改变或出现爆破音则提示能量过大。激光前后均需使用毛果芸香碱缩瞳、激素类眼药水抗炎。并发症有虹膜萎缩、眼压升高、角膜内皮损伤、虹膜周边前粘连等。

问题 **11**. 哪些情况选择睫状体光凝术?

附专家答疑视频

吴慧娟教授答：睫状体光凝术目前有透巩膜和经内路两种方法，基层更常用的是透巩膜方法。适用于：原则上用于疼痛感剧烈和视功能丧失的患眼，有视功能的患眼，在平衡利弊后也可选择。

（1）一般采用半导体激光(810nm)透巩膜激光光纤，放置在距离角膜缘1.0~2.0mm处，时间0.5~2.0s，初始能量1.0~2.5W，以听到爆破音为准，听不到则上调能量。激光范围为180°~360°，一般选择270°，留有余地，避免眼球萎缩。此外注意避开3点、9点位的睫状血管和神经。

（2）睫状体光凝痛感强烈，需要球后阻滞麻醉，但用药量不需要太多，避免球结膜水肿影响操作，同时结合表面麻醉；有些患者的睫状突位置发生变化，如外伤、多次手术后、前房特浅的患者，此时要注意调整激光的位置和角度，以激光穿透巩膜、破坏睫状体上皮细胞为目的。

（3）激光后使用激素类眼药水2~4周，并使用睫状肌麻痹剂缓解疼痛。除非眼压出现特别低的情况,可继续降眼压药物治疗,监测眼压、逐步调整用药。术后主要并发症为疼痛、低眼压、眼球萎缩、眼压控制不良需多次治疗、持续性炎症反应视力丧失、巩膜变薄甚至破裂、瞳孔变形等。少见并发症包括黄斑水肿、睫状环阻滞性青光眼、视网膜脱离、交感性眼炎。

问题 **12**. 哪些患者要考虑选择青光眼手术治疗?

附专家答疑视频

吴慧娟教授答:根据青光眼的类别不同,选择进行手术治疗的原则和时间点也有所不同,比如在原发性闭角型青光眼,眼前节结构异常是发病的根本原因,因此早期就可考虑手术改变眼前节结构。总体的原则为:①药物、激光治疗失败;②眼压非常高,预期药物和激光不能控制;③患者本身不愿用药,更倾向于手术;④由于患者的依从性或副作用,不能耐受其他治疗方法;⑤社会经济学层面考虑。

问题 **13**. 对于青光眼患者如何选择合适的术式?

附专家答疑视频

吴慧娟教授答:青光眼的手术种类众多,按照作用机制可以简单分为增加房水流出的手术(增加结膜下房水引流和增加小梁网途径房水引流)和减少房水生成的手术,按照临床应用时间和对眼球结构损害的程度可以分为传统手术和微创青光眼手术(micro-invasive glaucoma surgery,MIGS)。术式的选择,要基于青光眼的发病机制和手术的作用机制综合考虑。简单的举例如下。

(1)原发性开角型青光眼可选择:穿透或非穿透性滤过性手

术、青光眼引流物植入术和各种类型的 MIGS。

（2）原发性闭角型青光眼可选择：解除瞳孔阻滞的虹膜周边切除术或小梁切除术，打开或加宽房角的白内障手术和 / 或房角分离术及某些类型的 MIGS 和青光眼引流物植入术等。

（3）原发性先天性青光眼可选择：房角切开术、小梁切开术、小梁切开术 + 小梁切除、青光眼引流植入物和照明导管引导或缝线引导的经内路或经外路的小管切开术。

问题 **14**. 小梁切除术有哪些需要注意的操作要点？

附专家答疑视频

吴慧娟教授答：

强调几点：

（1）术前使用毛果芸香碱是常规操作，但一定要慎重，最多 3 次，特别是对慢性闭角型青光眼患者及有睫状环阻滞性青光眼倾向的患者。睫状环阻滞性青光眼风险高的患者甚至可以考虑不在术前使用毛果芸香碱，而在术中临时使用卡巴胆碱进行缩瞳。此外，对于瞳孔小的患者，不进行缩瞳也能完成虹膜周边切除。

（2）可考虑使用 6-0 缝线进行角膜缘悬吊固定眼球，这种方法操作简单、暴露好，患者一般不会有不适感觉。

（3）结膜瓣的选择，两种各有利弊：①角膜缘为基底的结膜瓣，操作更困难、用时长，但术后滤过泡相关的并发症较少，同时滤过泡范围更大；②穹窿为基底的结膜瓣，操作容易、省时省力，但结膜伤口渗漏和远期滤过泡局限的并发症相对较多。

（4）巩膜瓣的制作建议使用梯形瓣或矩形瓣，靠近角膜缘稍厚、靠近巩膜端稍薄，这样更有利于房水向后引流。

（5）抗代谢药物的使用，要弥散在整个结膜囊下、尽量地范围大,而不能局限于巩膜瓣区域。

(6) 可以通过前房注入黏弹剂来防止术中急剧的眼压降低。

(7) 小梁切除的部位,已不再局限于小梁网,更多的时候是更靠近角膜侧的角巩膜缘组织。小梁切除部位尽量往前,可以有效防止虹膜组织嵌顿、脉络膜脱离及出血等情况的发生。

(8) 巩膜可调节缝线,一般建议在所有闭角型青光眼患者中应用,可以避免早期术后滤过过强,可以更好地控制眼压并减少并发症。方法:巩膜瓣上为活结,在结膜或角膜上预留可拆除的外露线头。

(9) 结膜和筋膜囊的缝合,以角膜缘为基底的结膜瓣要分层缝合,在以穹窿为基底的结膜瓣很难做到分层缝合的情况下,要尽量使 Tenon 囊完整对合,这对于术后滤过泡的形成非常重要。

问题 **15**. 小梁切除术后如何用药?

附专家答疑视频

吴慧娟教授答:①激素类眼药水术后使用 6~12 周甚至更长,抑制炎症反应及纤维瘢痕化;②睫状肌麻醉剂术后使用 2~6 周;③抗生素眼药水一般至少用到术后 2 周。

问题 **16**. 小梁切除术有哪些并发症?

附专家答疑视频

吴慧娟教授答:术后浅前房、眼压控制不良、持续低眼压、滤过泡漏、滤过过强、脉络膜脱离、睫状环阻滞性青光眼、脉络膜爆发性出血、虹膜周边前粘连、瞳孔变形、白内障发展、内口被堵住(虹膜、血块、玻璃体或增殖膜)、滤过泡炎、滤过泡相关性眼内炎。

问题 **17**. 小梁切除术后要注意什么？

附专家答疑视频

吴慧娟教授答：①建议术后激素应用至 3 个月，因为根据滤过泡纤维化和增殖的过程，术后的 1~3 个月是增殖高峰期，9~12 个月后滤过泡逐步塑形，早期控制纤维化，对于远期预后通常较好。②注意按摩方向、频率及手法，在确认虹膜周边切除口处没有虹膜嵌顿的风险后嘱患者向上看，用大拇指指腹自下而上的力量推压眼球。③当滤过泡有瘢痕化趋势时，可考虑针拨滤过泡、结膜下注射抗代谢药物。④日常护理及复诊中，要注意滤过泡的细微变化，如微小的渗漏和瘢痕化的趋势等。

问题 **18**. 青光眼术后浅前房的原因有哪些？

附专家答疑视频

吴慧娟教授答：常见的原因有①浅前房伴高眼压：睫状环阻滞性青光眼、脉络膜爆发性出血；②浅前房伴低眼压：滤过泡漏、滤过过强、脉络膜脱离；③浅前房伴正常眼压：正常偏高（如 17~20mmHg）按高眼压考虑，正常偏低（如 10、11mmHg）按低眼压考虑。

问题 **19**. 请介绍青光眼术后低眼压、浅前房的处理。

附专家答疑视频

吴慧娟教授答：术后出现低眼压、浅前房的常见原因包括滤过泡漏、滤过过强、脉络膜脱离。①滤过泡漏，要考虑是缝线过松、还是结膜瓣太薄有小破口。如果仅仅是缝线过松，滤过泡有轻微渗水，可以暂时观察，通过加压包扎、减少活动，有些患者可以自己愈合。如果渗漏严重需要重新缝合。②滤过过强，可观察到一个弥散的、巨大的滤过泡，伴浅前房、低眼压，采取加压包扎。要确保压在滤过泡上才有效果，可以用小棉片在上眼睑外先压在滤过泡相应的位置，再进行加压包扎。③脉络膜脱离，要用药物治疗，加强激素抗炎、散瞳麻痹睫状肌，严重的脉络膜脱离，排除禁忌证后，可以口服激素治疗。也有些情况需要手术进行脉络膜上腔放液。

问题 20. 术后针拨滤过泡通常要结膜下 5-Fu（5 氟尿嘧啶）。打多少，打在什么位置呢？

附专家答疑音频

吴慧娟教授答：一般是使用 5 氟尿嘧啶的原液打 0.1~0.2ml。注射的位置，要根据滤过泡新拨开的范围，在相对远离巩膜瓣的滤过泡的边缘注射。如果量太大、离巩膜瓣太近，有可能会出现 5 氟尿嘧啶进入眼内的情况。尽管量少对眼睛的损伤比较小，但毕竟是抗代谢药物，进入眼内有可能引起角膜的毒性、前节的炎症。临床上，我们也遇到过 5 氟尿嘧啶进入眼内引起的角膜炎和虹膜炎，最终通过激素类眼药水治疗好转。

问题 21. 对于可调节缝线和按摩，临床使用中要注意哪些问题？

附专家答疑音频

吴慧娟教授答：可调节缝线的拆除和滤过泡的按摩是协同进

行的,要根据术后滤过的情况及时调整。青光眼小梁切除术后的患者,尽量在 1~4 周坚持每周复诊。一般在 1 周以上,前房情况非常稳定、滤过泡大而弥散,眼压在 10mmHg 左右,不用特别着急去拆除可调节缝线,可以考虑教患者开始轻柔的按摩。如果滤过泡不饱满、滤过的情况不是特别理想、眼压也相对高一些,那我们可以在 1 周左右适当的拆除可调节缝线并开始按摩。拆除一根后,如果滤过的情况好转,就可以等过一段时间再拆除另一根。总之要根据具体的滤过情况而定,基本原则就是既要防止滤过过强,又要保证很好的滤过,通过可调节缝线和按摩缓慢地把滤过调成一种稳定的平衡状态。

问题 22. 原发性开角型青光眼在治疗和随访中要注意哪些方面?

附专家答疑视频

吴慧娟教授答:一旦诊断就要实施全面的青光眼管理计划,做好患者教育,根据视神经受损害程度、危险因素和预期寿命等因素综合判断设定目标眼压,在治疗过程中监测青光眼性的视神经和视野损害的进展,根据变化随时调整目标眼压,并修订治疗策略。随访中要注意①评估患者的主观感受、视功能和生活质量;②重新评估风险因素,尤其是眼压和前房角改变;③重新评估视神经的结构和功能;④评估疾病进展速度及其与患者年龄、另一只眼情况之间的关系;⑤发现治疗的副作用;⑥评估患者对治疗计划的依从性和持久性;⑦确认有无全身及其他眼部疾病的发生;⑧重新整合患者信息,必要时修改治疗及随访计划。

问题 23. 请介绍手术中房角分离的方式和范围。

🔲🔍 附专家答疑音频

吴慧娟教授答:多数情况下,是在做完白内障手术之后、放入人工晶状体之前来做房角分离。①有房角镜,可以考虑用虹膜恢复器等器械来做房角分离。基本原则是要轻柔缓慢,尽量减少对虹膜的刺激,在粘连的根部轻轻地、一点一点地去做房角分离的操作。如果动作太大,有可能造成一个大范围机械性损伤。②无房角镜,不主张使用器械分离,以免造成房角周围组织的损伤。应使用黏弹剂来进行房角分离。具体方式:把黏弹剂的针头推向房角的位置,尽量靠周边去推开房角,分离范围越大越好。

问题 24. 前房穿刺的适应证、操作要点及常见的并发症有哪些?

🔲🔍 附专家答疑视频

吴慧娟教授答:

(1)目前临床上,前房穿刺的适应证比较宽,在充分的局部和全身用药、激光治疗后眼压依然无法得到快速有效控制,可以考虑进行前房穿刺。包括:①新生血管性青光眼;②急性闭角型青光眼;③继发性青光眼,比如玻璃体视网膜手术后出现的高眼压、外伤性青光眼等。

(2)前房穿刺属于眼内操作,最大的风险是感染。因此操作过程中,要始终牢记无菌原则,房间行紫外线照射消毒,裂隙灯头架、操作手柄行酒精消毒,操作者做好手部消毒、戴好口罩帽子及手套等,患者穿刺前频点抗生素眼药水,做好眼部冲洗及眼周消毒。

（3）操作中，要根据不同的情况选择具体的穿刺方式。降压幅度无须太大时，可以选择不拔针栓，这样可以更好控制穿刺的量。而拔出针栓之后再行穿刺，可以一下把眼压降的很低，适用于需要较大幅度降低眼压的情况。

（4）主要的并发症：①感染，注意规范操作情况下，发生率低；②前房极浅，穿刺针可能会扎到虹膜、晶状体；③新生血管性青光眼，眼压大幅度降低，可能引发前房积血。因此穿刺时一定不要拔针栓，要缓慢放液，让眼压始终在能控制的范围内。

问题 **25**. 新生血管性青光眼，抗 VEGF 治疗前就出现了眼压高，该怎么降眼压？等眼压下来才做滤过手术，还是眼压高的时候也可以做呢？

附专家答疑视频

姜燕荣教授答：①抗 VEGF 治疗前眼压高，我们在眼内注药同时作前房穿刺，暂时降低眼压，待新生血管消退，行全视网膜光凝术（PRP）和抗青光眼手术。②如果抗 VEGF 治疗后依然眼压高，原因是房角出现新生血管且发生粘连，此时单纯抗 VEGF 治疗不能控制眼压，必须通过青光眼手术解决。而同时抗 VEGF 治疗的意义是，使新生血管消退保证手术安全。

问题 **26**. 新生血管性青光眼该如何治疗？

附专家答疑音频

吴慧娟教授答：新生血管性青光眼治疗的基本原则如下。

（1）标本兼治。①"本"是指缺血性视网膜血管病变、造成眼内 VEGF 水平异常升高引起的虹膜、房角的新生血管。从治本的角度，治疗方案既要扬汤止沸，又要釜底抽薪。扬汤止沸，是指用抗 VEGF 治疗，抑制眼内大量的 VEGF。釜底抽薪就是全视网膜光凝，彻底地解决视网膜缺血的问题。所以抗 VEGF 治疗和全视网膜光凝，是治疗新生血管性青光眼的根本，创造各种条件也要完成这两个根本的治疗。②"标"，也就是眼压的问题，可以使用药物和手术等措施进行控制。如果药物控制不了眼压，可以考虑手术治疗。

（2）手术时机如何选择：若在抗 VEGF 治疗时，眼压就非常高，要使用各种降眼压的方式，包括药物、前房穿刺。如果在注药后，用药物情况下眼压还是异常高，而患者还有视功能的情况下，我们肯定要积极地去做抗青光眼的手术。

（3）抗青光眼手术选择哪种类型呢？要根据医院和患者的实际情况。有些患者经济条件差，或者随访困难，睫状体光凝不是绝对不能够使用的。如果从更积极的角度考虑，小梁切除术和青光眼阀的植入术也都是可以考虑的。所以，如果抗 VEGF 治疗后，眼压还持续高，眼底的 PRP 打不了，是应该积极地考虑做抗青光眼手术，同时解决屈光间质混浊问题以保证尽快完成 PRP。

问题 **27.** 超声睫状体成形术作为一种新技术，同睫状体光凝相比有哪些优缺点呢？

附专家答疑视频

吴慧娟教授答：两者本质都是睫状体破坏性手术。相较而言，超声睫状体成形术（UCP）具有疼痛感轻、术后炎症反应轻的优点。而缺点是，UCP 需要测量患者白到白的大小，然后根据测量数据去选择对应大小的负压吸引环来固定眼球,再用机器去完成超声操作。内置好的数据虽能满足绝大多数患者的需求,但在临床应用中的灵活性的确不如睫状体光凝,特别是对一些复杂情况的患者,如青光眼晚期,睫状体的位置可能发生改变,需要术者手动去调整激光的角度,这种情况 UCP 设定好的参数是无法满足的。

问题 **28.** 玻切术后患者前房角广泛粘连,眼压难以控制,该如何控制眼压?

🔲🔍 附专家答疑视频

吴慧娟教授答:视功能良好的情况下,青光眼手术一般首选青光眼阀植入,因为小梁切除术,手术本身风险更大且术后滤过泡瘢痕化风险更大而护理要求也更高。经内路的睫状体光凝,对于玻切术后且为人工晶状体眼的患者具备安全性及有效性,也是不错的选择。如果视功能很差了,也可以考虑经外路的睫状体光凝术。

问题 **29.** 绝对期青光眼角膜内皮失代偿、大泡性角膜病变,我们应该如何处理?

🔲🔍 附专家答疑音频

吴慧娟教授答:绝对期青光眼,角膜大泡要积极的综合治疗,①推荐使用的方法是睫状体光凝术,角膜大泡不是睫状体光凝的绝对禁忌证。②角膜大泡可以使用角膜绷带镜,停止使用对角膜有损害的药物。眼压控制了之后,角膜大泡本身也会好转,再加上绷带镜慢慢就愈合了。③如果由于角膜问题疼痛非常严重或者合并感染，短期不考虑做睫状体光凝，可以先治疗角膜问题，稍有好转之后，再积极的去处理眼压的问题。眼压不解决，角膜大泡是没法完全治愈的。

问题 **30**. 硅油眼高眼压患者青光眼术式的选择？

附专家答疑视频

姜燕荣教授答：硅油眼要参考眼底情况决定青光眼的术式。①眼底视网膜复位者首选取油，大部分患者取油后即可控制眼压，如控制不好者再做滤过性手术。②眼底视网膜未复位者，要查看眼压高的原因，如是新生血管性青光眼一般预后不好，可在抗 VEGF 治疗同时做睫状体光凝术；如因硅油瞳孔阻滞，可以做小梁切除，注意滤过做在下方；必要时修复视网膜，但往往很困难。

问题 **31**. 青光眼如何预防？

附专家答疑音频

吴慧娟教授答：原发性开角型青光眼和原发性闭角型青光眼，两者要区别对待。①原发性闭角型青光眼，主要由于前节结构的拥挤、房角的狭窄关闭等前节结构问题引起眼压升高，进而引起视神经损害。因此早期发现眼前节结构异常十分重要。可通过周边虹膜切除或白内障手术解决眼前节结构异常，有可能在眼压升高之前起到预防作用。②原发性开角型青光眼，是由于房水流出阻力增加造成眼压升高，从而引起青光眼性的视神经损害，通常是一个缓慢而没有任何临床症状的过程。因此在没有出现眼压升高和视神经损害前，也就是确诊之前，是很难进行预防的。因此更大意义上不是预防，而是早发现、早治疗，不要等视神经损害到非常严重的程度才发现。③无论是原发性开角型青光眼，还是原发性闭角型青光眼，如果能推进 40 岁以上人群的筛查体检工作，发现异常能有效地转诊到专业医生，才能够实现真正意义上的预防或早诊早治。

第四章

视网膜血管性疾患

第一节

视网膜血管疾患的诊断分类

▶ 扫描二维码，观看本节
问题专家答疑视频

问题 1. 如何对视网膜血管病进行分类?

附专家答疑视频

窦宏亮教授答:主要分为四大类。①视网膜血循环障碍相关病变;②视网膜血管炎;③免疫及血液病相关病变;④发育异常及基因相关视网膜病变。

问题 2. 糖尿病视网膜病变患者如何随访?

附专家答疑视频

窦宏亮教授答:归纳如表 4-1-1。

表 4-1-1　糖尿病视网膜病变患者随访建议

DR 程度	有无临床有意义的黄斑水肿	随诊时间/月	全视网膜光凝(PRP)	荧光素眼底血管造影(FFA)
正常或轻微 NPDR	否	12	否	否
轻中度 NPDR	否	6-12	否	否
	是	2-4	否	经常

DR 程度	有无临床有意义的黄斑水肿	随诊时间 / 月	全视网膜光凝（PRP）	荧光素眼底血管造影（FFA）
重度 NPDR	否	2-4	有时	很少
	是	2-4	有时	经常
非高危 PDR	否	3-4	有时	很少
	是	3-4	有时	很少
高危 PDR	否	2-4	及早	很少
	是	2-4	及早	经常

问题 3. 如何鉴别缺血型和非缺血型视网膜静脉阻塞？

附专家答疑视频

窦宏亮教授答：主要通过广角 FFA 检查来判断，视网膜分支静脉阻塞（BRVO）无灌注区面积≥5PD，视网膜中央静脉阻塞（CRVO）无灌注区面积≥10~30PD，认为是缺血型 RVO。例如图 4-1-1，缺血型视网膜中央静脉阻塞，视网膜出血及棉绒斑，FFA 显示中央静脉荧光充盈后延，血管扩张弯曲、渗漏荧光明显，出血遮挡荧光，大片状非灌注。例如图 4-1-2，非缺血型视网膜中央静脉阻塞，视网膜火焰和斑片状出血，视网膜水肿，FFA 显示静脉轻度扩张弯曲，出血遮挡荧光。例如图 4-1-3，缺血型视网膜颞上分支静脉阻塞，视网膜火焰状出血及多个棉绒斑，FFA 显示颞上分支静脉明显扩张弯曲，血管壁染及渗漏荧光，阻塞区片状非灌注。例如图 4-1-4，非缺血型视网膜颞下分支静脉阻塞，视网膜火焰状出血，偶见棉绒斑，FFA 显示颞下分支静脉血管弯曲扩张，轻度血管壁染及出血遮挡荧光。

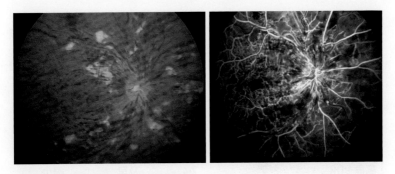

图 4-1-1　缺血型视网膜中央静脉阻塞

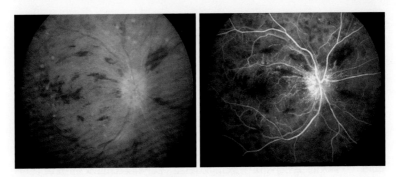

图 4-1-2　非缺血型视网膜中央静脉阻塞

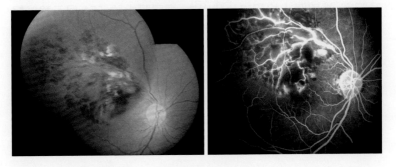

图 4-1-3　缺血型视网膜颞上分支静脉阻塞

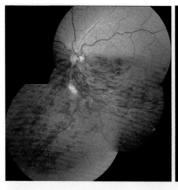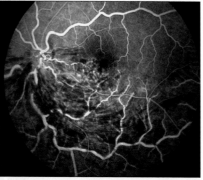

图 4-1-4　非缺血型视网膜颞下分支静脉阻塞

问题 **4**. 普通静脉阻塞与视网膜血管炎所造成的静脉阻塞会有什么不同？

附专家答疑视频

　　窦宏亮教授答：临床表现上有差异，首先普通静脉阻塞视网膜出血量比炎症造成的出血量多；形态上也不同，普通静脉阻塞表现为火焰状或斑片状出血，炎症阻塞表现为受累血管的斑片状出血伴有炎症造成局部组织的损害；血管形态改变不同，普通静脉阻塞血管更加迂曲、扩张，炎症造成血管炎会有血管白鞘的改变；发生部位不同，普通静脉阻塞常发生在动静脉交叉处，而炎症性可发生于静脉任何部分。

　　FFA 有些不同，普通性静脉荧光充盈延长，常见微小血管扩张及血管瘤，而炎症性荧光可完全中断，其他部位的静脉也可出现血管壁染和渗漏。例如图 4-1-5 抗心磷脂抗体综合征导致的阻塞性血管炎，视网膜棉绒斑、水肿及出血，FFA 显示视网膜静脉轻度增粗，荧光充盈延迟及片状非灌注。

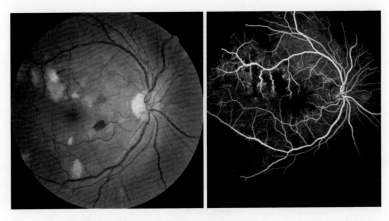

图 4-1-5 抗心磷脂抗体综合征导致的阻塞性血管炎

患者年龄差异，普通静脉阻塞患者年龄较大，往往合并高血压、糖尿病等基础病变，血管炎的患者年龄相对较轻，常常合并有感染或者其他自身免疫性疾病。

问题 **5**. 中央静脉阻塞治疗后发生虹膜新生血管的概率如何？

附专家答疑视频

窦宏亮教授答：与视网膜缺血程度及是否及时合理治疗密切相关，如果同时存在视网膜低灌注，虹膜新生血管的概率更高。发生缺血性 CRVO，如果没有给予正规治疗，一般会在 3 个月左右发生新生血管；完成 PRP 治疗后，几乎很少发生虹膜新生血管。新生血管未消退或重新出现新生血管，需要再次造影，检查 PRP 是否完全，出血是否遮挡了 PRP 的完成等；重新评估视网膜动脉是否发生阻塞，颈动脉阻塞情况，排除动脉阻塞的问题。

2012 年 *Retina* 文献评估 CRVO 和 HRVO 观察，发现发病 6 个月内，虹膜新生血管发生率大约 49%，房角新生血管发生率

37%,新生血管性青光眼发生率 29%,视网膜新生血管发生率 9%,视盘新生血管发生率 6%。

问题 **6**. 眼缺血综合征诊断及治疗需要注意什么?

附专家答疑视频

窦宏亮教授答:眼缺血综合征的病理基础是颈动脉狭窄或阻塞引起的视网膜缺血相关的视网膜血管病变,临床上可出现一过性黑矇、低灌注性视网膜病变、血视网膜屏障损害,前节异常如角膜水肿、虹膜萎缩、虹膜炎、虹膜红变、新生血管性青光眼;需要行 FFA 检查,可以发现脉络膜和视网膜中央荧光充盈延迟,动脉变细,粗细不均,静脉扩张。头颅和颈动脉血管检查,治疗以血管外科治疗为主,主要针对颈动脉狭窄,眼部以治疗并发症为主。

问题 **7**. 结核相关的视网膜血管炎有什么特点?

附专家答疑视频

窦宏亮教授答:近年来结核病有增多趋势,临床上结核相关的视网膜炎并不少见,结核相关视网膜血管炎以静脉炎为主,和 Eales 病类似,视网膜中小静脉白鞘,出血、渗出及新生血管,可伴有葡萄膜炎。主要实验室检查有:①血常规、病毒及细菌检测、血沉等。②结核菌素皮肤过敏试验(TST):(≥10mm 为阳性),但是仅有提示作用(灵敏度 25%,特异度 50%~60%)。③结核抗体:特异度高(96%),灵敏度差(35%)。④T-SPOT:灵敏度 90%~95%,特异度 93%~100%,阳性预测值、阴性预测值、约登指数均明显高于 TST。⑤胸片或 CT 有助于眼外结核的发现。⑥痰涂片,阳性率低(33.2%)。⑦结核杆菌培养,金标准,需 6~8 周时间,阳性率低(43.5%)。⑧PCR 技术:检测结核杆菌 DNA,适用于房水及玻璃体标本。⑨组织病例:发现朗格汉斯细胞或干酪样坏死有助于诊断。

问题 **8.** 视网膜静脉周围炎(Eales disease)有什么特点?

附专家答疑视频

窦宏亮教授答:Eales 病是一种原发性闭塞性血管炎,主要累及中周区血管,病因不清,和免疫、氧化损伤相关,90% 累及双眼,10% 单眼发病,多为 20~40 岁男性,前节、玻璃体、视网膜均可出现炎症反应,新的分期如下。

1 期:表层视网膜出血伴随静脉周围炎。1a 期,小血管周围炎;1b 期,大血管周围炎。

2 期:2a 期,毛细血管无灌注;2b 期,视盘或其他部位新生血管。

3 期:3a 期,纤维血管膜;3b 期,玻璃体积血。

4 期:4a,牵引或混合性视网膜脱离;4b,虹膜红变、新生血管性青光眼、并发性白内障、视神经萎缩。FFA 检查:静脉壁染色、渗漏、无灌注区、新生血管等;实验室检查主要排除结核、系统性红斑狼疮、结节病等其他原因引起的视网膜血管炎;治疗以全身和局部激素为主,可联合免疫抑制剂;无灌注区多需要视网膜光凝,出现 NV 需要抗 VEGF 治疗、玻璃体积血不吸收、增殖性改变需要玻璃体手术治疗。

问题 **9.** 白塞病有什么特点?

附专家答疑视频

窦宏亮教授答:白塞病属于多器官受累的自身免疫性疾病,

多发于青年男性，70% 的患者眼部受累，双眼先后发病，以全葡萄膜炎最多见，主要表现为视网膜闭塞性血管炎，前节、玻璃体、视网膜均可出现炎症，可见尘状 KP，玻璃体浮游细胞、视网膜小血管闭塞，FFA 上见典型的蕨类植物样荧光；目前尚无公认的有效的根治方法，停药后容易复发；治疗以激素、免疫抑制剂、生物制剂为主。国际诊断标准如下。

（1）复发的口腔溃疡（1 年内至少复发 3 次）；

（2）加以下四项中出现 2 项，即可诊断。①复发性外阴溃疡或瘢痕；②眼部病变：葡萄膜炎；③皮肤病变：结节性红斑、假性毛囊炎或丘疹性脓包；或未服用糖皮质激素的非青春期患者出现痤疮样皮疹；④皮肤针刺反应实验阳性。

问题 10. 为什么眼梅毒被称为伟大的模仿者？

附专家答疑视频

窦宏亮教授答：眼梅毒几乎可以累及眼的任何组织，出现虹膜炎、全葡萄膜炎、玻璃体炎、脉络膜视网膜炎、局灶性视网膜炎、视神经炎、泪腺炎、巩膜炎、眼睑眼眶梅毒瘤等；即使累及同一组织，表现亦可变化多端。主要靠实验室检查诊断，梅毒螺旋体抗原检查特异性强，梅毒性血管炎在 OCT 上可见视网膜色素上皮层（retinal-pigment-epithelium，RPE）小高反射点，FFA 可见脉络膜渗漏，晚期呈盾状（图 4-1-6）。治疗上以驱梅治疗为主，青霉素足量、足疗程，青霉素治疗过程中发热、恶心、呕吐，由梅毒螺旋体大量死亡释放致热源引起，可小剂量口服激素。

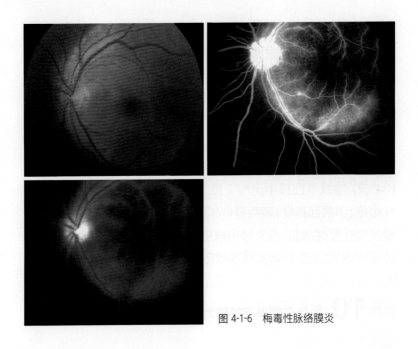

图 4-1-6　梅毒性脉络膜炎

问题 11. 视网膜血管炎，很难找出疾病的病因，如何判断感染或者非感染？

附专家答疑视频

窦宏亮教授答：视网膜血管炎往往对病因学寻找是非常困难的，主要结合病史、体征和实验室检查。首先病史的采集：包括生活方式，个人史可以提供重要线索。其次体征是最重要的表现，不同血管炎伴发的玻璃体、视网膜、葡萄膜的表现不同；不同血管炎累及的血管不同，例如急性视网膜坏死（ARN）主要累及视网膜动脉,结核、梅毒和巨细胞病毒这些感染引起的视网膜血管炎主要累及静脉,包括白塞病和结节病等非感染性疾病主要累及静脉。最后实验室检查是有力的帮助,感染四项、血常规、病毒检测、自身抗体等都会对诊断做出帮助。

问题 **12.** 视网膜血管炎的具体给药方法有什么方案吗?

附专家答疑视频

窦宏亮教授答:视网膜血管炎病因庞杂,用药制定大原则很难;必须结合患者的临床,首先排除感染因素,根据患者的炎症程度,给予激素治疗;然后根据患者对激素的反应,反应不佳的可以结合免疫抑制剂、免疫调节剂辅助治疗;最后对确定是非感染性葡萄膜炎,尤其是难治性、反复发作的葡萄膜炎,可以考虑使用生物制剂,如阿达木单抗等。

问题 **13.** 巨细胞病毒性视网膜炎的特点?

附专家答疑视频

窦宏亮教授答:巨细胞病毒性视网膜炎常发生于获得性免疫缺陷综合征(HIV)、骨髓移植术后、骨髓瘤放化疗后;一般正常人不发病,眼部表现可见小的KP,玻璃体炎症,视网膜典型的表现是全层视网膜坏死、奶油状、黄白色混浊、视网膜出血,类似番茄酱奶酪样(图4-1-7);实验室检查以房水或玻璃体内巨细胞病毒阳性为金标准,治疗主要是全身及玻璃体内抗病毒治疗。

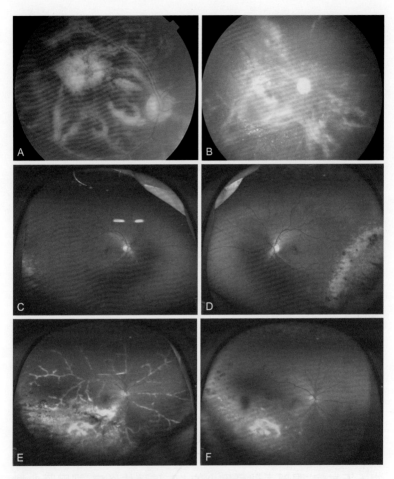

图 4-1-7 巨细胞病毒性视网膜炎（图片由侯婧教授提供）

A、B. 中心型（爆发型）治疗前后；C、D. 周边型（颗粒型）治疗前后；E、F. 霜枝样治疗前后。

问题 14. 糖尿病视网膜病变引起的新生血管性青光眼，如果没有视力了，除了抗青光眼治疗外，还需要全视网膜光凝吗？

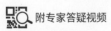 附专家答疑视频

窦宏亮教授答：还是非常有必要的。首先 PRP 治疗有助于消退新生血管，减轻患者的疼痛。其次对于患者保持眼球的外观，对患者心理也是一种安慰和治愈。抗青光眼手术后很快滤过道闭合，眼压再次升高，抗 VEGF 药疗效也不持久，最根本的治疗还是 PRP。

问题 **15.** 视网膜大动脉瘤和视网膜血管瘤病（Von Hippel 病）如何鉴别？

附专家答疑视频

窦宏亮教授答：视网膜大动脉瘤主要是动脉管壁硬化、高血压导致管壁膨出，主要发生在视网膜二、三级动脉壁，周围合并硬性渗出，动脉瘤破裂可致视网膜玻璃体积血（图 4-1-8）；视网膜血管瘤病属于血管发育异常，单灶或多灶，滋养动静脉异常粗大及弯曲，可合并头颅、腹部血管瘤等。

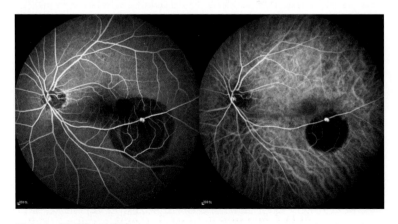

图 4-1-8　视网膜大动脉瘤

问题 **16**. 特发性黄斑中心凹旁毛细血管扩张症的疾病特点是什么？

附专家答疑视频

窦宏亮教授答：该病病因不明，多见于成年男性，单眼或双眼发病，眼底主要为中心凹颞侧毛细血管迂曲扩张、黄斑区硬性渗出（可呈环状）、CNV 等，FFA 可见黄斑区毛细血管充盈迟缓、毛细血管丛扩张、渗漏荧光、黄斑囊样水肿，黄斑血管拱环不规则、破坏，RPE 增生遮挡荧光。

问题 **17**. 妊娠高血压综合征的视网膜改变有哪些？

附专家答疑视频

窦宏亮教授答：往往出现在妊娠最后三个月，以高血压、水肿、蛋白尿为临床特征的全身异常。临床表现有：血压增高、头疼、头晕、水肿特别是下肢及眼睑水肿、可出现视物模糊、复视、怕光。眼底检查见：视网膜小动脉节段性收缩变细；视盘周围及后极部水肿、棉绒斑、出血、渗出性视网膜脱离；病变严重者出现视乳头水肿；治疗上注意休息、禁盐、降血压；产科会根据眼底病变程度判断何时终止妊娠。

问题 **18**. 视网膜动脉阻塞有哪些急救措施？

附专家答疑视频

窦宏亮教授答：一旦明确诊断，应争分夺秒进行抢救，综合应用一切方法，尽可能重建循环，使血管再通，改善缺氧状态。治疗有①扩张血管：球后注射妥拉苏林或罂粟碱，舌下含服硝酸甘油或吸入亚硝酸异戊酯,静脉点滴罂粟碱。②降低眼内压:眼球按摩,持续 15 分钟以上,前房穿刺,口服乙酰唑胺等。③吸氧。④改善循环,溶栓治疗等。

问题 19. 造影检查看到视网膜分支动脉有栓子,但患者症状不明显,视力 1.0,需要溶栓治疗吗?

⬛🔍 附专家答疑视频

窦宏亮教授答:这种情况需要权衡利弊。如果栓子只是堵塞在周边,不重要的部位,一般造成局部视野的缺损,中心视力不会损耗;但溶栓治疗是一个全身性治疗,需要对凝血功能密切监控,往往溶栓治疗对视网膜小动脉的治疗效果非常有限,这种情况风险大于收益,可以用一些血管扩张剂。

问题 20. 动脉阻塞超过 6 小时,还有必要口服硝酸甘油吗?

⬛🔍 附专家答疑视频

窦宏亮教授答:个人认为还是有用的。基础研究认为动脉阻塞 8 小时以后,视网膜光感受器细胞死亡是不可逆的,但临床实际中,动脉阻塞后视网膜组织并非完全、绝对的没有供血和供氧。因为视网膜中央动脉主要供应视网膜内 5 层,而外层视网膜部分血供来源于脉络膜。因此即使动脉阻塞 6 小时以上,尤其是在阻塞不是很严重的时候,我们还是需要对患者进行积极的救治和治疗。

问题 21. 动脉阻塞前房穿刺时,眼压怎么控制? 到什么水平? 需要重复放液吗?

📱🔍 附专家答疑视频

窦宏亮教授答:一般少量放出前房水,眼压控制在 10mmHg 左右即可,一般不需要重复放液。

问题 22. 早产儿视网膜病变(ROP)如何分区?

📱🔍 附专家答疑视频

窦宏亮教授答:Ⅰ区,以视盘为中心,半径 =2 倍视盘到黄斑中心的圆圈,约后极部 60° 范围。Ⅱ区,Ⅰ区外缘到第二个圆圈间的区域,第二个圆圈:以视盘为中心,半径 = 视盘到鼻侧锯齿缘。Ⅲ区,Ⅱ区外缘到颞侧锯齿缘新月形区域(图 4-1-9)。

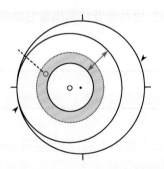

图 4-1-9 早产儿视网膜病变分区方法
内环为Ⅰ区,双箭头范围为Ⅱ区,其中蓝色范围为后Ⅱ区,周边半月形范围为Ⅲ区

问题 23. 什么是 ROP 的 plus 病变?

📱🔍 附专家答疑视频

窦宏亮教授答:眼底有以下几个表现即为附加(plus)病变。

①瞳孔散大困难、虹膜血管扩张;②玻璃体混浊;③后极部视网膜静脉扩张,动脉弯曲;④玻璃体视网膜出血增加(图 4-1-10)。早产儿视网膜病变国际分类 3(ICROP3,2021)发表了从血管正常到 plus 的不同程度的血管异常谱的国际专家共识,可以成为客观认识 plus 的标准。

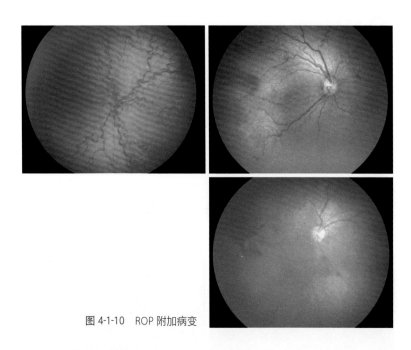

图 4-1-10　ROP 附加病变

问题 24. 如何筛查早产儿视网膜病变(ROP)?

附专家答疑视频

窦宏亮教授答:①体重≤1 500g,孕期≤28 周早产儿,除非首检视网膜已完全血管化。②其他不稳定临床过程或危险因素被确认。③首检生后 4~6 周或 31~32 周受孕龄。④随访时间:

2 区无 ROP，1 次 /2~3 周；2 区轻度 ROP，1 次 /2 周；1 区无 ROP，1 次 /1~2 周；2 区阈值前 ROP，1 次 / 几天 ~1 周；1 区轻度 ROP，1 次 / 几天 ~1 周；3 区，观察，2~3 周。

问题 **25.** 家族性渗出性视网膜病变（FEVR）有什么特点？

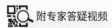 附专家答疑视频

窦宏亮教授答：该病为视网膜血管发育异常（图 4-1-11），和基因突变有关系，具有家族史，临床上分 5 期。1 期：周边存在无血管区，血管分支无明显增多。2 期：周边有无血管区同时血管分支明显增多。3 期：次全视网膜脱离，未累及黄斑。4 期：次全视网膜脱离，累及黄斑。5 期：全视网膜脱离。通过 FFA 检查，出现视网膜血管分支明显增多，大片无灌注区，同时筛查有家族史，基因筛查可明确诊断，根据该病分期不同，选择治疗方案不同，一般有激光治疗、抗 VEGF 治疗、玻璃体手术治疗。

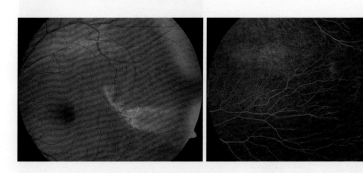

图 4-1-11　家族性渗出性视网膜病变眼底相及 FFA

问题 26. Coats 病如何诊断？

附专家答疑视频

窦宏亮教授答：该病也属于视网膜血管发育异常、内皮屏障破坏性疾病，目前病因不明，多见于男性儿童，成人也有发病，成人发病往往较儿童轻，眼底主要表现为视网膜小血管闭塞、视网膜缺血性改变、视网膜外层渗出及结晶、出血、渗出性视网膜脱离，可继发玻璃体视网膜增殖、牵拉性视网膜脱离、虹膜新生血管、NVG 等，FFA 检查基本可确定诊断，主要表现为小动脉、小静脉扩张迂曲，以小动脉为主，可出现大片无灌注区，可见新生血管生成；治疗以激光、抗 VEGF、玻璃体手术为主（图 4-1-12）。

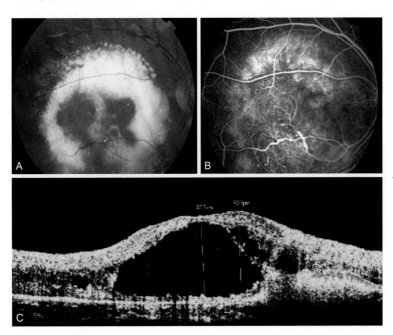

图 4-1-12　Coats 病
4 岁，男性，右眼眼前指数，Jr7 不见；A~C. 治疗前

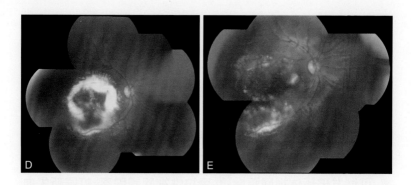

图 4-1-12（续）

D. 玻璃体内注射贝伐单抗（intravitreal bevacizumab，IVB）后 6 周；E. 3 次 IVB 后（治疗后 1 年），视力 0.1。（图片由姜燕荣教授提供）

第二节

不同分类的视网膜血管炎的临床及实验室诊断特点

问题 **1**. 什么是视网膜血管炎？怎样分类？

杨帆教授答：狭义的视网膜血管炎是指视网膜血管壁有炎症细胞的浸润。广义的视网膜血管炎包括各种原因所致的视网膜血管的炎症性疾病。视网膜血管炎有很多种分类方法：按是否有病原体感染分为感染性视网膜血管炎和非感染性视网膜血管炎。按受累视网膜血管分为：动脉受累、静脉受累、动静脉受累的视网膜血管炎。按血管受累程度分为：闭塞性视网膜血管炎、非闭塞性视网膜血管炎。

问题 **2**. 视网膜血管炎的临床表现是什么？

杨帆教授答：视网膜血管炎时会有血管屏障受损的表现，血管形态的改变和继发的视网膜缺血表现，通过眼底检查和荧光素眼底血管造影可以较好地体现出来。①眼底检查可见：因血管屏障开放可见沿血管走行的出血和渗出；从血管渗出的炎症细胞聚集形成血管鞘；炎症导致的血管闭塞呈白线状；视网膜组织因血管闭塞而缺血形成棉绒斑；局部视网膜或脉络膜炎症性病灶等。②荧光素眼底血管造影（fluorescein fundus angiography，FFA）

表现:视网膜血管弥漫或节段状渗漏、壁染;因血管闭塞形成大片视网膜无灌注区及继发新生血管;因炎症导致视网膜血管管径不均、扭曲、局部薄弱扩张等血管形态改变。

问题 3. 怎样确诊视网膜血管炎?

杨帆教授答:

(1) 视网膜血管炎的确诊首先应检查眼底和 FFA,明确是否有上述视网膜血管炎的临床表现;其次应根据眼底检查和 FFA 的特点鉴别诊断,区分视网膜血管炎的所属类型;再次应尽量通过检查、检验查找视网膜血管炎的具体病因,为后续对因治疗指明方向;最后还应评估视网膜血管炎的继发损害,为对症治疗和判断预后做准备。

(2) 不是所有的视网膜血管屏障受损都要诊断视网膜血管炎,因为有时候血管屏障破坏不是因为血管壁成为炎症攻击的靶器官,而是由血管机械性阻塞(如视网膜动脉阻塞或静脉阻塞)、血管机械性牵拉(如视网膜劈裂)、血管壁变性(如视网膜色素变性)等非炎症性视网膜疾病所导致,见例 1。

例 1. 女性,29 岁,视网膜劈裂。左眼眼底像(图 4-2-1A) 及 FFA 显示颞上血管弓旁沿血管走行的出血;FFA 显示颞上血管弓旁沿血管走行的出血(图 4-2-1B) 及上方周边部视网膜小血管渗漏(图 4-2-1C);相干光断层成像(optical coherence tomography, OCT) 显示对应造影的渗漏处为视网膜劈裂(图 4-2-1D)。

问题 4. 感染性视网膜血管炎有什么特点?

杨帆教授答:感染性视网膜血管炎包括眼局部感染引发和系统性感染引发的视网膜血管炎。

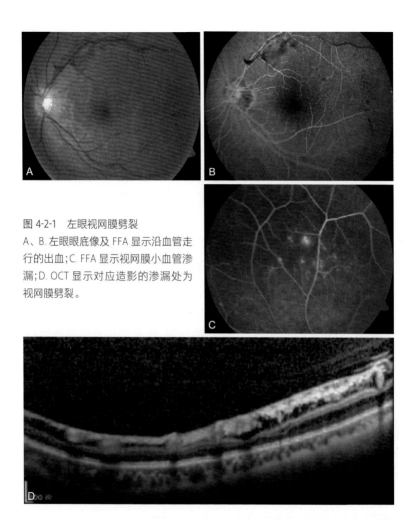

图 4-2-1　左眼视网膜劈裂

A、B. 左眼眼底像及 FFA 显示沿血管走行的出血;C. FFA 显示视网膜小血管渗漏;D. OCT 显示对应造影的渗漏处为视网膜劈裂。

（1）感染可以根据病原体分为:细菌、真菌、病毒、螺旋体、原虫等。①其中化脓性细菌感染时视网膜血管的炎症改变往往被掩盖在眼内炎之下,不作为主要体征讨论。②真菌感染以玻璃体内或脉络膜的灶状病灶为主,进展一般缓慢,病灶周围可伴有轻微的视网膜血管炎。③疱疹病毒和弓形虫原虫感染时,因病原体可在视网膜神经元内复制繁殖,往往表现为视网膜坏死灶及其周围的视网膜血管炎,早期因为视网膜坏死灶不容易辨认,视网膜血管炎就成为主要体征。

(2)感染性疾病伴发的血管炎的共同特点是:有病灶存在;病灶和病灶之间存在正常视网膜区域;视网膜血管炎和病灶有明显的相关性,在病灶周围重,在正常区域轻,见例 2。

例 2. 男性,76 岁,左眼急性视网膜坏死。左眼眼底照相显示周边视网膜散在小片状视网膜坏死灶,鼻下方坏死灶较重有融合,伴有沿血管的出血(图 4-2-2A)。FFA 显示血管渗漏及闭塞,视网膜血管炎在鼻下方坏死灶处较重,在后极部较轻(图 4-2-2B)。本例检查、检验:玻璃体病毒 PCR 显示单纯疱疹病毒 1 型(+)。

(3)有些系统性感染眼局部不出现病原体的感染性疾病,更容易表现为视网膜血管炎,如结核、梅毒等。这类视网膜血管炎的特点:没有视网膜病灶;血管炎较弥漫;容易双眼视网膜血管受累,双眼程度可有较大差异,见例 3、例 4。此时免疫反应是主要致病因素,当然启动免疫反应的仍然是感染。

例 3. 男性,49 岁,双眼结核性视网膜血管炎(图 4-2-3A~D)。双眼视网膜血管周围出血,FFA 和吲哚菁绿眼底血管造影(indocyanine green angiography,ICGA)显示视网膜血管渗漏和壁染,双侧一致,均匀弥漫。本例检查、检验:结核菌素试验强阳性;淋巴细胞 γ 干扰素释放试验阳性;胸部 CT 符合肺结核表现。

例 4. 男性,40 岁,双眼急性梅毒性后极部鳞状脉络膜视网膜病变、双眼视网膜血管炎(图 4-2-4),左眼重于右眼,血管炎相对比较弥漫,但仍以后极部血管渗漏最为明显,并伴有视神经炎,这是与梅毒螺旋体的亲神经特性相一致的。本例检查、检验:梅毒血清学反应试验 RPR 和 TPPA 均阳性。

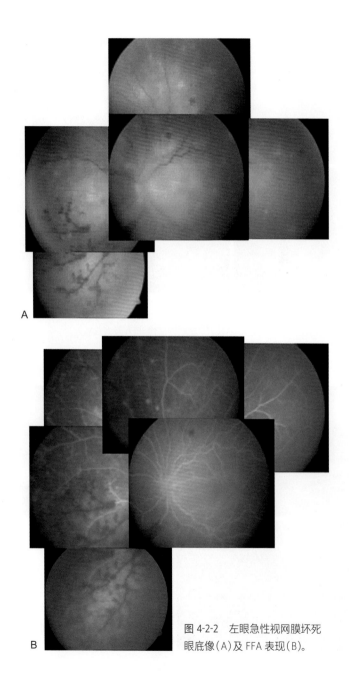

图 4-2-2　左眼急性视网膜坏死
眼底像(A)及 FFA 表现(B)。

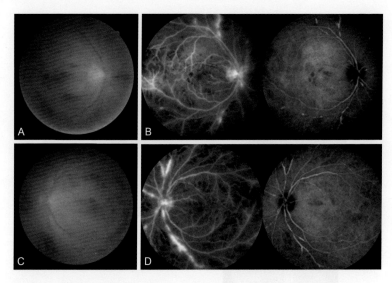

图 4-2-3 双眼结核性视网膜血管炎

A、B. 右眼眼底像、FFA 及 ICGA；C、D. 左眼眼底像、FFA 及 ICGA。

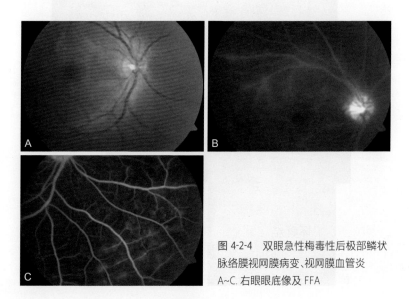

图 4-2-4 双眼急性梅毒性后极部鳞状脉络膜视网膜病变、视网膜血管炎

A~C. 右眼眼底像及 FFA

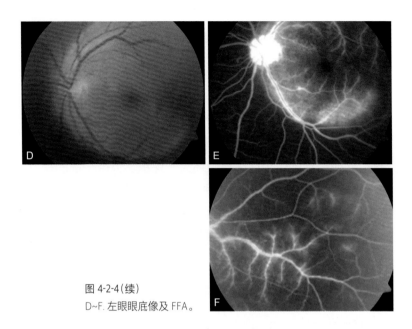

图 4-2-4(续)

D~F. 左眼眼底像及 FFA。

问题 **5**. 感染性视网膜血管炎需要做哪些检查和检验？

杨帆教授答：感染性视网膜血管炎需要①详细追问感染相关病史，如系统性疾病、外伤史、传染病史、激素及免疫抑制用药史、冶游史、疫区疫畜接触史、猫狗接触史等。②积极查找病原体。如怀疑细菌感染可行眼内液细菌培养和药敏；如怀疑真菌感染可行眼内液涂片找菌丝、真菌培养和药敏、真菌 G-(1,3)-β-D 葡聚糖检测（G 抗原试验）；如怀疑病毒感染，可行眼内液病毒核酸检测；如怀疑弓形虫感染，可行弓形虫 Goldmann-Witmer 系数检测；如怀疑梅毒系统性感染可行梅毒血清学反应试验（RPR 和 TPPA）；如怀疑结核系统性感染可行胸部 CT、结核菌素试验（PPD）、γ 干扰素释放试验等。③治疗首先应针对病原体，免疫反应为主要致病因素的还需要恰当抑制过强的免疫反应。

问题 **6**. 非感染性视网膜血管炎如何定义？

杨帆教授答：炎症是由于免疫系统发现非己物质而发动的防御反应，在这一防御过程中免疫系统启动炎症的目的是歼灭异己、保护自己、修复损伤。在这个过程中有时候会出现错误，出现针对自身组织的免疫反应，此时称为非感染性炎症或自身免疫性炎症，此时炎症的作用往往是破坏大于保护。值得一提的是，我们并不能排除感染因素在启动免疫反应方面的作用，也就是说，血管炎最初病因可以是感染或非感染性的，但在感染因素去除之后，血管局部的改变是免疫反应性的。

问题 **7**. 非感染性视网膜血管炎怎样分类？

杨帆教授答：非感染性视网膜血管炎分类如下。

（1）与眼局部疾病相关的视网膜血管炎。视网膜血管炎常伴发于葡萄膜炎（如中间葡萄膜炎、白点综合征、原田氏病等）、眼部肿瘤（如眼内淋巴瘤、急性白血病等）、眼外伤等。此类型视网膜血管炎作为伴发体征，而眼部其他疾病的体征往往更具有鉴别意义，见例5、例6。

（2）与系统性疾病相关的视网膜血管炎。

1）与自身免疫病相关：强直性脊柱炎、类风湿性关节炎、结节病、系统性红斑狼疮、抗磷脂综合征、干燥综合征、Susac综合征等，见例7、例8。

2）与系统性相关的血管炎：系统性血管炎按受累血管的大小，位置，及活检血管组织的病理改变可以分为①大血管炎，如Takayasu病、颞动脉炎；②中血管炎，如结节性多动脉炎、川崎病；③小血管炎，ANCA相关小血管炎（如肉芽肿性血管炎、嗜酸性肉芽肿性血管炎、显微镜下多血管炎);非 ANCA 相关小血管炎(如副肿瘤性小血管炎、炎症性肠病性小血管炎、过敏性紫癜等);④多血管炎(如白塞病、Cogan 综合征),见例 9。

(3) 特发性视网膜血管炎。此类型需除外感染性及上述两类非感染性视网膜血管炎方可诊断。此类中也包括一些具有特征性眼底改变的视网膜血管炎,如霜样分支样视网膜血管炎、IRVAN(特发性视网膜血管炎动脉瘤视神经视网膜炎)等,了解其独特的眼底表现有助于诊断,见例 10。

例 5. 男性,17 岁,左眼多发性一过性白点综合征(图 4-2-5)。眼底照相可见视盘周围和后极部多发白色斑片状病灶;眼底自发荧光显示视盘周围及后极部多量斑片状高自发荧光;OCT 显示视盘旁和黄斑区外层视网膜条带不清和中断;综合上述确诊为左眼多发性一过性白点综合征。FFA 显示伴有周边部视网膜血管炎。

例 6. 女性,73 岁,右眼眼内淋巴瘤(图 4-2-6),5 年前原发乳腺的非霍奇金 B 细胞淋巴瘤。眼底像显示:玻璃体混浊明显。FFA 晚期显示:视网膜静脉节段状渗漏,伴有视盘和黄斑荧光渗漏。ICGA 显示:黄斑区点片状弱荧光病灶。OCT 显示:右眼视网膜外界膜和椭圆体带不清,RPE 水平微小隆起,黄斑水肿,红外相黄斑区见点状高反射。本例检查、检验:玻璃体细胞病理为弥漫大 B 淋巴瘤。

例 7. 女性,65 岁,类风湿性关节炎(图 4-2-7),双手关节畸形。眼底照相和造影显示颞下分支视网膜动脉可见节段状白鞘,周围视网膜可见棉绒斑和出血。荧光素眼底血管造影显示颞下分支视网膜动脉节段状渗漏,其走行区见大片无灌注视网膜。本例检查、检验:类风湿因子(+),抗核抗体(+),膝关节 X 线示双膝关节面侵袭性骨破坏。

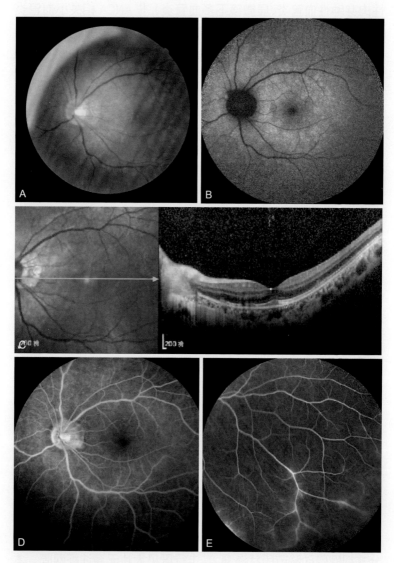

图 4-2-5　左眼多发性一过性白点综合征

A. 眼底像；B. 眼底自发荧光；C. OCT；D、E. FFA 表现。

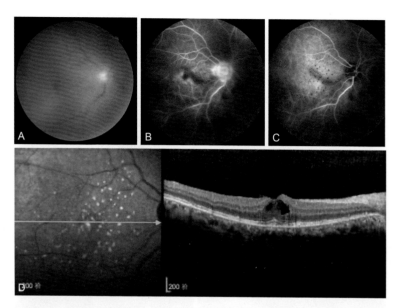

图 4-2-6　右眼眼内淋巴瘤

A. 眼底像；B. FFA；C. ICGA；D. OCT。

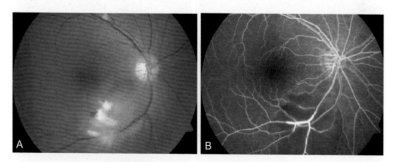

图 4-2-7　类风湿性关节炎患者眼部改变

A. 眼底照相；B. FFA 表现。

例 8. 女性, 58 岁, 结节病(图 4-2-8), 葡萄膜炎、干眼。角膜荧光素染色显示泪河浅, 角膜上皮斑片状着染, 提示干眼。荧光素眼底血管造影显示左眼周边部视网膜小血管渗漏, 血管周围出血。本例检查、检验: 血管紧张素转化酶(+); 胸部 CT 示纵隔多发肿大淋巴结; 锁骨上浅表淋巴结活检示淋巴结非干酪样坏死性肉芽肿, 抗酸染色(-)。

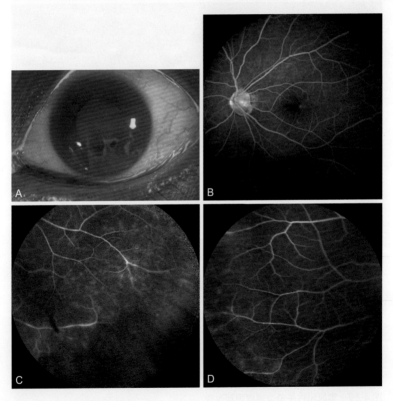

图 4-2-8 结节病患者眼部改变
A. 角膜荧光素染色; B~D. FFA 表现。

例 9. 男性，25 岁，白塞病，口腔溃疡、双眼反复发作葡萄膜炎（图 4-2-9）。左眼前节照相显示前房积脓；荧光素眼底血管造影显示视网膜血管弥漫性渗漏，伴有视盘强荧光。本例检查及检验：HLA-B51（+）；皮肤针刺试验（+）。

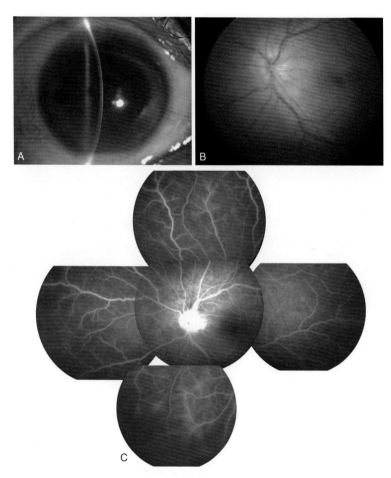

图 4-2-9　白塞病患者眼部改变
A. 前节照相；B. 眼底像；C. FFA。

例 10. 双眼特发性视网膜血管炎动脉瘤视神经视网膜炎综合征(IRVAN 综合征)(图 4-2-10),FFA 显示:视盘周围及视网膜动脉分叉处可见动脉瘤,视盘呈强荧光,小血管节段状渗漏,周边视网膜血管闭塞,视网膜大片非灌注区及激光斑。

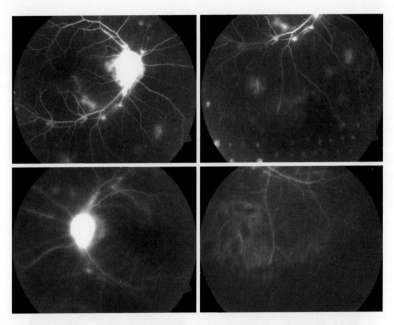

图 4-2-10　双眼特发性视网膜血管炎动脉瘤视神经视网膜炎综合征(IRVAN 综合征)的 FFA 表现

问题 8. 与系统性疾病相关的视网膜血管炎需要做哪些检查和检验?

杨帆教授答:诊断与系统性疾病相关的视网膜血管炎需要①详细询问系统性病史,如口腔溃疡、关节痛、腰痛和晨僵、皮疹、发热、皮下结节、胃肠不适等。②需要进行多种自身免疫抗体和血管炎相关指标的检查和检测,这些项目很烦杂,这里仅提供部分特异性较高的检查、检验,可供参考。如怀疑类风湿性关节炎可查关节X线片、类风湿因子(RF)、抗核抗体(ANA)、抗环瓜氨酸多肽(CCP);如怀疑脊柱炎相关血管炎可查HLA-B27、骶髂部CT;如怀疑系统性红斑狼疮可查狼疮抗凝物(LA)、抗核抗体、抗Sm抗体、抗双链DNA抗体;如怀疑抗磷脂综合征可查抗心磷脂抗体、抗β2糖蛋白I(β2-GPI);如怀疑结节病可查胸部CT注意纵隔淋巴结、血管紧张素转化酶(ACE);如怀疑系统性血管炎可查抗中性粒细胞包浆抗体(ANCA)。当然,一般情况下以眼科症状首诊的患者才需要眼科医生开具上述项目,系统性疾病的确诊往往要复杂得多,在必要时应申请相关科室会诊和眼外组织病理检查。

第五章

黄斑水肿

第一节

黄斑水肿的发病机制及治疗

▶ 扫描二维码，观看本节
问题专家答疑视频

问题 1. 黄斑水肿有哪些分类?

附专家答疑视频

戴虹教授答:根据黄斑相干光断层成像(OCT)形态,分为囊样水肿(CME)、海绵样水肿(弥漫性黄斑水肿)、伴有浆液性视网膜脱离的黄斑水肿、混合型;根据黄斑水肿的类型分为细胞间水肿及细胞内水肿,细胞间水肿荧光素眼底血管造影(FFA)显示有渗漏,主要集聚在视网膜细胞外间隙,在外丛状层及内核层集聚。细胞内水肿 FFA 显示无渗漏,主要是 Müller 细胞肿胀,常见于小动脉阻塞、化疗药物毒性、遗传因素等。

问题 2. 黄斑水肿常见原因有哪些?

附专家答疑视频

戴虹教授答:

(1) 内眼手术后:①白内障术后(Irvine-Gass 综合征),最常见;②抗青光眼滤过性手术后;③穿透性角膜移植术后;④视网膜脱离手术后;⑤各类激光冷凝术后等。

(2) 视网膜脉络膜血管性疾病:①糖尿病视网膜病变(DR)最

144

常见；②视网膜静脉阻塞（RVO），常见；③中心凹旁毛细血管扩张；④高血压性视网膜病变；⑤脉络膜新生血管（CNV）；⑥放射性视网膜病变等；⑦视网膜血管畸形及血管肿瘤等。

（3）眼内炎症：葡萄膜炎、眼内炎等。

（4）药物毒性引起：如拉坦前列腺素或肾上腺素、烟草酸、芬戈莫德、化疗药等。

（5）遗传性、先天发育性视网膜黄斑疾病：视网膜色素变性、Best 病等。

问题 3. 黄斑水肿的发病机制是什么？

附专家答疑视频

戴虹教授答：生理条件下，人体自身机制使视网膜永久处于半透明和相对脱水。视网膜液体流入途径有以下几种：玻璃体、视网膜血管、视网膜下腔（脉络膜）。其中最重要的是视网膜血管，也就是血管屏障破坏导致渗漏。视网膜液体流出途径：视网膜血管、视网膜下腔（脉络膜）、玻璃体（少许）。其中视网膜下腔和视网膜血管排水的功能是最重要的。液体流入、流出动态平衡被打破，即流入增加、排水减少，出现黄斑水肿（macular edema）。

以下几种原因可以造成平衡打破。

（1）血管源性流入增加：①毛细血管内外压力梯度的改变（静水压和渗透压），压力高了液体就流出，炎症和毛细血管内压力升高导致了血管源性的水肿；②视网膜屏障的破裂（血-视网膜内/外屏障），属于细胞外的水肿；③与渗透性增强相关的血管异常，比如新生血管、视网膜毛细血管动脉瘤扩张、毛细血管扩张症。有正常的或异常的新生血管异常，血管渗漏增加导致水肿，以细胞外水肿为主。

（2）视网膜液流出减少（细胞毒性）：①Müller神经胶质细胞贯穿视网膜全层，足突包绕毛细血管，细胞通过足突将水分通过主动转运到毛细血管内，炎症导致Müller细胞功能障碍将会导致水分排出减少，以细胞内水肿为主；②RPE（retinal pigment epithelium）细胞间隙可以扩散水分，也可以通过细胞主动转运将水分转运到脉络膜下腔，如果其细胞功能障碍也会导致水肿。

（3）其他原因：机械性牵拉造成细胞之间静水压改变，血管壁变形和渗漏，如渗漏玻璃体视网膜界面和/或视网膜下的牵引力都可诱发或加重黄斑水肿。部分患者需要手术治疗来解除牵引，治疗黄斑水肿。

问题 **4**. 炎症在黄斑水肿的病理过程中扮演了什么角色？

附专家答疑视频

李毅斌教授答：目前研究表明，很多炎症因子在黄斑水肿的发生中起重要作用（表5-1-1）。

表 5-1-1　炎症因子在黄斑水肿（ME）中的作用

炎症因子	英文缩写	作用
细胞间黏附分子	ICAM-1	协助白/单核细胞黏附血管内皮细胞破坏血视网膜屏障
选择素	p-selectin	协助白细胞黏附内皮细胞
血管细胞黏附分子	VCAM-1	协助白细胞黏附内皮细胞
	IL-6	破坏血管内皮细胞连接、促进VEGF生成、介导淋巴细胞活化增殖

炎症因子	英文缩写	作用
血管细胞黏附分子	IL-8	破坏血管内皮细胞连接、诱导白细胞招募和活化、促进新生血管生成
	VEGF	诱导周细胞丢失/凋亡、促进血视网膜屏障破坏、促进视网膜新生血管生成、刺激白细胞停滞、增加血管通透性
单核细胞趋化蛋白	MCP-1	破坏紧密连接,诱导树突细胞、白细胞募集和活化
促血管生成素	Ang-2	诱导周细胞凋亡、促进视网膜屏障破坏、提高内皮细胞对 TNF-α 的灵敏度
肿瘤坏死因子	TNF-α	诱导周细胞丢失和凋亡,破坏血视网膜屏障,促进 IL-6、IL-8、MCP-1、ICAM-1 的表达

通过对糖尿病黄斑水肿患者玻璃体液内炎症因子表达的检测,发现 IL-6、IL-8、VEGF、ICAM-1 表达水平和黄斑水肿厚度呈正相关。在视网膜中央静脉阻塞(CRVO)继发黄斑水肿患者玻璃体液中也发现,IL-6、VEGF 表达水平和黄斑水肿厚度也呈正相关。

炎症反应贯穿黄斑水肿整个过程,氧化/代谢应激引起的亚临床炎症反应影响所有类型的视网膜细胞,影响视网膜血管内皮细胞和胶质细胞,破坏血视网膜内屏障;通过影响 RPE 细胞,破坏视网膜外屏障,改变视网膜引流机制;通过影响 Müller 细胞、小胶质细胞,改变视网膜引流机制;导致神经元细胞功能障碍、细胞凋亡;以上这些改变均可改变视网膜渗透系数,导致黄斑水肿。

问题 **5**. 炎症是黄斑水肿的早期事件还是晚期事件?

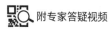 附专家答疑视频

李毅斌教授答:早在微血管病变出现之前,视网膜促炎因子-

抗炎因子失衡,促炎因子活化,炎症反应就已经发生了,而视网膜屏障的破坏,又进一步加重了炎症反应,炎症贯穿黄斑水肿的全过程。

问题 **6**. RVO(retinal vein occlusion)黄斑水肿出现的原因是什么?

附专家答疑视频

戴虹教授回答:某些原因导致静脉阻塞导致血管内压力升高,也就是早期的静水压增高,如果不解除压力因素,随后出现血-视网膜屏障受损,渗透增加,出现视网膜内缺血缺氧,继而VEGF、炎症因子释放增加。此时由压力增高转变为屏障的破坏。刚开始炎症因子并不多,但随着病情发展,血管中白细胞瘀滞加重阻塞。所以 RVO 黄斑水肿在治疗过程中既有抗炎治疗也有抗VEGF 治疗。在不同的时期作用点不一样。随后又造成视网膜内胶质细胞缺氧,继而液体排出减少,造成细胞内水肿,晚期同时存在细胞内水肿与细胞外水肿,形成恶性循环。

临床上出现视网膜下液即提示外屏障(RPE 细胞)已经破坏。发病初期,黄斑水肿发病机理单一,而后期逐渐为恶性循环,多因素相互影响。早期部分患者解除致病因素后,黄斑水肿可自行缓解。

问题 **7**. 为什么肿的偏偏是黄斑?

附专家答疑视频

李毅斌教授答:这是由黄斑区特殊的结构导致的,Müller 细胞作为视网膜的支持组织,对神经保护、营养代谢等方面起着重要作用,Müller 细胞与视锥细胞间的紧密连接是组织蛋白等物质渗漏的重要分子过滤器,阻止蛋白等物质的渗漏,Müller 细胞及其水通道蛋白组成类淋巴通路,保持黄斑区视网膜液体平衡。黄斑区没有血管,视锥细胞及 Müller 细胞在黄斑区离心移位,并且在黄斑区 Müller 细胞高度延长,密度是周边视网膜的 5 倍,正是由于这些解剖因素,导致黄斑区容易水肿。

问题 8. 目前治疗黄斑水肿的方法有哪些?

附专家答疑视频

戴虹教授答:目前对黄斑水肿的治疗,可以从三个方面去总结。①可控性病因的治疗:高血压引起的黄斑水肿严格控制血压;炎症引起黄斑水肿,抗炎治疗;糖尿病引起黄斑水肿首先是血糖的平稳。②有循证指南的按照指南治疗,如糖尿病黄斑水肿、静脉阻塞引起黄斑水肿,目前对于白内障术后的黄斑水肿仅有糖尿病患者白内障术后黄斑水肿的共识。③其他大部分黄斑水肿靠临床实践来治疗。目前黄斑水肿治疗有其局限性,针对糖尿病黄斑水肿、静脉阻塞黄斑水肿的治疗,指南以抗 VEGF 为主,但不同病因、不同病程、不同水肿程度抗 VEGF 方案应该不同,缺少个性化治疗方案。糖尿病白内障相关共识缺乏针对黄斑水肿的治疗方案,多数疾病的黄斑水肿没有推荐方案,临床上仍有相当比例的患者治疗效果不好,对发病机理的认识可能可以帮助治疗方案的选择。

目前黄斑水肿的治疗方法。①抗 VEGF 药:除细胞内水肿、变性性疾病引起 ME 外,大部分有效。②激光:针对有渗漏点的血管,对于弥漫性黄斑水肿,水肿高度超过 400μm 的疗效差;微脉冲激光主要作用是刺激 RPE 细胞,对于外屏障破坏引起的黄斑水肿效果好。③激素:对于炎症性疾病、慢性迁延性水肿效果较好。④非甾体抗炎药:用于白内障术后 ME 的预防和治疗。

⑤碳酸酐酶抑制剂:对于细胞内水肿、变性性疾病引起 ME 有一定疗效。⑥手术治疗:主要针对玻璃体视网膜交界面的牵拉、黄斑前膜等引起的水肿有效。

问题 **9**. 应针对哪些致病因素对 RVO 黄斑水肿进行治疗?

附专家答疑视频

戴虹教授回答:全身检查对于 RVO 的治疗十分重要。①心血管疾病是最常见的危险因素。50 岁以上的 RVO 患者大部分和高血压有关,还有高血脂、高血糖,其中最重要的就是高血压。2015 年美国眼科学会(American Academy of Ophthalmology,AAO)指南中,一项荟萃分析显示,48% 的 RVO 归因于高血压,20% 归因于高脂血症,5% 归因于糖尿病。②年轻 RVO 患者的危险因素:最新的观点认为血栓形成倾向与 RVO 形成关系不大。血液流变学异常和血黏度增高,与 RVO 发病有相关性。③对以下患者要进行系统性检查:缺乏常见的危险因素;表现为双眼同时发病;既往病史广泛,有出血或凝血倾向,有血栓形成倾向或者恶性肿瘤的家族史。

问题 **10**. 国际上如何治疗 RVO 黄斑水肿?

附专家答疑视频

戴虹教授回答:RVO 发病早期发展阻塞如果出现代偿,病程没有进展到第二病程或第三病程,可能不会产生黄斑水肿,或者黄斑水肿产生后可自行消失。

(1) 2015 年美国 AAO 指南

BRVO(branch retinal vein occlusion)伴黄斑水肿:初始治疗

首选抗 VEGF。

CRVO(central retinal vein occlusion)伴黄斑水肿:抗 VEGF
药物有效(I ++,高质量证据,强推荐)。玻璃体内注射曲安奈德、
地塞米松和其他糖皮质有效,但有白内障和青光眼风险(I +,高
质量证据,强推荐)。

(2) 2015 英国皇家眼科医学院(the Royal College of
Ophthalmology,RCO)临床指南

以前认为无灌注区大于 10PD 作为诊断缺血性 RVO 的标准,
但随着广角照相技术的出现,现在以超过视盘直径 35 个 PD 范
围之内的缺血不会造成新生血管出现。而且眼底缺血不一定会
导致新生血管性青光眼,视网膜不同的部位以及前节缺血和后节
缺血所引起的后果是不一样的。非缺血性 BRVO:视力 >0.5,随
访 3 个月;视力 ≤0.5 需治疗(抗 VEGF 或激素)。

需要注意的是视力 >0.5 是不是都可以观察,至少80%是可以的。

(3) 2015 加拿大专家共识

视力 >0.5,观察和严密随访或抗 VEGF 药物治疗。3 个月治
疗之后如果稳定可以继续抗 VEGF 治疗,如果病情不稳定则使用
视网膜光凝或者激素治疗。加拿大和美国指南将激素治疗放在
二线,而英国指南将抗 VEGF 与激素作为共同的一线治疗。

问题 11. RVO 黄斑水肿的治疗过程中需要注意哪些问题?

附专家答疑视频

戴虹教授回答:①控制和解除可发行的致病因素是基础;
②部分患者黄斑水肿有自愈机会;③治疗效果差异大,早期阶段
疗效好;④治疗方案和指南仍有分歧;⑤国内至今仍无指南或共
识;⑥发病机理的理解有助选择针对性的治疗。

问题 **12.** RVO 出现黄斑水肿是哪些因素引起的?

附专家答疑视频

姜燕荣教授回答:三类细胞:Müller 细胞、血管内皮细胞、色素上皮细胞。两个屏障:视网膜内屏障、视网膜外屏障。两种因子:炎症因子、血管内皮细胞生长因子(VEGF)。治疗:首先是治疗病因、抗炎 / 抗 VEGF 治疗。

戴虹教授回答:治疗静脉阻塞引起的黄斑水肿时不能片面地认为只需要抗炎,或只需要抗 VEGF。

问题 **13.** 戴主任提到糖尿病性黄斑水肿的治疗都是以抗 VEGF 治疗为主,但是我们临床上也经常使用抗炎药物,您怎么看?

附专家答疑视频

戴虹教授回答:欧洲指南中将抗 VEGF 治疗作为一线治疗。抗炎(激素)作为有条件的一线治疗,这些条件包括:近期患有活动性心脑血管疾病;不愿频繁接受注射;做过玻切手术眼;人工晶状体眼。但激素有并发症限制了其使用,如高眼压、并发性白内障。抗 VEGF 的起效更快。

问题 **14.** 初发的黄斑水肿与血管功能屏障受损关系密切,是否早期应该选择抗 VEGF,后期再加抗炎药物?

附专家答疑视频

戴虹教授回答:理论上还是抗 VEGF 治疗更多,抗炎药物主要还是受限于其副作用。是否早期使用抗炎联合抗 VEGF 效果会更好,还有待于临床验证。

问题 **15**. RVO 黄斑水肿联合哪种激素?

附专家答疑视频

戴虹教授回答:Ozurdex 有眼内应用适应证,曲安奈德属于非适应证应用。

问题 **16**. DME 注药效果不好,如何处理?

附专家答疑视频

戴虹教授答:这是一类很大的问题,要看效果不好是怎么不好,DME 的抗 VEGF 治疗不是个个有效,确实有部分患者抗 VEGF 不应答,抗 VEGF 只能解决部分黄斑水肿的问题,如果抗 VEGF 治疗后黄斑水肿仍存在,但是稳定,也算治疗有效。

另外要看治疗是否规范,是否按指南进行,方案是否规范,早期强化治疗用了吗? 一种抗 VEGF 药物不应答,有没有换成其他的抗 VEGF 药物试试? 单纯抗 VEGF 治疗效果不佳的使用联合治疗了吗,除抗 VEGF 外,还有激光、激素、微脉冲、手术等治疗方法,要具体情况具体分析,采取个性化治疗方案,一般抗 VEGF 治疗 6 个月后仍有水肿或反复复发者需采用联合激光、激素等个性化的治疗。

李毅斌教授答:抗 VEGF 治疗糖尿病黄斑水肿最重要前提是规范化! 另外关注患者全身情况,只关注眼部是不行的,对肾功能不全的患者,低蛋白血症不纠正,治疗效果肯定差,对于抗 VEGF 应答不良的,还要看黄斑局部情况,如果影像学上可见大的动脉瘤,仅抗 VEGF 肯定不行,必要时联合激光封闭大动脉瘤。

要结合黄斑局部影像学特点,有针对性地处理。

问题 17. 黄斑水肿的激光治疗时机是什么?

附专家答疑视频

戴虹教授答:如果 FFA 检查有渗漏点,可以在黄斑中心凹 500μm 范围外做渗漏点的封闭治疗;如果没有明确渗漏点,可考虑微脉冲激光的治疗。近年来因为抗 VEGF 治疗的出现,黄斑水肿的激光治疗已经成为辅助治疗,不再是主要治疗方式。

问题 18. 视盘小凹合并黄斑囊样水肿的治疗方法有哪些?

附专家答疑视频

戴虹教授答:根据病情,如果病情稳定,对于视盘小凹,乳头黄斑束部位可以考虑激光治疗或者观察;如果病情持续进展,视网膜下液、黄斑水肿很明显,可以考虑手术治疗。药物治疗没有成形的治疗方案。

李毅斌教授答:激光治疗效果也因人而异,本人没有手术治疗该疾病的经验,曾看过一篇文献报道,微脉冲治疗对于该疾病手术后仍存在的顽固黄斑水肿也有效。

姜燕荣教授答:对于这种病,首先要区分视盘小凹合并黄斑水肿还是合并局限性黄斑区视网膜脱离。文献有报道部分可以自行恢复,主要是因为玻璃体对视盘处的牵引造成了视盘前胶质成分的改变,如果玻璃体牵引解除,有可能自行恢复;有通过手术单纯玻璃体切除获得成功的报道,也有报道在视盘周进行激光封闭,总之,该病的预后不是很好。因此在没有明显影响视力的情况先以观察为主。

问题 19. 激光治疗眼底疾病,距离黄斑的范围如何掌握?

附专家答疑视频

李毅斌教授答:①标准的全视网膜光凝(PRP),要求黄斑颞侧 2~3 个视盘直径(PD),鼻侧到视盘旁,上下不超过血管弓;②如果新生血管已经长入黄斑区,可以距离黄斑中心凹至少大于 1PD,且掌握好激光的强度,光斑直径不能太大,能量不能太高;③对于黄斑水肿的治疗,如格栅样光凝,激光在黄斑毛细血管拱环以外就可;④微脉冲治疗可以覆盖黄斑中心凹,激光剂量要掌握好,但是个人不主张刻意覆盖中心凹。

问题 20. "中浆"和"中渗"如何鉴别?

附专家答疑视频

戴虹教授答:中心性浆液性脉络膜视网膜病变(简称"中浆")和中心性渗出性脉络膜视网膜病变(简称"中渗")属于两类疾病,中浆为高灌注,中渗为新生血管性疾病,既然有新生血管,那么就存在渗出、出血、水肿等,中渗在 FFA 及 OCT 上可见渗漏、视网膜内积液,而中浆只有视网膜下积液或色素上皮层脱离(pigment epithelial detachment,PED)改变,不会有视网膜内积液;二者在发病机理、临床表现均不同,治疗上也不同,中渗按新生血管性疾病治疗,抗 VEGF 有效,中浆多为综合治疗,抗 VEGF 不是中浆治疗的适应证,部分中浆患者抗 VEGF 有效可能是因为改善了脉络膜的厚度及高灌注,从而导致视网膜下液减少。

问题 **21.** 中浆封闭渗漏点并不能改变脉络膜的高灌注,脉络膜的压力增高,还是会引起外屏障的破坏,而抗VEGF 的收缩血管作用,岂不是成了对中浆的病因治疗,怎么理解?

附专家答疑视频

戴虹教授答:中浆的病因是复杂的,其中包括 RPE 功能的改变,也有脉络膜的高灌注;因此并非所有的中浆都是脉络膜高灌注引起的。我们目前所看到的脉络膜高灌注仅仅是从 OCT、FFA 层面观察到的一个形态的改变,而并非真正测量到脉络膜灌注压;如果未来随着科技的进步,可以测量脉络膜的压力,中浆的概念可能会发生改变。

从以往对特发性息肉样脉络膜血管病变(PCV)及年龄相关性黄斑变性(AMD)的治疗中观察到抗 VEGF 治疗可以改变脉络膜厚度,但抗 VEGF 的核心作用不是改变脉络膜的高灌注。因此从这一方面来看,抗 VEGF 治疗只是部分改变脉络膜厚度,减轻渗漏,而非改变脉络膜的高灌注状态,并不是对中浆的病因治疗。封闭渗漏点的治疗仍然是中浆治疗的主要方案。

第二节

黄斑病的多模式影像检查方法

▶ 扫描二维码，观看本节
问题专家答疑视频

问题 1. 多模式影像检查包括哪些检查？

附专家答疑视频

戴虹教授答：多模式影像检查包括如下检查及特点。

（1）眼底照相：①彩色眼底照相包括普通彩色眼底照相及激光共聚焦成像。②红外眼底照相：820nm 波长，穿透力强，可显示深层病变。③无赤光眼底照相：488nm 波长，观察视网膜表层及 RNFL 层病变。④自发荧光。

（2）血管造影：①FFA（荧光素眼底血管造影）；②ICG（吲哚菁绿眼底血管造影）。

（3）相干光断层成像。

（4）相干光断层扫描血管成像。

（5）多光谱检查等。

问题 2. 彩色眼底照相在眼底疾病的诊断中有什么作用？

附专家答疑视频

戴虹教授答：

（1）彩色眼底照相检查比较简便，很多眼底疾病仅从眼底照相并结合病史就能做出诊断。如图 5-2-1,可见黄斑区视网膜前出血,结合患者糖尿病病史,周边部视网膜的点片状出血及血管弓处的棉绒斑。可以判断此病为糖尿病视网膜病变,新生血管导致黄斑区出血。图 5-2-1B 可以看到黄斑区出血,并且可以看到视网膜典型的结晶样改变,提示此病为结晶样视网膜变性合并脉络膜新生血管(choroidal neovascularization,CNV)。

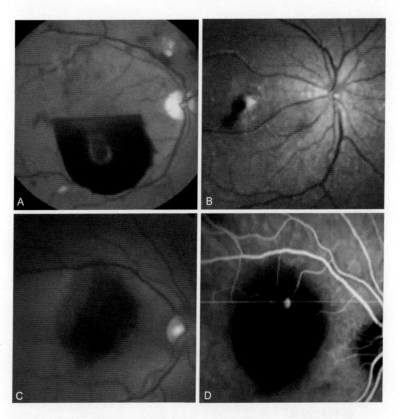

图 5-2-1 彩色眼底照相显示的黄斑区出血疾病各有不同
A. 糖尿病视网膜病变;B. 结晶样视网膜变性合并 CNV;C、D. 视网膜大动脉瘤。

（2）还有一些患者，做出准确的诊断，除眼底彩色照片还需要结合其他检查手段。例如图 5-2-1C 表现为黄斑区的出血，但位于视网膜内，此类疾病单纯眼底影像难以做出诊断，经 ICG 检查可见在视网膜分支动脉上有瘤样强荧光（图 5-2-1D）诊断为视网膜大动脉瘤。

又如图 5-2-2A 眼底可见典型的橘红色病灶，有经验的医生就会判断出这是一个息肉状脉络膜血管病变（polypoidal

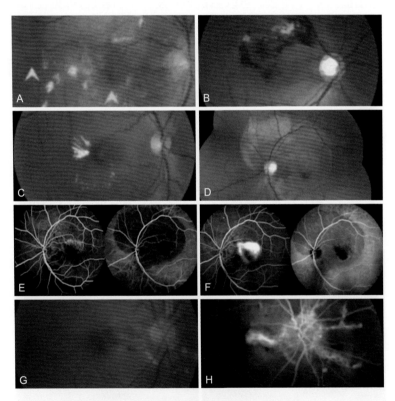

图 5-2-2　眼底彩照为临床诊断提供很多有用的信息

A. PCV 眼底彩照，可见橘红色病变；B. BRVO 眼底照相见阻塞区域内典型的出血及棉绒斑；C. 黄斑区硬性渗出；D~F. 脉络膜骨瘤合并 CNV；G、H. 血管样条纹继发 CNV。

choroidal vasculopathy，PCV）中息肉样病变的经典改变。此类眼底表现即使不做 FFA、ICG 和 OCT 也可做出较为准确的诊断。图 5-2-2B 可以看到眼底颞上分支静脉阻塞，可见阻塞区域内典型的出血及棉绒斑。而图 5-2-2C 中可见黄斑硬性渗出，但是单纯凭借这些渗出不足以做出准确的诊断，因此就需要进一步检查如 FFA，ICG 等来帮助进一步诊断。图 5-2-2D~F 眼底彩色照片可见典型的后极部黄白色及橘红色病灶，为脉络膜骨瘤，黄斑区出血为 CNV 所致。可以结合 FFA 及 ICG 的表现，可见在 ICG 检查中骨瘤为 ICG 中弱荧光影像，而在 FFA 中有 CNV 的明显的渗漏。其具体的诊断还需要结合 B 超，CT 等检查。图 5-2-2G、H 在彩色眼底像中可见在双眼视盘周围有一些放射状分布的条纹，黄斑区有一些出血，提示此患者为血管样条纹合并 CNV。

这些例子可以看出彩色眼底照相可以给临床诊断提供很多有用的信息，虽然现在有了很多辅助检查手段但是也不能忽略彩色眼底照相的作用。

（3）眼底照相结合病史对疾病的诊断有重要的帮助。如图 5-2-3 眼底彩色照片为双眼对称的黄斑区灰黄色类圆形牛眼样病

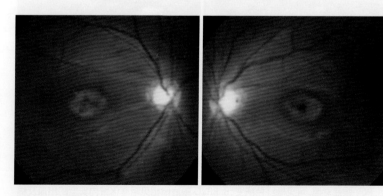

图 5-2-3 Stargardt 病

灶,结合此病患者为一位 6 岁患儿,双眼自幼视物不清的病史,可以基本确定此病为 Stargardt 病。

图 5-2-4 可见视盘水肿,伴视盘周围棉绒斑,此类改变一般都是视网膜血管病变导致,而且可能不只是静脉受累,动脉也受累及。结合患者高血压的病史(患者此时血压 210/120mmHg)伴急进型高血压颅内症状,可以确定此为高血压视网膜病变。

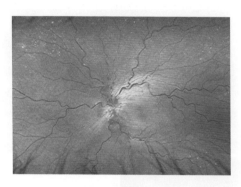

图 5-2-4　高血压视网膜病变

图 5-2-5 可见周边视网膜血管白线,伴血管周围视网膜前出血和视网膜浅层出血,(双眼)提示患者为视网膜血管炎。结合患者红斑狼疮(systemic lupus erythematosus,SLE)病史,可以明确诊断。

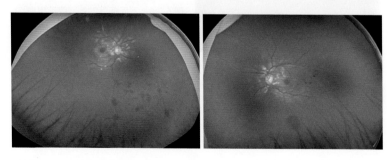

图 5-2-5　SLE 相关视网膜血管炎

图 5-2-6A 可见视网膜前的出血，合并点片状视网膜出血，结合患者糖尿病病史可以判断此患者为糖尿病视网膜病变。图 5-2-6B 可见玻璃体后界膜下的出血，可见新鲜出血的液平。仔细询问病史，患者有颅脑外伤史，或胸腹压升高的病史，可出现于活动后、屏气后及特殊运动后等，则考虑为 Valsava 视网膜病变。

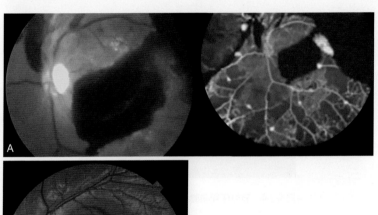

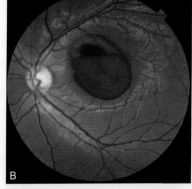

图 5-2-6　不同疾病的视网膜前出血
A. 糖尿病视网膜病变；B. Valsava 视网膜病变。

问题 3. 眼底自发荧光的机制是什么？适合检查哪些疾病？

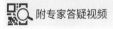附专家答疑视频

戴虹教授答：眼底自发荧光（fundus autofluorescence，FAF）

主要来源于脂褐质,脂褐质是 RPE 细胞的代谢产物,其主要的荧光基团是 A2EN- 亚视黄基 -N- 视黄基乙醇胺(N-retinylidene-N-retinyl ethanolamine,A2E),其激发光谱是 430~510nm 波长的蓝光。自发荧光对眼底疾病的诊断有重要价值。正常的眼底视盘无自发荧光,视网膜血管的自发荧光被血红蛋白吸收,黄斑区的自发荧光被叶黄素吸收,黄斑以外的自发荧光则是均匀分布,例如图 5-2-7A。

FAF 也是评价 RPE 功能状态的重要手段。FAF 也有高荧光和低荧光之分。RPE 病变导致脂褐素异常堆积形成 FAF 中的高荧光,表示 RPE 较为活跃,一般出现在疾病的早期或疾病的活动期;而疾病的晚期,RPE 的萎缩或功能降低,则形成 FAF 中的荧光缺失区域,例如图 5-2-7B。

相比彩色眼底照相,FAF 可以提供功能评价,结合 OCT 就可以在结构和功能上,对疾病有更为深刻的认识。如图 5-2-7C 中 Best 病患者眼底 FAF 中可见高荧光,而 OCT 中可见对应区域的神经上皮下高反射物质。

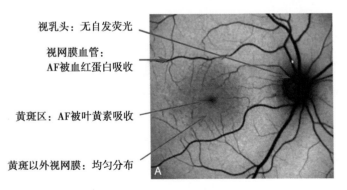

视乳头:无自发荧光
视网膜血管:AF被血红蛋白吸收
黄斑区:AF被叶黄素吸收
黄斑以外视网膜:均匀分布

图 5-2-7 眼底自发荧光的不同表现
A. 正常眼底自发荧光

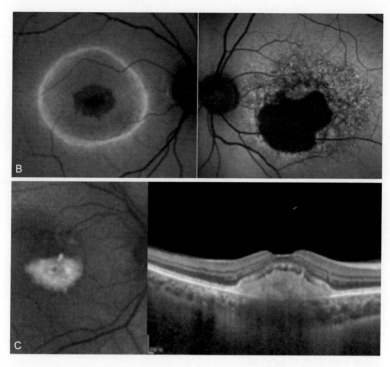

图 5-2-7（续）

B. 异常眼底自发荧光类型；C. Best 病（*VMD2* 基因突变）FAF 及 OCT 表现。

在干性年龄相关性黄斑变性（age-related macular degeneration，AMD）中，由于 RPE 萎缩明显，形成地图样萎缩，在 FAF 中表现为明显的低荧光区域，可以监测地图样萎缩的进展（图 5-2-8）。

FAF 由于其特点，一些先天性眼底异常都有 FAF 中的异常表现，如视网膜色素变性、Leber 先天黑矇、视锥 - 视杆细胞营养不良等。

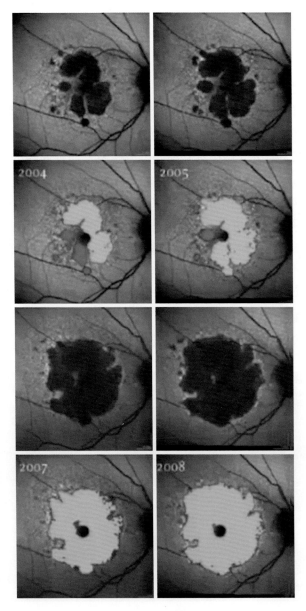

图 5-2-8　干性 AMD 患者地图样萎缩的 FAF 表现

问题 4. OCT 检查在黄斑疾病诊断中的意义?

🔍 附专家答疑视频

戴虹教授答:OCT 设备近来发展很快,在黄斑疾病中,特别是玻璃体黄斑界面性疾病的诊断中非常重要,其作用无可替代。如黄斑前膜,没有 OCT 时眼底检查只能看到黄斑区异常的反光,而在 OCT 中可以直接看到前膜的影像及其与视网膜的相对关系,并可观察前膜发展的情况。对于黄斑裂孔,板层裂孔和全层裂孔既往是较难鉴别的,而在 OCT 图像中则一目了然,还可以对术后裂孔的情况进行观察。对于玻璃体黄斑牵引的患者,OCT 检查也很重要,术前 OCT 可以看到黄斑被玻璃体牵引的形态,对手术的选择有重要的帮助。而高度近视黄斑劈裂的患者,OCT 可以明确中心凹的形态,一般认为当中心凹处有视网膜脱离时是手术的指征,但是不是所有的患者预后都好,有些患者由于术后在中心凹处会形成黄斑裂孔(图 5-2-9)。

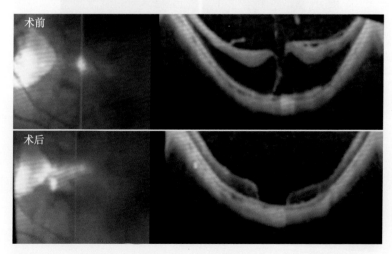

图 5-2-9　高度近视黄斑劈裂患者,术后残存黄斑裂孔

OCT 可以监测 RPE 撕裂的发生。RPE 发生撕裂的前提是 PED 的存在,且 PED 中 RPE 下有纤维组织增生,由于组织间受力不均,可以导致 RPE 撕裂,而浆液性 PED 其受力比较均匀,一般不发生撕裂。如图 5-2-10 OCT 中可以看到 PED 的一侧,有 RPE 层波浪状的改变,提示此处有 RPE 下纤维组织增生,且发生收缩,最终导致 RPE 层的断裂,FFA 中可以看到一个明显的 RPE 撕裂的区域。所以当患者 OCT 中 PED 较之前出现明显的皱缩时,意味着存在 RPE 撕裂的风险,此时抗 VEGF 药物和 PDT 都有可能诱发 RPE 撕裂的出现。

OCT 的一些特征性改变有助于疾病的诊断,如图 5-2-11 黄斑区的出血,OCT 中可见明显的出血性 PED,伴随双层征的出现,均是 PCV 的典型改变,在 ICG 造影中也能看到典型的息肉样改变。在 PCV 的诊断中,OCT 的特征性改变包括:PED 的拇指样隆起,PED 切迹,双层征,空泡征,脉络膜肥厚及脉络膜凹陷。2020年亚太影像学会报道了对 PCV 的 9 个非 ICG 特征的观察,提出 3 个主要诊断标准:①RPE 下环形病灶;②en face OCT 中 RPE 隆起;③尖峰样 PED。次要诊断包括:①眼底橘红色结节;②脉络膜增厚伴 Haller 层血管扩张;③OCT 中复杂多叶状 PED 和 ④OCT 中双层征。可见在 PCV 的诊断中 OCT 发挥越来越重要的作用。

OCT 及 OCTA 可以观察深层血管网,并监测其变化。如急性旁中心中层黄斑病变(paracentral acute middle maculopathy,PAMM)中可以看到 OCT 明显的视网膜中层节段性高反射病灶,在 en face OCT 中可见观察到"蕨叶"样的高反射信号(图 5-2-12)。

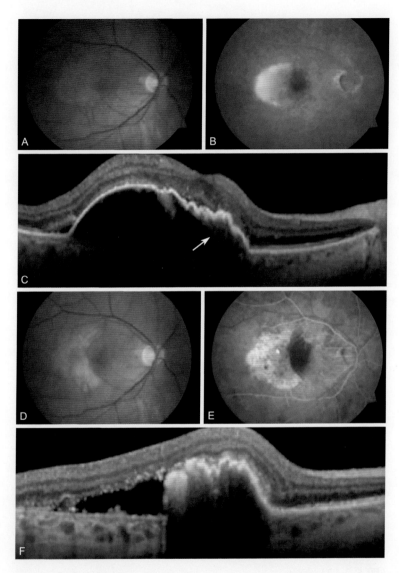

图 5-2-10　RPE 撕裂前后

A~C. RPE 撕裂前；D~F. RPE 发生撕裂。

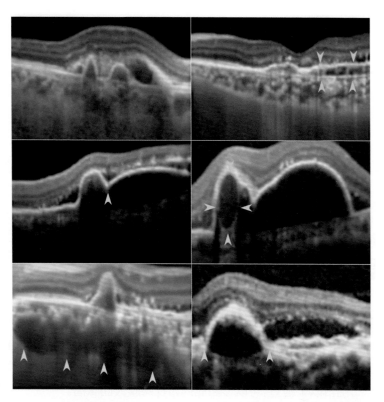

图 5-2-11　PCV 的典型改变

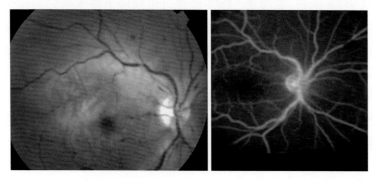

图 5-2-12　PAMM 的 FFA 及 OCT 表现

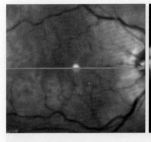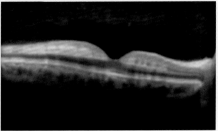

图 5-2-12（续）

问题 **5**. 各种影像检查如何综合应用进行诊断？

附专家答疑视频

戴虹教授答：多模式眼底检查各有特点和局限性，需要综合应用，如图 5-2-13 所示病例，眼底彩色照相中，有视网膜前和视网膜下的出血。FFA 和 ICG 可以辅助疾病的诊断，可以看到动脉血管壁的瘤体，相应处 OCT 可以看到视网膜内层的高反射"瘤体"，结合以上检查，可以诊断此病为视网膜大动脉瘤。

图 5-2-14 患者为 54 岁男性，右眼视力下降半年，经 3 次抗 VEGF 治疗，无改善。OCT 检查可见神经上皮下的较为均匀的高反射信号，可以看到双眼对称的改变，自发荧光提示双眼病灶处为高自发荧光，提示此病为双眼成人卵黄样营养不良（Best Vitelliform disease）。

图 5-2-15 彩色眼底像黄斑区可见视网膜前出血伴有液平，出血灶中血红蛋白已经吸收，形成灰白色。OCT 可以看到视网膜前高反射信号，伴有液平。患者既往有高血压、糖尿病病史。FFA 检查可以发现颞上分支静脉阻塞有视网膜新生血管，造影才能最终明确患者眼底出血的原因。

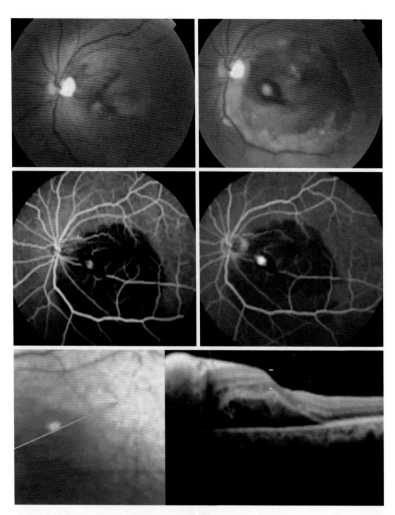

图 5-2-13　视网膜大动脉瘤的多模式影像检查

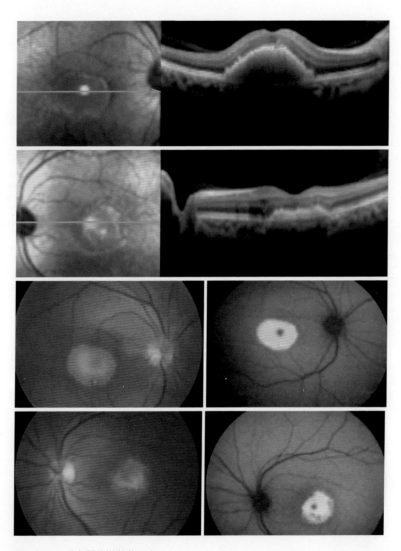

图 5-2-14　成人卵黄样营养不良

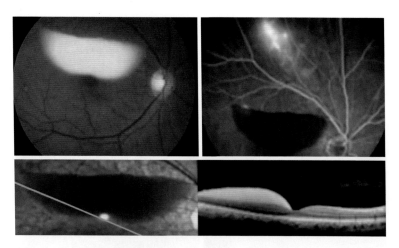

图 5-2-15　BRVO 伴视网膜新生血管

　　图 5-2-16 彩色眼底像可见黄斑区硬性渗出,但是病因难以确定。FFA 检查可以发现黄斑颞侧扩展到血管网,由此可以确诊患者为 Mac Tel 2 型。OCT 和 OCTA 中可以发现在视网膜内囊腔,并有塌陷样改变。其囊腔与水肿是不同的,为 Müller 细胞退化导致。而 Mac tel 1 则是类似 Coats 病的改变,也有观点认为其是 Coats 病的一个类型。

　　图 5-2-17 则可见彩色眼底像中黄斑区黄白色病灶伴有环形硬性渗出,在 FFA 和 ICG 中可见视网膜和脉络膜的吻合,OCT 可见病灶处 PED 顶部的缺口,结合影像特征,可以诊断为视网膜血管瘤样增生(retinal angiomatous proliferation,RAP)。

　　图 5-2-18 为一位 32 岁女性患者,右眼突发眼前黑影伴视力下降。发病早期可见右眼眼底散在多灶视网膜深层白点状病灶,3 周后白点消失,但自发荧光中依然可以看到高荧光病灶。在疾病早期 OCT 检查可以发现病灶处视网膜外层缺陷,3 周后 OCT

中可见视网膜外层修复。FFA 检查表现为早期点状强荧光，晚期荧光增强扩大；ICG 表现为早期至晚期病灶的弱荧光。结合这些检查可以明确此病为多发性一过性白点综合征（multiple evanescent white dot syndrome，MEWDS）。

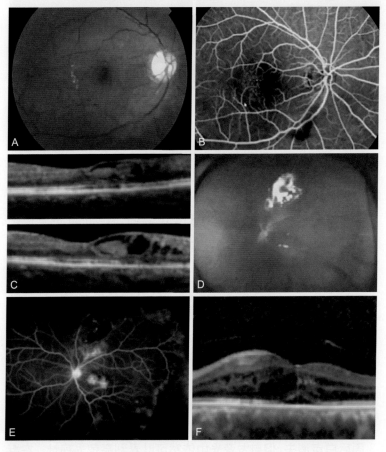

图 5-2-16　Mac tel 1 型与 2 型
A~C. Mac Tel 2 型；D~F. Mac Tel 1 型。

这些病例中,我们可以看到多模式影像的作用,各种检查方法各有所长,有效地结合各种检查方法,才能更好地对疾病做出诊断。特别需要指出的是要结合病史,结合对侧眼的情况,再结合疾病的特征性。

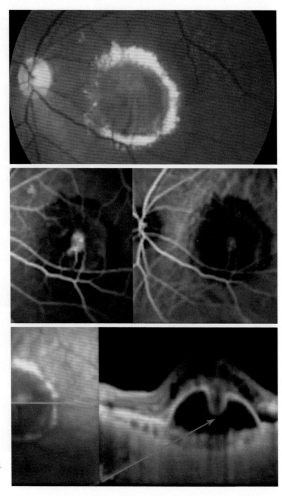

图 5-2-17 视网膜血管瘤样增生

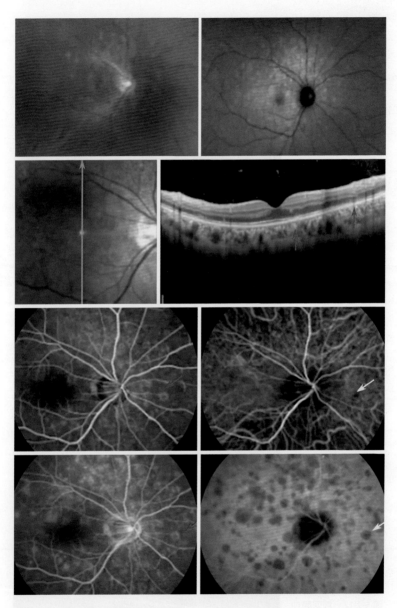

图 5-2-18　多发性一过性白点综合征

第六章

脉络膜疾患

第一节

葡萄膜炎

▶ 扫描二维码，观看本节
问题专家答疑视频

问题 1. 葡萄膜炎如何分类?

附专家答疑视频

张美芬教授答:一般有四种分类方法。

(1) 按照解剖分类:如表 6-1-1。

表 6-1-1　葡萄膜炎解剖分类

类型	炎症部位	包括
前葡萄膜炎	前房	虹膜炎、虹膜睫状体炎
中间葡萄膜炎	玻璃体	平坦部、后部睫状体炎
后葡萄膜炎	视网膜或 / 和脉络膜	弥漫性脉络膜、视网膜炎,神经视网膜炎
全葡萄膜炎	前房、玻璃体、视网膜或 / 和脉络膜	

(2) 按照病程分类

①急性葡萄膜炎:起病急,病程 <3 个月;②复发性葡萄膜炎:炎症反复发作,发作间期(停药后)>3 个月;③慢性葡萄膜炎:持续性葡萄膜炎或停药后 3 个月内复发。

(3) 按照病因分类

①非感染性:特发性、自身免疫性、手术外伤后;②感染性:细

菌、病毒、真菌、寄生虫、螺旋体;③伪装综合征:淋巴瘤、视网膜母细胞瘤等。

(4) 按照病理类型分类

①肉芽肿性葡萄膜炎:细胞免疫介导,如 Vogt- 小柳 - 原田综合征,交感性眼炎;②非肉芽肿性葡萄膜炎:体液免疫介导,如 HLA-B27 相关性葡萄膜炎。

问题 **2. 非感染性前葡萄膜炎的病因及临床特征是什么?**

附专家答疑视频

张美芬教授答:

(1) 前葡萄膜炎患者最常见的病因为特发性或 HLA-B27 相关性,可合并或不合并周身疾病,最常见的周身疾病为强直性脊柱炎、炎性肠道疾病等;儿童前葡萄膜炎患者有可能合并青少年特发性关节炎(JIA)。

(2) **典型体征**:球结膜睫状充血,角膜后细小灰白 KP,房水闪辉(丁达尔现象)阳性(图 6-1-1),HLA-B27(+)患者常见前房成形

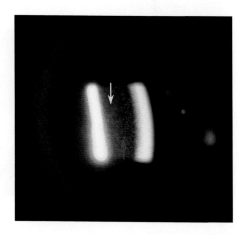

图 6-1-1　房水闪辉(黄色箭头所示 - 淡白色光带)及房水细胞(红色箭头所示 - 白色颗粒)

性渗出或纤维素样渗出、房水细胞阳性或形成前房积脓,虹膜可形成后粘连或周边前粘连。眼底检查:玻璃体无混浊或者可见炎症细胞,视网膜静脉充盈。

问题 3. 请介绍 Vogt- 小柳 - 原田综合征的临床特点?

附专家答疑视频

张美芬教授答:Vogt- 小柳 - 原田综合征(Vogt-Koyanagi-Harada syndrome, VKH)是以黑素细胞为靶细胞的自身免疫病,眼部主要表现为双侧肉芽肿性全葡萄膜炎以及渗出性视网膜脱离。

(1) 临床表现

①前驱期:一般持续 3~7 天,表现为感冒样症状及耳鸣,听力下降。②葡萄膜炎期:一般持续数周,最初表现为后葡萄膜炎,视盘充血、水肿,黄斑区放射状皱褶,视网膜水肿,多灶性神经上皮脱离(图 6-1-2),严重者出现渗出性视网膜脱离。如果眼后节炎症未能得到及时控制,炎症可累及眼前节出现前葡萄膜炎表

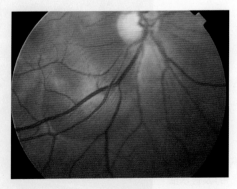

图 6-1-2　局灶性神经上皮脱离

现。③恢复期:发病后 2~3 个月出现脱色素改变,视网膜色素上皮脱色素透见脉络膜大血管呈现晚霞样眼底(图 6-1-3),皮肤出现白癜风样改变,头发、眉毛和睫毛等毛发变白。④复发期:主要表现为前葡萄膜炎反复发作,后葡萄膜炎复发少见。炎症反复发作可以出现多种并发症:如并发性白内障、继发性青光眼、视网膜下新生血管膜和增殖性病变。

(2)常用辅助检查

①荧光素眼底血管造影:表现为多发性点状强荧光(图 6-1-4)、

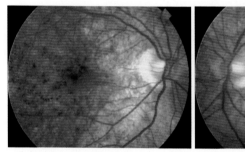
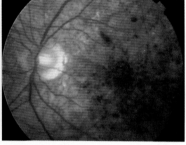

图 6-1-3　双眼晚霞样眼底

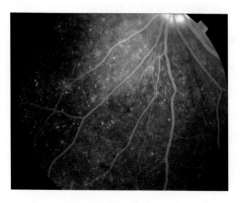

图 6-1-4　FFA 表现多发性点状强荧光

多灶性神经上皮脱离、视盘强荧光和脉络膜皱褶。②B超:显示渗出性视网膜脱离和治疗效果的随访。③OCT:显示黄斑区神经上皮脱离。

(3) VKH 的鉴别诊断

1) 交感性眼炎:临床表现与 VKH 基本相似,区别在于交感性眼炎有穿通性眼外伤或内眼手术史。

2) 急性闭角型青光眼:很少双眼同时发作,而 VKH 由于葡萄膜炎症造成睫状体水肿推挤晶状体虹膜隔前移,导致继发浅前房及房角关闭,出现双眼急性眼压升高、双眼闭角型青光眼发作。

3) 视神经炎:VKH 患者不仅存在视盘充血、边界欠清,同时表现为黄斑区神经上皮或多灶性神经上皮脱离。

4) 多发性中浆:荧光素眼底血管造影表现为多发性点状强荧光渗漏,晚期荧光渗漏逐渐扩大,但是视盘不会出现强荧光(图 6-1-5)。因用药的截然不同,VKH 与中浆的鉴别显得特别重要。

问题 **4**. Behcet 病的临床特点有哪些?

附专家答疑视频

张美芬教授答:国际 Behcet(白塞)病研究组的诊断标准:①复发性口腔溃疡≥3次/年。②具备以下表现的 2 种:复发性生殖器溃疡;葡萄膜炎;皮肤出现结节性红斑、假性毛囊炎、丘疹性脓疱性病变或痤疮样结节,针刺反应阳性。

(1) 眼部表现:主要为非肉芽肿性全葡萄膜炎、反复发作,多为双眼受累,易出现眼部并发症。

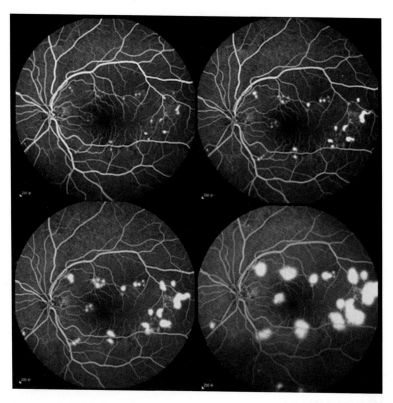

图 6-1-5　多发性中浆荧光素眼底血管造影

（2）葡萄膜炎表现为：前节睫状充血，尘状 KP，前房闪辉及浮游细胞，可出现无菌性前房积脓；后节玻璃体尘状或雪球状混浊，视网膜出血、渗出、血管白鞘、白线，最终导致视神经和黄斑萎缩。

（3）荧光素眼底血管造影表现：①视网膜血管渗漏；②视网膜血管壁染；③视网膜毛细血管闭塞、无灌注区、新生血管；④黄斑囊样水肿。

问题 5. 感染性与非感染性葡萄膜炎如何鉴别?

附专家答疑视频

张美芬教授回答:感染性与非感染性葡萄膜炎的鉴别,主要从病史、临床体征上鉴别。例如急性视网膜坏死(acute retinalnecrosis,ARN)是全葡萄膜炎,起病急,前房炎症、玻璃体混浊以及周边视网膜的坏死都是特征改变;巨细胞病毒性视网膜炎(Cytomegaloviral retinitis,CMVR)眼底典型体征就是"番茄奶酪样"改变;弓蛔虫感染主要表现周边视网膜前的机化条索,常常和视盘相连;结核感染多表现为多灶性脉络膜炎和匍行性脉络膜炎;梅毒是一个"伪装大师",没有特异性改变,早期往往表现为急性鳞状脉络膜视网膜病变,尤其在后极部改变很明显;另外真菌性眼内炎在玻璃体、视网膜的表现也比较特殊,呈丝状、棉团样聚集。

问题 6. 考虑病毒性葡萄膜炎,眼内液检测阴性,还有什么更好的检测方法?

附专家答疑视频

张美芬教授答:如果活动性病变,通过房水病毒 DNA 检测可以明确是否病毒感染;如果对于炎症消退期,或者病变已经静止,可以同时检测房水及血清中的病毒抗体,计算 Goldmann-witmer 系数,如果比值 >4 可以说明既往病毒感染。

问题 7. 病毒性葡萄膜炎临床特点有哪些?

附专家答疑视频

张美芬教授回答:

病毒性葡萄膜炎临床特点包括：

（1）眼前段：CMV 相关性前葡萄膜炎表现为明确的眼压升高、角膜内皮明显减少和前房的炎症反应；单纯或带状疱疹病毒性前葡萄膜炎表现为虹膜象限性萎缩、前房炎症、部分患者眼压升高。

（2）眼后段：CMVR 典型表现"番茄奶酪样"视网膜炎改变，病变组织和非病变组织分界非常清楚；ARN 临床特点主要包括视网膜周边（颞侧大血管弓外）的局灶性、灰白色视网膜坏死区域；迅速的环周进展（如果未给予抗病毒治疗）；闭塞性血管病变的证据；玻璃体和前房有明显的炎症反应。

问题 8. 前房积脓葡萄膜炎和眼内炎如何鉴别？

附专家答疑视频

张美芬教授回答：①首先是从既往病史区分，例如青壮年男性，口腔溃疡、皮肤黏膜病变、HLA-B27 等病史有助于白塞病、强直性脊柱炎相关非感染性葡萄膜炎的诊断。②全身相关病史也是非常重要的因素，例如糖尿病病史，患者长期血糖控制不好，如果伴随有发热、肝脓肿，患者往往全身体质很弱，眼部症状红、肿、热、痛非常明显，前房炎症反应很重，有助于诊断内源性眼内炎；如果患者有免疫抑制状态病史，或者长期使用深静脉置管的患者，容易发生内源性真菌性眼内炎。因此全身病史的询问对于鉴别葡萄膜炎和眼内炎非常重要。③手术史，近期是否有白内障、青光眼手术史，如果出现前房积脓，不能排除外源性眼内炎。

问题 9. 临床上所见 KP 不同形态和分布有诊断意义吗?

张美芬教授回答:角膜后沉着物(keratic percipitates,KP)是炎症细胞聚集物,由多形核细胞、淋巴细胞和上皮细胞组成。KP 是葡萄膜炎的常见临床体征,其大小、颜色、外观、数量、分布对葡萄膜炎类型的诊断有重要价值。2005 年 SUN 分类法 KP 分为肉芽肿和非肉芽肿,通过活体共聚焦显微镜(ICVM)可以更详细地区分 KP 的形态和分布,为疾病的诊断提供有用的信息。

(1) 肉芽肿性 KP 常常与慢性炎症相关,包括感染性(TB、梅毒、弓形虫、病毒感染和真菌感染)和非感染性(VKH、结节病、多发性硬化)疾病。

(2) 非肉芽肿 KP 常常见于急性前葡萄膜炎,包括病毒感染、梅毒、外伤、HLA-B27 相关性前葡萄膜炎、白塞病葡萄膜炎。非肉芽肿性 KP 也可见于肉芽肿性炎症的早期情况,如 VKH。

(3) 感染性葡萄膜炎中常常可见树突状、浸润性 KP;非感染性葡萄膜炎中例如 Bechet、HLA-27 相关性前葡萄膜炎中表现为细小、圆形、尘状 KP;而结节性葡萄膜炎和 VKH 表现为中等大小或较大的、羊脂状 KP。

(4) KP 的分布:Fuchs 葡萄膜炎综合征,星芒状 KP 弥散分布于角膜后;另外,超过水平中线的 KP 可能提示感染性病因,非感染性葡萄膜炎 KP 通常不超过水平中线。

问题 10. 葡萄膜炎和全身系统性疾病有什么联系?

张美芬教授回答:眼部出现葡萄膜炎,需要警惕全身疾病的可能。常见的感染性全身疾病引起的葡萄膜炎，包括结核、梅毒、巨细胞病毒感染、免疫力低下；非感染性全身疾病引起的葡萄膜炎，包括结节病、白塞病、VKH、HLA-B27相关性全身疾病；以及伪装综合征相关的葡萄膜炎，包括原发性眼内淋巴瘤、视网膜母细胞瘤等。

问题 **11**. 葡萄膜炎如何规范地使用糖皮质激素治疗?

附专家答疑视频

张美芬教授回答：对于威胁视功能的非感染性葡萄膜炎，需要尽早启用糖皮质激素治疗。例如 VKH 和白塞病一旦确诊，需要足量糖皮质激素治疗，一般 $1\sim1.2mg/(kg\cdot d)$，然后逐渐减量，在减量过程中如果炎症复发或者黄斑水肿复发，需要联合免疫抑制剂共同抗炎。其中：

（1）前葡萄膜炎的治疗。①麻痹睫状肌：阿托品、复方托吡卡胺或者注射散瞳合剂，解除睫状肌痉挛，减轻症状，防止或拉开虹膜后粘连。②糖皮质激素滴眼：应用 1% 醋酸泼尼松龙，根据炎症程度决定滴药浓度和频率。③结膜下注射糖皮质激素：地塞米松 2.5mg，适用于前房大量纤维素渗出或者前房积脓的重症患者、角膜上皮损伤不适合使用糖皮质激素滴眼的患者。④一般不需要使用全身糖皮质激素和免疫抑制剂。

（2）VKH 的治疗：首选糖皮质激素治疗，口服泼尼松，剂量 $1\sim1.2mg/(kg\cdot d)$，疗程 $\geqslant9$ 个月。对糖皮质激素不敏感者、不能耐受大量糖皮质激素治疗、初诊视力差 $\leqslant0.1$、FFA 提示脉络膜皱褶者可加用免疫抑制剂。

（3）白塞病葡萄膜炎治疗：终身使用糖皮质激素联合免疫抑

制剂治疗,必要时可应用生物制剂,如干扰素、肿瘤坏死因子拮抗剂。

问题 **12.** 治疗葡萄膜炎时免疫抑制剂的用法和注意事项?

附专家答疑视频

张美芬教授回答:

免疫抑制剂使用指征:①对于白塞病和交感性眼炎一旦确诊,需要糖皮质激素和免疫抑制剂联合使用;②对于糖皮质激素不敏感、激素减量复发等难治性非感染性葡萄膜炎累及眼后段的,需要加用免疫抑制剂;③VKH 患者,如果对糖皮质激素不敏感、不能耐受大量糖皮质激素治疗、初诊视力差≤0.1、FFA 提示脉络膜皱褶者,可加用免疫抑制剂。

注意事项:应用免疫抑制剂前,再进行鉴别诊断,排除感染性葡萄膜炎及伪装综合征。用药过程中,注意监测药物副作用,定期查血常规、肝肾功能、血糖、血钾、血压。

问题 **13.** 请介绍病毒性葡萄膜炎使用激素的时机,用多久?

附专家答疑视频

张美芬教授回答:①对于眼前段病毒性葡萄膜炎,一般全身不使用激素,仅仅局部使用眼表激素。②对于 ARN 等病毒相关的全葡萄膜炎,建议在抗病毒的基础上,一般抗病毒治疗 48h 以后可以口服糖皮质激素减轻眼后段炎症反应。文献建议出现视神经受累,或者玻璃体混浊严重者,可以在抗病毒基础上口服激素治疗。

问题 **14**. 对于儿童葡萄膜炎可以使用激素吗？激素维持量如何掌握？

⬛🔍 附专家答疑视频

张美芬教授回答：儿童葡萄膜炎可以使用糖皮质激素治疗，但不建议长期使用口服激素，尤其是超过半年糖皮质激素的使用，可能影响孩子的生长发育；如果抗炎需要，建议使用氨甲蝶呤、环孢素或者生物制剂。

问题 **15**. 如何规范处理葡萄膜炎虹膜后粘连的情况？

⬛🔍 附专家答疑视频

张美芬教授回答：对于新鲜的虹膜后粘连可以使用阿托品眼用凝胶滴眼，必要时结膜下注射散瞳合剂（阿托品 0.2ml+ 肾上腺素 0.1ml）。对于陈旧性虹膜部分后粘连，不建议手术或激光处理。对于完全的虹膜后粘连，形成虹膜膨隆，可以行激光或手术虹膜周切，解决前后房房水沟通，避免眼压升高。

问题 **16**. 急性坏死性视网膜病变的手术指征是什么？保守治疗时抗病毒药物使用的剂量和时间如何定？

张美芬教授回答：急性视网膜坏死（acuteretinal necrosis，ARN）合并出现视网膜脱离需要手术治疗。ARN 终身治疗包括静脉滴注阿昔洛韦 [10~15mg/（kg·d），分 3 次，q8h，7~10 天] 或口服伐昔洛韦（1g，tid）。局部治疗：玻璃体腔内注射更昔洛韦（2mg/0.1ml）或膦甲酸钠（2.4mg/0.1ml），每 5~7 天注射 1 次。

问题 **17.** 请问患者玻璃体混浊、玻璃体细胞(+),眼底未见明显病灶,FFA 示视网膜血管持续渗漏、视盘中等强荧光,全身检查无明显感染原因、免疫指标也无明显异常,患者如何治疗呢? 全身应用激素吗?

附专家答疑视频

张美芬教授回答:如果已经排除感染,免疫指标也无明显异常,临床往往诊断为特发性葡萄膜炎。如果患者出现黄斑水肿、威胁视力,必须使用糖皮质激素治疗;如果没有黄斑水肿,只是玻璃体混浊,或者视盘强荧光,根据患者视力、全身情况酌情处理,如果视力 <0.5,血管渗漏很明显,可以考虑糖皮质激素治疗;如果视力 >0.5,可以临床观察。

问题 **18.** 合并葡萄膜炎的白内障患者手术时机的选择? 如何规范用药控制葡萄膜炎及防止复发? 手术中需要注意些什么?

附专家答疑视频

张美芬教授回答:

(1) 对于儿童葡萄膜炎并发白内障手术需要慎重:严格掌握手术时机,围手术期积极抗炎,慎重考虑植入人工晶状体,术后密切随访。

(2) 成人葡萄膜炎并发白内障手术时机选择:前房浮游细胞消退、眼内炎症稳定 3 个月以上可以考虑手术。

(3) 术中注意:充分分离虹膜后粘连,必要时使用虹膜拉钩;前囊环不可太小以免术后出现囊袋阻滞;吸干净晶状体皮质。

(4) 不建议选择多焦人工晶状体:葡萄膜炎患者虹膜弹性差

及术后可能出现的虹膜后粘连,常常失去多焦人工晶状体的意义和用途;术后 IOL 表面沉着的色素和炎症碎屑,会造成多焦人工晶状体光学面的污浊。

(5)围手术期处理:术前需要充分抗炎,可以上调口服糖皮质激素剂量,减轻术后炎症反应;术后注意眼表激素较长时间滴用,定期监测眼压;术后密切随访。

参考文献

1. 中华医学会眼科学分会眼免疫学组. 我国急性前葡萄膜炎临床诊疗专家共识. 中华眼科杂志,2016,52(3):162.

2. CHOENBERGER SD,KIM SJ,THORNE JE,et al. Diagnosis and treatment of acute retinal necrosis:a report by the American academy of ophthalmology. Ophthalmology,2017,124(3):382-392.

3. CHAN NS,CHEE SP. Keratic precipitates:the underutilized diagnostic clue.Ocular Immunology and Inflammation,2021,29(4):776-785.

扫描二维码，观看本节
问题专家答疑视频

第二节

眼底"白点"的鉴别

问题 1. 哪些疾病可以在视网膜上有"小白点"表现？

附专家答疑视频

曲进锋教授答：硬性渗出、玻璃疣（drusen）、小的地图样萎缩、Stargardt 病、Bietti 结晶样视网膜营养不良、眼底白色斑点症（白点状眼底）、白点状视网膜变性（白点状视网膜炎）、良性视网膜斑点综合征（良性家族性视网膜斑点症）、Kandori 视网膜斑点症、白点综合征这些都可以出现视网膜上的黄白色小点。

问题 2. 怎么识别硬性渗出？

附专家答疑视频

曲进锋教授答：硬性渗出是血管内的脂质或者脂蛋白从视网膜的血管里渗出沉积在视网膜内从而变成一种黄白色的颗粒状或者斑块状的病变，因此常见于血管性疾病，它的边界清楚，常常成簇发生，或者围成环形，环形中间往往能观察到有毛细血管瘤或者其他血管异常。硬性渗出在 OCT 上表现为高反射，常位于视网膜内丛状层（图 6-2-1），OCT 比肉眼能更敏感地发现小的硬性渗出。

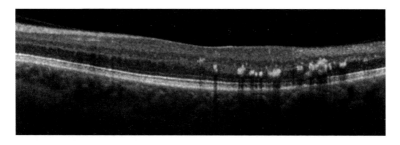

图 6-2-1　硬性渗出的 OCT 图像

问题 3. 怎么识别视网膜下沉积物？

附专家答疑视频

　　曲进锋教授答：视网膜下沉积物在中心性浆液性脉络膜视网膜病变的患者中最常见，特别是陈旧中浆，在一些陈旧视网膜脱离的患者中也可以见到。它仅存在于视网膜神经上皮脱离的区域，位于脱离的神经上皮最下方，比硬性渗出深度更深一些。由于其成分主要是感光细胞外节膜盘碎片及纤维素成分可以呈现为白点，在自发荧光（autofluorescence，AF）上可以表现为高 AF。

问题 4. 如何识别 drusen？

附专家答疑视频

　　曲进锋教授答：drusen 可以有三种表现。①硬 drusen：中国人常见，较小，<63μm，富含脂质。融合成大片的称为表皮 drusen，OCT 上显示为 RPE 锯齿状抬高但保持完整，荧光造影上呈满天星样密集强荧光。②软 drusen：边界比较圆润，呈奶油状外观，63~1 000μm，可融合成色素上皮脱离（pigment epithelium detachment，PED），FFA 中表现不一，ICG 中呈弱荧光。③视网膜

下 drusen 样沉积物(subretinal drusenoid deposits,SDD):曾称为网状假性 drusen,看起来类似硬 drusen,但是其发生部位其实不在 RPE 以下,而是位于 RPE 和椭圆体带(ellipsoid zone,EZ)之间,不是真正意义上的 drusen。根据其排列和分布不同分为点状、带状和周边融合型。FFA 中无改变或轻微弱荧光,ICGA 表现弱荧光,自发荧光表现为低荧光,如果病变比较大突破 EZ 带了就表现为中高外低的靶心样。OCT 表现可分为 3 期:1 期,位于 EZ 带与 RPE 之间,EZ 带不隆起;2 期,病灶推挤感光细胞,EZ 带(椭圆体带)及 ELM(外界膜)隆起但不中断;3 期,ELM 中断,病灶突入外核层,光感受细胞变薄(图 6-2-2)。

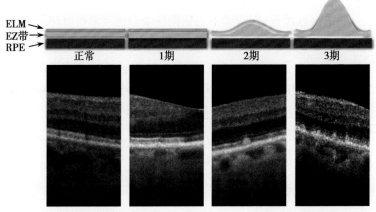

EZ带:椭圆体带;ELM:外界膜;RPE:视网膜色素上皮层

图 6-2-2 视网膜下 drusen 样沉积物(SDD)在 OCT 上的表现和分期

问题 5. 如何区分小的地图样萎缩与 drusen?

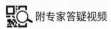 附专家答疑视频

曲进锋教授答:两者在眼底上看起来可能都是白色小圆

点不容易区分,OCT 可以很好地区分两者,小的地图样萎缩（geographic atrophy）的 OCT 中 RPE 是萎缩的而不是隆起的。

问题 6. Stragardt 病中的白点有什么特征?

附专家答疑视频

曲进锋教授答:Stragardt 病的白点都是双眼发病,两眼分布比较对称,自发荧光中表现为高荧光,点状病灶处 OCT 上 RPE 表面隆起,同时 Stragardt 病荧光造影中合并有脉络膜淹没征也可以帮助鉴别。

问题 7. Bietti 结晶样视网膜营养不良中的白点有什么特征?

附专家答疑视频

曲进锋教授答:Bietti 结晶样视网膜营养不良是常染色隐性遗传的一种特殊色素变性。这种白点具有折光性(图 6-2-3),OCT

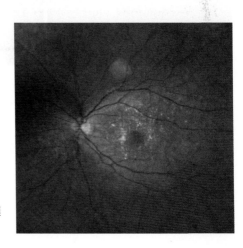

图 6-2-3　Bietti 结晶样视网膜营养不良的眼底彩照

上 Bruch 膜前表面及内层视网膜内均可见高反射小点,同时合并比较明显的色素上皮和脉络膜毛细血管萎缩改变,此病比较容易继发新生血管(neovascularization,CNV)。确诊需要检测 *CYP4V2* 基因。

问题 8. 眼底白色斑点症中的白点有什么特征?

附专家答疑视频

曲进锋教授答:眼底白色斑点症 fundus albipunctatus(白点状眼底)从黄斑旁到赤道部可见弥散的、排列整齐的、小而均匀的圆点,黄斑不受累(图 6-2-4),自发荧光上表现为高荧光,OCT 上位于 EZ 和 RPE 之间。可以有夜盲表现,但是一般不进展。

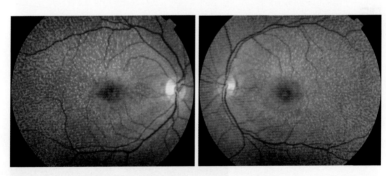

图 6-2-4 眼底白色斑点症(感谢 Graham E Holder 教授提供图像)

问题 9. 良性视网膜斑点综合征有什么特征性改变?

附专家答疑视频

曲进锋教授答:良性视网膜斑点综合征 benign flecked retina syndrome(良性家族性视网膜斑点症),与遗传有关,外观类似眼底白色斑点症,婴儿期即可出现,但是视力正常,无夜盲。

问题 10. 眼底白色斑点症与白点状视网膜变性有什么区别?

附专家答疑视频

曲进锋教授答:白点状视网膜变性 retinitis punctata albescens (白点状视网膜炎),是视网膜色素变性的一种特殊类型,往往没有骨细胞样色素沉着,眼底可见广泛白色斑点沉着,双眼对称,这种白点不像白点状眼底那么明显(图 6-2-5),但是病情会进行性发展,也和遗传有关。

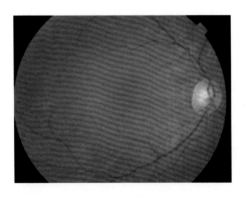

图 6-2-5 白点状视网膜变性的眼底彩照

问题 11. Kandori 视网膜斑点症有什么特征性改变?

附专家答疑视频

曲进锋教授答:Kandori 视网膜斑点症,大小不一不规则斑点,斑点较大,不规则。

问题 **12**. 白点综合征是什么？

▣🔍 附专家答疑视频

曲进锋教授答：白点综合征（white dot syndrome）是一组可能与炎症相关的，以出现黄白色片状病灶为共同特征的视网膜脉络膜疾病。病变层次位于视网膜外层、RPE、脉络膜毛细血管层。

问题 **13**. MEWDS 的临床表现有哪些？

▣🔍 附专家答疑视频

曲进锋教授答：MEWDS（multiple evanescent white dot syndrome），女性常见，既往体健，单眼发病，急性起病。眼部特征症状为闪光感。急性期出现多发散在边界不清的白色点片状改变，分布于后极至中周部。黄斑区可有颗粒状改变，轻微玻璃体细胞和轻度视盘水肿。可出现生理盲点扩大、颞侧或旁中心暗点。可有相对性传入瞳孔障碍（relative afferent pupillary defect，RAPD），易误诊为视神经炎。病灶消退后不留任何色素改变。目前认为是一种原发于感光细胞的炎症，可继发一过性 RPE 及脉络膜毛细血管异常。

问题 **14**. MEWDS 在影像学上有什么特点？

▣🔍 附专家答疑视频

曲进锋教授答：自发荧光（autofluorescence，AF）呈高反射，眼底相不明显时即可见，恢复期周边先消失，视盘周围最后消失。荧光素眼底血管造影（fluoreseseei angiography，FA）呈 dots on spots 的斑片状强荧光改变（图 6-2-6），相反 ICGA 呈 dots on spots 的弱荧光斑片状改变（图 6-2-7）。OCT 表现为 RPE 表面凸起的高反射或 EZ 缺损紊乱（图 6-2-8）。OCTA：脉络膜毛细血管层血流大部分学者认为没有改变，但是尚有争议。

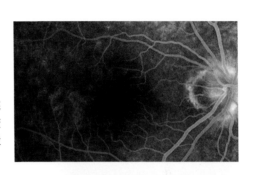

图 6-2-6　MEWDS 荧光素眼底血管造影中斑片状强荧光改变呈"dots on spots"表现，视盘边缘可见轻度渗漏

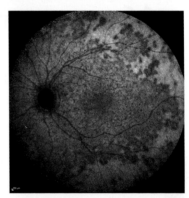

图 6-2-7　MEWDS 的 ICGA 晚期图像，可见白点状病灶区域呈片状弱荧光

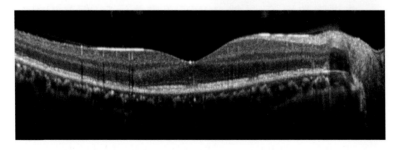

图 6-2-8　MEWDS 的 OCT 表现可见多处 EZ 带中断，模糊不清，中心凹处 RPE 表面有凸起向外核层高反射病灶

问题 **15**. MEWDS 的病程有什么特点?

曲进锋教授答:病因不清,目前多认为属于感光细胞的轻微炎症,通常在 1~2 个月好转,白点消退后视野损伤可能仍旧会持续几个月,甚至持续存在,黄色颗粒改变可能持续存在,可能遗留轻微 RPE 改变和轻微视力损伤,有些可能合并其他急性区域性隐匿性外层视网膜病变(acute regional occult outer layer retinopathy,AZOOR)改变,累及中心凹。

问题 **16**. MEWDS 的少见表现有什么?

曲进锋教授答:少数 MEWDS 可以双眼发病,或者多次发作,也可以合并白点综合征其他改变,或者合并其他视网膜病变。

问题 **17**. 是不是只要看到MEWDS的特征性改变就不需要治疗?

曲进锋教授答:虽然 MEWDS 不需要治疗,但是如果在 MEWDS 的基础上重叠其他白点综合征的表现,对于这一部分患者有时候是需要治疗的。

第七章

视网膜脱离的手术治疗

扫描二维码，观看本章
问题专家答疑视频

问题 1. 如何根据不同分类的视网膜脱离选择手术方法?

📱🔍 附专家答疑视频

魏文斌教授答:

①单纯孔源性视网膜脱离:屈光间质清晰、非巨大裂孔、单个裂孔、多发裂孔加压带能覆盖上、玻璃体对视网膜无牵引或玻璃体对视网膜的牵引可通过外加压缓解的,基本都可行巩膜扣带术;孔源性视网膜脱离合并玻璃体积血、孔源性视网膜脱离合并重度增殖性玻璃体视网膜病变(proliferative vitreoretinopathy,PVR)后部裂孔或巨大裂孔等。②牵拉性视网膜脱离合并玻璃体积血、血管性疾病血管膜增殖引起牵拉均是玻璃体切割的适应证,部分家族性渗出性玻璃体视网膜病变(familial exudative vitreoretinopathy,FEVR)周边牵拉视网膜浅脱离可行巩膜扣带术。部分陈旧视网膜脱离视网膜下增殖,裂孔靠周边,视网膜脱离不高,可行巩膜扣带术。③渗出性视网膜脱离:重点是对因治疗,治疗原发病,必须手术的一般选用后巩膜开窗术或玻璃体切割眼内填充术。

问题 2. 什么样的患者可以做巩膜扣带术?

📱🔍 附专家答疑视频

魏文斌教授答:总结为如下 3 点。①能看见,屈光间质清晰,包括角膜透明、瞳孔可以散大、晶状体及玻璃体无明显混浊。②能压上:裂孔不能太大,超过加压带能及的范围则不能压上,裂孔的总量不能超过加压带能覆盖的范围;裂孔不能过于靠近后极部等加压带不能缝上的范围。③能闭上:外加压缓解的牵拉可以抵抗玻璃体视网膜的牵拉力量。

问题 3. 玻璃体手术的适应证有哪些？

附专家答疑视频

魏文斌教授答：以下几种情况应选玻璃体手术。①屈光间质不透明；②严重 PVR；③巨大裂孔；④后部裂孔包括黄斑裂孔；⑤合并玻璃体积血；⑥特殊类型。

问题 4. 年轻人的视网膜脱离如何选择手术方式，玻璃体手术或外路？

附专家答疑视频

魏文斌教授答：之前讲过玻璃体手术的适应证和巩膜扣带术的适应证，不管年龄多大，有些情况必须作玻璃体手术，如玻璃体出血、巨大裂孔、后极部裂孔；符合扣带术指征的，不管年龄大小都应该选择扣带术；虽然说儿童、年轻人尽可能选扣带术，但也要符合扣带术的适应证。

问题 5. 如何减少术前对术式的误判？

附专家答疑视频

魏文斌教授答：术前详细的眼底检查是必要的，间接检眼镜检查可以一览全貌，了解总体的裂孔情况、增殖的状态；前置镜检查可以帮助细节判断，有利于小孔的查找，可以更好地观察玻璃体的状态，还可辅助广角照相、OCT 检查看是否黄斑裂孔、眼轴检查及验光等。

问题 6. 裂孔的寻找方法有哪些？

附专家答疑视频

魏文斌教授答：注意几点。①视网膜脱离形态：裂孔和视网膜脱离的形态是有关系的，下半部的视网膜脱离，裂孔可能在6点左右，颞上视网膜脱离高而鼻上方视网膜脱离较浅，那么裂孔往往在颞上方。据统计学分析，马蹄孔约60%出现在颞上方，锯齿缘离断多出现在下方。②找变性区：裂孔往往在变性区附近或变性区内。③找锯齿缘：锯齿缘裂孔也是比较多见的。④陈旧性视网膜脱离找视网膜囊肿：裂孔往往在囊肿附近；可参考《同仁双目间接检眼镜临床应用手册》（人民卫生出版社出版，魏文斌编著）。

问题 7. 首选巩膜扣带术的适应证有哪些？

附专家答疑视频

魏文斌教授答：以下疾病应首选扣带术。①睫状上皮撕裂；②锯齿缘离断；③周边裂孔，无明显 PVR；④儿童、青少年视网膜脱离；⑤单个裂孔非复杂性视网膜脱离；⑥某些伴视网膜下增殖及有划界线的陈旧性视网膜脱离；⑦某些硅油眼视网膜脱离；⑧某些 FEVR 等牵引性视网膜脱离。

问题 8. 眼底周边部裂孔哪些情况可以随访观察？哪些需要及时治疗？

附专家答疑视频

魏文斌教授答：美国眼科学会提出，对周边部小裂孔，无盖、无牵引的,可观察,这些裂孔引起视网膜脱离机会不多,尸检也证实 80% 的人存在周边部萎缩孔,并没有出现视网膜脱离,这从老年人特发性黄斑裂孔也可看出,大部分特发性黄斑裂孔并不引起视网膜脱离,所以对于周边部萎缩孔可观察。我们国内根据实际情况,有以下几类需要激光预防:①对侧眼视网膜脱离;②准分子激光术前;③存在特殊职业如运动员;④有视网膜脱离家族史的;⑤部分患者如焦虑、不能按时随访的。

问题 9. 巩膜扣带术有哪些技巧?

附专家答疑视频

魏文斌教授答:扣带术中有以下技巧需要注意。①裂孔的定位:尤其是马蹄孔,眼压低时不能顶成一个面,用顶压器的尖顶压,留下印记,马蹄孔定出 3 个点,锯齿缘离断定位出后缘和两端;把裂孔找全,一半以上患者有 2 个孔,要 360°查找,间接检眼镜下定位;反对不加选择的扣带手术都应用玻璃体内导光纤维照明做定位检查,对玻璃体会有影响。②冷冻量恰到好处:避免在色素上皮裸露的地方冷凝,直视下冷凝,看色素上皮有没有反应,从橘红色到白色就可以解冻;保护眼睑和皮肤;视网膜脱离高时先放液再冷凝。③放液:通过巩膜外顶压,如果脱离的神经上皮和色素上皮可以贴合,就不用放液,如果顶压后够不上,二者不能贴合,就放液;如果脱离不高,但有视网膜下增殖,也要放液,看放液后视网膜能否贴合,如果不贴合,考虑改玻璃体手术;在视网膜下液多的地方放液,选择好操作的地方,放液时不能对眼球施加压力,避免视网膜嵌塞在放液处,如果有嵌塞立刻降低眼压,行前房穿刺或按摩放液点部分可回位,如果没有回位,嵌塞部位应按视网膜裂孔处理行局部冷凝。④扣带的选择:根据裂孔的大小及位置选择,如裂孔大扣带则宽,一般赤道部、赤道后选择放射加压,用硅海绵。环形加压用硅胶,对于宽的马蹄孔也选择环形加压,选择 4.5mm 宽度就够用,针对儿童、年轻患者大的裂孔有时会选择 6mm 宽度,其他患者一般用 4.5mm 宽度,如果 4.5mm 宽度仍不能压住裂孔可能要选择玻切术;加压物的宽度决定巩膜嵴的宽度,缝线的跨度决定加压脊的高度,一般缝线在加压物两边多出各 1mm 即可。⑤加压术后重点检查:视盘颜色;加压脊有没有形成,裂孔是不是在脊上,视网膜下液有无残留,放液点有没有异常,眼压是否正常。

问题 **10.** 视网膜脱离多久算陈旧性?

🔲 附专家答疑视频

魏文斌教授答:临床上通过两个方面去判断是否为陈旧性视网膜脱离,一个是根据病程,一般病程 3 个月以上为陈旧性视网膜脱离。另外一方面要看眼底表现,因为有些患者早期周边视网膜脱离不累及黄斑可能没被发现,所以不能单从病程上判断,眼底出现以下几个特征也可以认为是陈旧性视网膜脱离:①视网膜囊肿;②视网膜下条索;③视网膜分界线;④出现增殖性玻璃体视网膜病变(PVR)。

问题 **11.** 巩膜扣带术后 1 年,眼底有很多条状增殖,视力 0.6,需要处理吗?

🔲 附专家答疑视频

魏文斌教授答:这个要看手术是否真正成功了,如果裂孔封闭良好,视网膜均复位,增殖是不需要再处理的。只要视网膜复位良好,裂孔完全封闭,一般术后是不会再长增殖膜的,可能这些增殖是术前就存在的,只要裂孔封闭良好,视网膜复位,这些增殖膜可以不用剥除。

问题 12. 硅油眼扣带手术有哪些注意事项?

附专家答疑视频

魏文斌教授答:首先要看硅油眼视网膜脱离的原因,如果硅油眼视网膜再脱离是由 PVR 引起,那么做扣带是不可以的,还需要通过玻璃体手术解决,如果是由周边裂孔没封闭造成的,那么可以通过扣带术使裂孔闭合达到复位视网膜的目的。硅油眼扣带术注意两点:①术中外放液,因为有硅油的顶压,不放液不容易形成加压脊,外放液要离裂孔远一些,以免引起硅油漏出;②如果扣带术后眼压增高,尽可能不要前房穿刺放液,有时候晶状体悬韧带不好,硅油进入前房引起眼压高更难处理,所以如果术中发现扣带术后眼压高,可以平坦部穿刺放出少量硅油。

问题 13. 颞下裂孔外路术后黄斑下积液不吸收,有什么好办法吗?

附专家答疑视频

魏文斌教授答:对于视网膜脱离术后仍然有视网膜下液的,要注意三点。①裂孔是否闭合,裂孔是否在脊上。②有没有新发裂孔。③OCT 观察视网膜下液的动态变化,如果视网膜下液逐渐减少,则无须处理,有视网膜下液延迟吸收,甚至延迟 1~2 年才吸收,总之如果裂孔封闭良好,未见新发裂孔,视网膜下液可观察。

问题 **14**. 玻璃体积血的手术指征是什么？

附专家答疑视频

魏文斌教授答：首先要看积血的来源，如果是 PVD 引起，牵拉裂孔引起出血，诊断明确，尽早手术。50~60 岁的人，没有基础疾病，玻璃体液化后脱离可能出现牵拉裂孔、玻璃体积血。如果是糖尿病视网膜病变、视网膜静脉阻塞引起出血，允许观察，所以病因很重要。其次，积血量大，视功能差的尽早手术，积血量小可以观察。再次，看玻璃体状态，如果玻璃体已经液化，出血量不大，可能可以吸收，如果玻璃体黏稠，致密的积血很难吸收，需要尽早手术。

问题 **15**. 玻璃体手术中的注意事项有哪些？

附专家答疑视频

魏文斌教授答：玻璃体手术应注意以下几点。①3 个切口的制作：上方 2 个切口保持夹角大于 120°，小于 180°，巩膜板层隧道切口水密性好。②术中时刻关注眼压变化：低眼压会产生一系列并发症，注意灌注头有没有脱落，灌注头有没有进入视网膜下等；重水注入时有没有眼压过高，看视盘颜色，看动脉搏动。③注意导光纤维和玻切头的协调性：操作的时候保证导光纤维和玻切头均在你的视野里，导光紧跟玻切头，但是在手术录像时，导光纤维不要照在玻切头上，以免反光影响录像清晰度。④玻璃体切除及玻璃体后脱离的制备：切除玻璃体时制作玻璃体后脱离是关键，玻璃体后脱离成功后玻切的效率才会大大提高，如何把玻璃体后皮质切除干净，如何把脱离的视网膜表面玻璃体清除干净、如何把基底部玻璃体尽可能切除干净是手术成功的关键。

问题 16. 人工 PVD 的方法,范围做多大?

附专家答疑视频

魏文斌教授答:对于黄斑部手术,人工玻璃体后脱离(PVD)范围到赤道部即可,因为黄斑手术往往是次全玻切。但是对于视网膜脱离手术,人工 PVD 要到周边部,尽可能切除周边玻璃体,尤其是需要行硅油或气体填充的,周边玻璃体如果不切除干净,势必导致周边视网膜僵硬甚至增殖,取油后视网膜会再次脱离,再次手术只能行周边视网膜切开或切除才能复位。

问题 17. 在手术台上,有没有遇到不管怎么处理都展不平的膜?后来怎么处理了?

附专家答疑视频

魏文斌教授答:有,膜分很多种类,有孔源性视网膜脱离产生的膜,有血管增生产生的膜,大部分膜通过一定的手术技巧都可以剥干净,少部分膜和视网膜融合在一起很难剥干净,对于这类不剥除影响视网膜复位的膜,只能行部分视网膜切除或切开。

问题 18. 黄斑前膜手术需要剥离内界膜吗?

附专家答疑视频

魏文斌教授答:黄斑前膜手术一般不刻意去剥内界膜,除非二者粘连紧密,剥黄斑前膜时连带着内界膜也剥离了,或者剥除黄斑前膜后发现内界膜皱褶严重,也行内界膜剥除。

问题 19. 年轻糖尿病患者术中激光打多少? 需要 PRP 吗?

附专家答疑视频

魏文斌教授答:糖尿病患者需要做玻切手术的往往疾病已经到了增殖期,尤其是年轻糖尿病患者,发生新生血管性青光眼的概率更高,所以玻切术中尽可能完成全视网膜光凝(PRP),因为玻切术后可能存在出血、前房炎症等导致术后短期内无法激光,所以术中能打激光的地方尽可能光凝,对于视网膜水肿等术中不能完成激光的地方术后尽快补激光。

问题 20. PRP 可以达到睫状体平坦部吗?

附专家答疑视频

魏文斌教授答:PRP 打到锯齿缘就可以了,没必要到睫状体平坦部,对于糖尿病视网膜病变的患者,手术台下打激光可能存在瞳孔大小、晶状体遮挡等影响,不容易打到周边部,所以对于糖尿病视网膜病变患者手术台上尽可能完成周边部激光治疗,可以利用加压器顶压等手段。

问题 21. 静脉阻塞、玻璃体积血患者术中发现视盘新生血管 (neovascularization of the optic disc, NVD),需要 PRP 吗?

附专家答疑视频

魏文斌教授答:静脉阻塞引起玻璃体积血大部分是由视网膜分支静脉阻塞引起,少部分是由视网膜中央静脉阻塞引起,术中我们要判断,如果是分支静脉阻塞引起,那么行局部视网膜光凝即可,如果是中央静脉阻塞引起,那么需要行全视网膜光凝(PRP)。

问题 **22.** 白内障联合玻切手术需要注入硅油，但术中发生了后囊破口，注入硅油后硅油进了前房，应该怎么办？

附专家答疑视频

魏文斌教授答：如果联合手术，注入硅油后硅油进入前房，后囊破裂，那么要行 6 点位虹膜周边切除，确保周切口通畅，避免术后瞳孔阻滞引起眼压升高。前后房沟通的情况下想取出前房硅油很难，少量前房硅油可不处理，等将来取油时一并取出。

问题 **23.** 由于套管的存在，取硅油时如何取净最后一滴？

附专家答疑视频

魏文斌教授答：首先，取油时尽可能保持取油的连贯性，别中断，尽可能使最后一滴油顺着出来。实在出不来的，要通过旋转眼球，使这滴残留的油出现在我们的视野里，然后在导光纤维引导下使这滴硅油从套管里出来。

问题 **24.** 硅油眼雷珠单抗需要减量吗？

附专家答疑视频

魏文斌教授答：不减量，硅油眼注射抗 VEGF 药物均不需要减量，因为抗 VEGF 药物属于无毒性药物，但要关注眼压情况。硅油眼注射抗生素或抗病毒药物要考虑减量问题，以免对视网膜造成毒性损伤。

问题 25. 手术时间比预想的延长，需不需要追加麻醉？

附专家答疑视频

魏文斌教授答：手术中需不需要追加麻醉是根据患者感觉决定的，患者感觉疼痛即可追加麻醉。往往追加麻醉的效果不如一开始球后麻醉效果好，术前尽可能打好球后麻醉，可联合眶上神经麻醉。有条件的医院可请麻醉医师配台，加静脉镇静麻醉。

问题 26. 眼弓蛔虫病需要把病灶彻底清除、硅油填充吗？

附专家答疑视频

魏文斌教授答：眼弓蛔虫病引起玻璃体视网膜的病变以肉芽肿性炎症及增殖牵拉为主，手术目的是解除牵引，清除病原体，这种疾病增殖膜粘连非常紧密，很难剥除，手术以解除牵拉为目的，尽可能避免医源性裂孔，避免眼内填充，眼弓蛔虫病以儿童多见，如果过度剥除增殖膜，引起裂孔、硅油填充，儿童体位不配合，可能导致眼球萎缩。

问题 27. 星状玻璃体混浊需要处理吗？

附专家答疑视频

魏文斌教授答：一般不需要处理，单纯的玻璃体星状变性不影响视功能，所以不需要手术处理，少部分确实影响视功能的可手术处理，部分星状变性患者并发黄斑前膜，影响视功能，需要同时处理。

问题 28. 爆发性脉络膜出血的处理？

附专家答疑视频

魏文斌教授答：目前三通道玻璃体手术，出现爆发性脉络膜上腔出血比例低，因为目前都是闭合式玻切，术中眼压平衡，不容易发生爆发性出血；发生脉络膜爆发出血往往是因为眼压骤降，如灌注头滑脱、玻璃体腔注气时气体流失过快，另外高度近视患者容易发生爆发性脉络膜出血，一旦发生，立即关闭切口，密闭之后保持眼压，目前的爆发性脉络膜上腔出血往往是部分出血，可以稳定，待二期再手术，放出脉络膜上腔血性液体，新鲜的出血有血凝块，不容易放出，如果当时眼压极高，也要巩膜外放液、放血，降低眼压；二期手术一般选择出血后 1~2 周，如果眼压不高，脉脱球也没相互接触，可观察 2 周再放血，如果脉脱球相互接触，眼压高，那么观察 1 周就放液，不管有没有光感都要积极手术处理，基本术后都有部分视力。

问题 29. 玻切手术后第二天发现脉络膜脱离应该如何处理？

附专家答疑视频

魏文斌教授答：玻切术后第二天发现脉络膜脱离，往往是眼压低造成，手术完毕缝合切口漏水、漏气等，绝大部分眼压是正常的，脉络膜脱离发生率低，轻度脉络膜脱离观察 1~2 周可以自行吸收，用点激素，观察；对于严重脉络膜脱离的，需要眼内打气恢复眼压，切口漏重新缝合；防止术后低眼压是预防术后脉络膜脱离的关键，术后检查眼压、检查三切口密闭性很重要。

第八章

视神经疾患

第一节

视神经疾患的诊断与治疗

▶ 扫描二维码，观看本节
问题专家答疑视频

问题 1. 视神经炎如何分型？

附专家答疑视频

钟勇教授答：

1. 经典分型　根据有无原发因素分为特发性视神经炎及非典型性视神经炎。

（1）第一型，特发性视神经炎（typical optic neuritis，TON）：此型没有明确的感染病因，在欧美视神经炎的人群中占比超过85%。为原发于视神经髓鞘和少突胶质细胞的自身免疫反应，病理改变主要为髓鞘丢失。诊断需要根据发病特点、临床体征，以及检查全身脱髓鞘疾病相关的免疫指标（AQP4，NMO 和 MOG等抗体），并要通过患者主诉、病史追踪、眼底改变，以及影像学表现等多个方面排查有无其他非自身免疫因素。

（2）第二型，非典型性视神经炎（atypical optic neuritis）：继发于各种感染后（全身或局部）、眼部疾病、眼邻近组织病变以及其他全身性、放射性、中毒性、营养性原因。局部感染性病灶，包括球内损害（如近视乳头性脉络膜炎）、眶内炎症感染（如眶骨膜炎），以及近组织炎症性感染（如鼻窦炎）。全身性疾病，包括传染性疾病（如脑膜炎）、肉芽肿性病（如结核、梅毒、结节病）等等。

2. 部位分型　按受累的部位分为 4 型。①球后视神经炎：累及视神经眶内段、管内段和颅内段，视乳头正常，占所有比例的2/3，常常与多发性硬化（multiple sclerosis，MS）、视神经脊髓炎（neuromyelitis optica，NMO）相关。②视乳头炎：视盘出现充血、隆起的炎症改变，也与 MS 相关。需要和视乳头水肿、缺血性视神经病变相鉴别，视乳头炎隆起的程度相对较低、很少有盘周的出血。③视乳头水肿，与视功能严重程度无关，黄斑束功能保存好的患者可以有较好视力。④视神经周围炎：视神经鞘炎症，仅限于视神经本身，通常患者年龄较大，视力轻中度丧失，多由感染或炎症导致。⑤视神经视网膜炎：视网膜上出现炎性改变，可发生于任何年龄，常伴发视神经和黄斑水肿，黄斑出现星芒状渗出。

3. 病因分型　采用我国的《视神经炎诊断和治疗专家共识（2014 年）》分型方法。①特发性视神经炎，包括：特发性脱髓鞘性视神经炎（idiopathic demyelinating optic neuritis，IDON），亦称多发性硬化相关性视神经炎（multiple sclerosis related optic neuritis，MS-ON）；视神经脊髓炎相关性视神经炎（neuromyelitis optica related optic neuritis，NMO-ON）；其他中枢神经系统脱髓鞘疾病相关性视神经炎。②感染性和感染相关性视神经炎。③自身免疫性视神经炎。④其他无法归类的视神经炎。

相关诊断和治疗建议参考发表于《中华眼科杂志》2021 年 3月 57 期上《中国脱髓鞘性视神经炎诊断和治疗循证指南（2021 年）》。

问题 2. 特发性视神经炎如何诊断？

附专家答疑视频

钟勇教授答：

（1）临床表现包括：①急剧中心视力下降，初发时常为单眼；

②眼球运动时眼眶或眼周疼痛或不适感;③获得性色觉异常;④女性多发,好发年龄为18~49岁;⑤Uhthoff现象:体温升高或运动后视功能下降。

(2)重要体征:①相对性瞳孔传入阻滞(relative afferent pupillary defect,RAPD)阳性。检查方法:半暗照明,手电光快速交替照射双眼,患侧瞳孔出现即刻反应先轻微收缩,继而瞳孔呈现散大。特殊注意:a.查RAPD一定要注意是半暗环境,让患者瞳孔处于自然散大状态;b.患者要注视5m以外的视标,看近处会引发瞳孔近反射;c.双眼视力都较差时,RAPD一般呈阴性;d.急性外伤的患者主诉视力下降,没有黄斑、视网膜的病变而RPAD(+),要高度怀疑视神经损伤。②视野改变可能表现为中心暗点、旁中心暗点、束状或水平视野缺损或弥漫性缺损等多种类型,但绝大多数患者累及中心。

(3)总结:依据发病年龄和性别特征,急性视力下降、视神经充血或正常(球后视神经炎)、RAPD(+)、视野的中心暗点等症状、体征可以初步判断为视神经炎,然后需要结合病史及各种全身检查寻找病因,排除第二型(非典型性视神经炎)。

问题 **3**. 视神经炎如何治疗?

附专家答疑视频

钟勇教授答:

(1)治疗原则:第二型(非典型性视神经炎)一定是针对病因进行治疗,第一型首选激素治疗,可以加快视功能恢复、降低复发率。对于伴发MS或NMO、男性患者、反复发作的病例,对激素不敏感,可考虑使用单抗、血浆置换等方法。

(2)激素如何使用、效果好不好? 我们目前激素治疗的依据来源于一项经典的随机双盲临床研究——Optic Neuritis Treatment Trial(ONTT 1992—2004)。研究目的:评价激素治疗视神经炎的利弊、探讨视神经炎患者的自然病程、验证视神经患者发生多发性硬化的危险因素。入组条件:①18~46岁;②8天内有症状的急性单侧视神经炎;③患眼RAPD阳性并有视野缺损;④患眼以前没有视神经炎发作史;⑤没有针对ON或MS的激素治疗史;⑥除MS以外没有别的全身病史。

治疗方案:随机分为3组。①静脉输注甲泼尼龙:每次250mg,静脉点滴q6h,连用3天。3天后改口服激素1mg/(kg·d),qd×11天;②口服泼尼松龙(强的松龙):1mg/(kg·d),qd×14天;③口服安慰剂两周。研究结果:治疗组和非治疗组在半年后的转归的比例相同,说明视神经炎本身有自愈性,但一般在2周以后开始恢复,激素能使视力恢复时间缩短。此外,使用甲强龙冲击治疗优于单纯口服,视力恢复更快、复发率大幅度降低。

(3)补充说明:①激素的使用时间和剂量可以参考ONTT,0.5~1g甲强龙激素冲击治疗(不超过6天),改口服1~2mg/(kg·d),逐渐减量;②要根据患者情况灵活掌握,比如瘦弱的患者或者儿童,应适当减少激素用量;③根据患者恢复情况可3~6个月停药;④复发患者根据情况再次激素冲击治疗。

问题 **4**. 多发性硬化和视神经炎之间有什么关系,该如何诊治?

附专家答疑视频

钟勇教授答:

(1)多发性硬化(multiple sclerosis,MS)是一种以中枢神经系统白质炎性脱髓鞘病变为主要特点的自身免疫病,常累及脑室周围白质、视神经、脊髓、脑干和小脑,主要临床特点为中枢神经系统白质散在分布的多病灶与病程中呈现的缓解复发、症状和体征的空间多发性和病程的时间多发性。

(2) 临床表现:20~40 岁多见,<10 岁和 >50 岁少见,男:女比例约为 1:2。眼部最常表现为急性视神经炎或球后视神经炎,30% 会以眼肌麻痹和复视就诊,此外还可能出现获得性眼球增长、水平性眼球震颤。全身的症状包括肢体无力、感觉异常、共济失调等等。

(3) MS 和视神经炎有诸多相似的流行病学因素,如性别、年龄、地理分布、脑脊液改变(oligoclonal bands)、组织相容性数据、MRI 改变和家族史等。视神经炎可为 MS 的首发症状(1/4)或单独存在,或继发于病程中。随着病程的增加发生 MS 的概率逐年增加(13%~88%),随诊 5 年 30%,随诊 15 年 50%。最终会有 2/3 的女性和 1/3 的男性 TON 患者最终发展为 MS。因此,TON 的患者一定要叮嘱患者去神经内科进行相关疾病的检查。

(4) 治疗:①ONTT 研究资料表明,激素不能为预防 MS 提供长期效果;有视神经炎发作的患者,MS 的发病风险明显增加,首次甲强龙冲击治疗的患者可降低 MS 的发病率,其发病可延缓 2 年。②也有研究表明 β- 干扰素可使 MS 发病延缓 3 年,但价格昂贵,目前在临床上并未广泛使用。

问题 5. 双眼急性视力下降,怀疑球后视神经炎,但激素冲击效果很差,考虑什么原因?

附专家答疑视频

钟勇教授答:

(1) 如果是青少年男性患者,需要排除 Leber 遗传性视神经病变(Leber's hereditary optic neuropathy,LHON)的病例。

①LHON 常发生在 20~30 岁的成年男性,可以有或没有阳性家族史,为线粒体 DNA(mtDNA)异常导致的视神经炎病变,主要的原发突变位点分别是 m.G11778A、m.T14484C 及 m.G3460A。诊断的金标准是基因检测。②临床表现:视力下降呈急性或亚急性,常低于 0.1,伴色觉障碍,一眼先发,另眼在数周或数月后发作,也可以出现双眼同时发病,极少单眼发病。急性发作初期可见视神经乳头充血发红,但不是真正的视乳头水肿。视野为中心暗点或旁中心暗点。③治疗:目前缺乏好的治疗方法。

(2)还要排除营养性和中毒性视神经病变。可能继发于酒精、营养不良、贫血或各种有毒物(乙胺丁醇、氯喹、异烟肼、重金属),注意病史的询问。

问题 **6**. 非动脉炎性前部缺血性视神经病变如何诊疗?治疗效果不太好,是因为治疗不及时,还是病情发展?

📱🔍 附专家答疑视频

钟勇教授答:

(1)非动脉炎性前部缺血性视神经病变(nonarteritic anterior ischemic optic neuropathy,NAION)是 55 岁以上人群常见的急性视神经病变。

病理生理机制:①结构拥挤的视盘(小视盘 / 视杯),因此多发生于正视眼和远视眼,近视眼很少发生;②筛板和筛板后区是最常发生病变的部位;③急性期,视盘前区出现血流受损持续的脉络膜血流受累和筛板后区的梗塞提示存在有后睫状短动脉血管病变(AAION);④糖尿病、高血压、高脂血症、肥胖等是常见的血管病理性危险因素,白内障术后、视盘玻璃膜疣也会有所影响;⑤视盘微循环自主调节功能紊乱;⑥继发于缺血发作的视网膜神经节细胞(retinal ganglion cell,RGC)死亡和神经轴突受损。

(2)临床特点:无痛性、突发单眼视力下降,诉眼前黑影遮挡,极少无光感;可有 RAPD(+);色觉障碍和视力下降成正比(不同于视神经炎);视乳头水肿呈弥漫性或局限性,盘周火焰状出血,可发生在视力下降之前或后,为诊断 NAION 的"金标准";视野表现为与生理盲点相连的束状缺损,或象限性视野缺损;对侧眼为高危眼;具有自限性。

(3)鉴别诊断:NAION 需要与动脉炎型缺血性视神经病变(arteritic anterior ischemic optic neuropathy,AAION)相鉴别。后者的临床特点:年龄常大于 55 岁,可伴有系统性自身免疫异常;视力下降严重、头疼明显、伴有消瘦;免疫指标异常,红细胞沉降率(ESR)和 C 反应蛋白(CRP)升高;常伴有颞动脉炎;对激素治疗反应好。

(4)治疗:迄今为止,缺乏循证依据充实的有效治疗。激素治疗目前缺乏适当的前瞻性、随机对照实验的证据,有的研究显示用不用激素预后转归相同,有的研究甚至提示激素会增加对侧眼的发病风险。神经修复是目前治疗的关注热点。

(5)预后:较差,很多患者存在不可逆的视功能损害。

问题 7. 视神经炎与缺血性视神经病变如何鉴别?

钟勇教授答:视神经炎多伴有眼球转动痛,眼周疼痛或不适,而缺血性视神经病变表现为突发单眼无痛性视力下降、视野缺损;前者 50 岁以下的青年女性相对多发,而后者多见于 55 岁以上人群,可伴有系统性自身免疫异常;视神经炎可表现为获得性、持续色觉异常及 Uthoff 现象,色觉障碍和视力下降成正比;缺血性视神经病变的视乳头改变是诊断的"金标准",表现为视盘明显水肿,盘周火焰状出血,视野表现为与生理盲点相连的束状或象限性视野缺损。

刘大川教授答:

前部缺血性视神经病变(anterior ischemic optic neuropathy, AION)是睫状血管的阻塞,而视神经炎(optic neuritis,ON)是炎性疾病,两者的发病原理不同,决定症状和体征也不尽相同。①视力下降的突然程度不同,AION 的患者一般能明确说出视力下降的时间点,而视神经炎患者不能详细描述。②视力下降的严重程度也不同,视盘至少由 4 根血管供血,一般不会完全阻塞,因此 AION 的患者会保存一定的视功能。而视神经炎的患者视力受损程度更严重,可下降到手动,甚至光感。③眼底检查:NAION 的眼底呈缺血性改变,而视神经炎的眼底呈淤血改变。④视野:NAION 典型的视野表现为与堵塞血管对应的象限性的视野缺损。⑤荧光素眼底血管造影:NAION 表现为视盘的充盈时间延迟和 / 或不同象限的充盈缺损。

魏世辉教授答:视神经炎和非动脉炎性前部缺血性视神经病变的鉴别诊断见表 8-1-1。

表 8-1-1　视神经炎和非动脉炎性前部缺血性视神经病变的鉴别诊断

	视神经炎	非动脉炎性前部缺血性视神经病变
人群分布特征	多发于 20~40 岁,青年女性	一般在 50 岁以上,平均 57~65 岁
高危因素	免疫相关疾病	高血压、糖尿病等全身代谢、血管性疾病
视力下降特点	视力可能会下降到无光感	晨起或午睡后突然发病,视力不会下降到无光感

	视神经炎	非动脉炎性前部缺血性视神经病变
疼痛	约90%的患者存在眶周疼痛,尤其是眼球转动痛	无
RAPD	强阳性	弱阳性
视野	典型的视野缺损为中心暗点或中心盲点性暗点	最常见的是水平视野缺损,尤其是下方视野缺损
色觉	色觉障碍程度通常较视力下降程度严重	色觉障碍程度通常与视力下降程度呈正比
视盘水肿	约1/3,相对少见,节段性水肿少见	肯定出现,呈弥漫性或节段性、象限性
视盘旁出血	相对少见	很常见
视盘大小	相对正常	小视盘、小杯盘比
荧光造影	一般无明显改变,如有水肿会出现晚期荧光渗漏	视盘灌注延迟,区域毛细血管扩张,后期荧光渗漏
OCT	无	可见视网膜浆液性脱离
临床病程	通常4~6周后视力好转	一般维持稳定,或小幅度提高
MRI	视神经呈长 T_2 信号,视神经强化和增粗	无明显改变
VEP	潜时延长	振幅降低
治疗	糖皮质激素冲击可缩短病程	无特效治疗

问题 8. 视乳头水肿常见的原因及鉴别。

附专家答疑视频

钟勇教授答:视乳头水肿是一种体征,任何原因导致的颅内压升高均可引起。

(1)临床体征：①可无症状，或轻微头疼头晕；②视盘隆起、边界不清，常常为双眼；③短暂性视力下降或模糊，发作时常与体位改变蹲下后起立有关；④早期中心视力正常，视野可出现生理盲点扩大，晚期视乳头水肿消退，出现视神经萎缩，视野严重受损；⑤恶心、喷射性呕吐，临床中很少见；⑥单侧或双侧展神经麻痹时，出现复视。

(2)常见病因：①原发或继发性的颅内肿瘤、假性脑瘤或特发性颅内高压、矢状窦血栓形成、中脑导水管狭窄、硬膜下或硬膜外血肿、蛛网膜下腔出血、脑脓肿、脑膜炎、脑炎等。②高血压、糖尿病相关的视神经病变也会出现视乳头水肿。

(3)真、假视乳头水肿鉴别：依靠 FFA 进行鉴别，视乳头炎、颅压高造成的视乳头水肿会有荧光渗漏，而假性视乳头水肿不会有荧光渗漏。

(4)提醒：视乳头水肿临床诊断为双眼视神经炎或视神经血管炎治疗效果不理想的，一定要警惕颅内病变，避免造成不可逆转的视力下降。

问题 **9.** 如何通过检查早期发现视神经病变？

附专家答疑视频

钟勇教授答：视神经疾病发病形式和临床表现多种多样，尤其是球后病变可能十分隐匿。要熟知神经眼科相关的解剖，包括传入和传出两大部分。需要对患者进行系统详细的病史询问、仔细完整的眼部检查、有的放矢的辅助检查，结合临床表现和检查结果进行诊断和鉴别。对于神经眼科的影像学检查，需完善眼眶增强 MRI+ 冠状位 + 垂体增强 MRI，避免遗漏细小病变。

问题 10. 视神经病变有哪些特异性体征？

📱🔍 附专家答疑视频

钟勇教授答：①瞳孔变化：单眼突发视力下降、眼底无异常时，可通过瞳孔检查确定有无 RAPD 从而排除球后视神经病变（外伤、视神经管骨折等）；②视野改变：中心、旁中心暗点、束状或水平视野缺损或弥漫性缺损等；③除体征外，需神经眼科影像学检查辅助。

问题 11. 一些年龄比较大的患者，视盘完全苍白，可是还有比较好的视力，而一些年纪轻的视神经炎的患者，视乳头一苍白就完全没有视力了，怎么解释？

钟勇教授答：视神经炎视盘的苍白程度与视力的关系并非像原发性开角型青光眼（primary open-angle glaucoma，POAG）中一样呈现正比关系，视神经炎视力情况主要取决于视乳头水肿炎症影响黄斑束的程度（神经胶质替代坏死神经轴突的过程）。

问题 12. 请介绍视神经疾病和视网膜黄斑疾病的鉴别诊断。

📱🔍 附专家答疑视频

魏世辉教授答：视神经和视网膜黄斑疾病的鉴别诊断见表 8-1-2。

表 8-1-2　视神经和视网膜黄斑疾病的鉴别诊断

	视网膜黄斑疾病	视神经疾病
主诉	视物变形或视物模糊	视物变暗
疼痛	一般不伴有疼痛	有的有眼球运动时疼痛
屈光改变	可出现屈光状态改变（一般趋向于远视）	不影响屈光状态
疾病进展	一般比较缓慢	可能进展较快或呈一过性
RAPD	阴性	单眼或双眼病变不对称者阳性
色觉	影响轻微	显著受损
亮度比较试验	影响轻微	显著受损
明负荷试验	延长	正常
视野	以中心相对暗点为主	可以出现各种类型的视野缺损
Amsler 方格表	中心暗点和 / 或视物变形	各种视野缺损
对比敏感度	高频下降	低中频下降
电生理检查	PERG、mfERG	VEP

问题 13. 青光眼和视神经疾病引起的视神经萎缩如何鉴别?

附专家答疑视频

魏世辉教授答:除了详细的病史外,检眼镜检查需要注意以下方面。①神经眼科的疾病(包括视神经炎、颅内占位性病变等)的大视杯是横椭圆,而青光眼的大视杯是纵椭圆;②神经眼科的大视杯是弥漫性的全白;青光眼的大视杯残留的部分,特别是鼻侧经常是红的、是充血的;③青光眼大视杯不符合 ISNT 原则: 下方(inferior,I)> 上方(superior,S)> 鼻侧(nasal,N)> 颞侧(temporal,T);④青光眼有血管屈膝,视神经疾病没有。

问题 14. 视神经肿瘤如何诊治？

附专家答疑视频

钟勇教授答：介绍几种临床上常见的视神经肿瘤。

视神经胶质瘤是视神经肿瘤中最常见的。属视神经浸润性良性肿瘤，多见于儿童。30% 伴发 I 型神经纤维瘤病（neurofibromatosis，NF）。

（1）临床特征：①大多数在 10 岁前出现视力下降等相关症状和体征，超过 90% 的患者在 20 岁前出现临床表现；②球后眶内增大的肿瘤可以引起眼球突出；③视盘可以出现水肿、苍白；④NF-1 伴发的症状和体征，如牛奶咖啡斑、全身无痛性皮下肿物。

（2）影像学特征：①伴或不伴视神经管扩大的视神经梭形膨大；②T_1 加权像呈低信号或等信号强度；③可以出现强化，但没有脑膜瘤增强显著；④眶内段视神经"扭结"仅见于 NF-1 患者；⑤围绕视神经的 T_2 加权像信号增强（假性 CSF 信号）。

（3）治疗及预后：①一般不处理肿物，若肿瘤蔓延进颅内、视交叉前以及严重突眼致角膜溃疡可选择手术。②无光感不是手术治疗的指征，如果视力进行性下降，小于 5 岁可选择化疗；大于 5 岁可选择放疗。③孤立型预后较好，视力稳定。④广泛的颅内胶质瘤，常导致失明或死亡。

成人恶性胶质瘤为少见的、累及视神经的恶性肿瘤，多见于老年患者，以快速的、进行性视力下降为特征，可呈孤立性或多中心性病灶。

临床特征：①单眼或双眼迅速的视力下降，可以很快进展至无光感，有视野缺损；②早期视盘水肿，常误诊为 AION，或眼底正常，误诊为 PION；③常发生视网膜中央静脉阻塞，直至 CRAO；

④MRI 显示视神经强化病灶,为视神经恶性胶质瘤的特征,当病灶为多中心时,脑内其他部位可见病灶;⑤可尝试放疗或化疗,但视力和生存预后很差,多数患者确诊后在一年内死亡。

视神经鞘(视神经周围)脑膜瘤,为包绕视神经的良性肿瘤,来源于蛛网膜脑膜内皮细胞的原发肿瘤。常累及视神经眶内段,可向视神经管延伸生长,由此进入颅内。多见于 40 岁以上的女性,可出现单或双眼的进行性视力下降,通常至病程晚期,才出现突眼或眼球运动障碍。

临床特征:①视力下降,获得性色觉障碍;②中心视力下降,中心暗点或神经纤维束性视野缺损;③常有视盘水肿,伴视乳头血管系统特征性改变(视神经睫状分流血管),晚期出现视神经萎缩;④由于沿视神经的钙化和视神经管状增粗强化,MRI 可见"车轨道"征。

第八章 第二节

扫描二维码，观看本节
问题专家答疑视频

第二节

视神经疾患的检查

问题 1. 神经眼科传入系统疾病常用的检查有哪些？

附专家答疑视频

魏世辉教授答：①医生客观检查：瞳孔检查、检眼镜检查、OCT、视觉电生理。②患者主观检查：视力、色觉、Amsler 方格表、对比敏感度、亮度比较试验、明负荷恢复试验、视野检查、临界闪烁融合频率。

问题 2. 黄斑病变和视神经病变的视力变化有何不同？

附专家答疑视频

魏世辉教授答：黄斑病变患者常主诉视物变形或视物模糊，可出现屈光状态改变（一般趋向于远视），一般不伴有疼痛，发展过程一般比较缓慢；而视神经病变患者常主诉视物变暗，不影响屈光状态，部分伴眼球运动时疼痛，发展过程可能进展较快或呈一过性。提示一点：在临床中，不应以中心视力或者矫正视力作为评估患者视功能的唯一指标，亮度、对比敏感度、色觉、运动中的视觉、立体视觉、视野……这些都会影响患者的视力评价。如，患者治疗后可能中心视力还是 0.01，但自己行动方便，一定要多方面地去评估、记录患者的视功能变化。

问题 **3**. 色觉在视神经疾病的诊断和鉴别诊断中有什么价值，如何检查？

附专家答疑视频

魏世辉教授答：获得性色觉障碍是支持视神经疾病的一个证据，后天出现的单眼或双眼的色觉丧失可以出现在视神经病变、视交叉疾病和枕叶疾病。而视网膜或黄斑疾病的视力可以很差但色觉相对保存较好。

色觉检查方法有：Ishihara 假同色图（石原氏色盲本）、Farnsworth D15 色盘试验、FM100 色觉测试法，推荐使用 FM100 色觉测试法。

问题 **4**. 对比敏感度如何检查？

附专家答疑视频

魏世辉教授答：视神经疾病中、低频异常，视网膜黄斑疾病高频异常。目前有专门的对比敏感度的视力表、提供不同亮度背景光的检查仪器等等，介绍两种简单易操作的方法。

（1）亮度比较试验：两眼的亮度敏感度的简单对照，是测试单侧视神经病变的敏感试验。询问患者两眼的光线是否同样明亮，如果较亮的光线给 100 分，那另一只眼会给多少分。如果双眼亮度相同，视神经病变的可能性较小。

（2）明负荷恢复试验

①原理：强光照射后视网膜敏感性的恢复是建立在光线下被漂白的视色素的再生，影响光感受器或邻近视网膜色素上皮的疾

病可以使此过程延长。②方法：先测定最佳矫正视力，然后注视 2~3cm 前的亮光源 10s，记录视力恢复至最佳矫正视力一行内所需时间。正常患者恢复时间小于 30s，两眼恢复时间的差别应在 10s。黄斑疾病可使明负荷恢复时间延长，本试验对单眼或微小黄斑疾病有意义。

问题 5. 视神经疾病如何行视野检查？

附专家答疑视频

魏世辉教授答：①首先掌握正常单眼视野的范围，鼻侧、上方为 60°，下方为 70°~75°，颞侧为 100°~110°。②对照视野检查快速易行，视野计检查更推荐使用静态自动视野计的 30-2 全阈值程序。③门诊复查可以选择 24-2，速度更快一点；查黄斑功能选择 10-2；周边视野选择 60-2。

视神经疾病可以表现为各种形态的视野缺损，以中心绝对暗点为主；而黄斑病变一般只表现为中心的相对暗点。

问题 6. 垂体病变，如何行视野检查？

附专家答疑视频

刘大川教授答：30-2 和 24-2 是为青光眼设计的，会查每一个点的阈值，所需时间较长；而 60° 视野是为神经科设计的，主要查病变的范围，不要求每一个点的具体阈值，速度较快。因此垂体病变可以选择 60° 视野。

问题 7. 临界闪烁融合频率是什么检查?

附专家答疑视频

魏世辉教授答:临界闪烁融合频率(critical flicker fusion frequency,CFF)(图 8-2-1)是一种很好用的主观物理检查,具有小型、便携、不受年龄限制、重复性好的优势,可动态反映视功能随时间变化的情况,在白内障、青光眼、高度近视视网膜变性、弱视、视网膜疾病等亚专业中也都有应用。检测原理基于视觉残留现象,闪烁光进入人眼会产生闪烁的感觉,随着闪烁频率加快,闪烁感会逐渐消失,最后形成稳定的光,这种现象称为光融合。介于闪烁和稳定之间的、能引起连续融合感的最小断续频率称为CFF。目前国内还没有广泛开展。

测试方法:①暗室环境下;②被试眼距仪器 25cm,视角偏差小于 2°;③分别测试单眼或双眼红、黄、绿三种颜色光线的 CFF:调整到某一颜色时,逐渐加快频率,到出现融合时的最小频率为该色光的 CFF;④描记图形,判读。

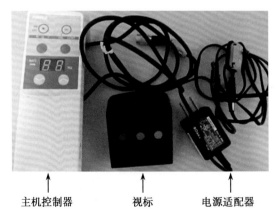

主机控制器　　　　视标　　　　电源适配器

图 8-2-1　手持式 CFF 检测仪 2 型机器构造

问题 8. RAPD 怎么查？

附专家答疑视频

魏世辉教授答：瞳孔反应是视功能评价中唯一完全客观的检查，能够提供从视网膜到视束完整性的信息。①相对性传入性瞳孔障碍（relative afferent pupillary defect，RAPD）通过手电筒摆动试验进行检查，具体方法如下：使用手电筒分别照射每只眼，在两眼之间快速摆动，观察比较两侧瞳孔收缩情况。健眼会快速持续缩小，患眼会先缩小随即增大。②视神经病变可以出现明显的RAPD；视网膜疾病无 RAPD；黄斑疾病有轻度 RAPD，但明显不同于视神经疾病出现的 RAPD。

问题 9. 如何利用视觉电生理检查，进行视神经疾病的诊断和鉴别诊断？

附专家答疑视频

魏世辉教授答：

（1）视觉诱发电位（visual evoked potentials，VEP）可反映中央视野 10° 内的视网膜功能改变，也能反映从神经节细胞到视皮层整个视路的功能，黄斑疾病及视神经疾病都可引起 VEP 异常。

（2）视网膜电图（electroretinogram，ERG）反映视网膜的功能。其中，闪光视网膜电图（flash electroretinography，FERG）评价全视网膜功能，暗适应 0.01ERG 反映视杆细胞功能，暗适应 3.0 反映视锥细胞 / 视杆细胞及双极细胞的功能。

（3）图形视网膜电图（pattern electroretinogram，PERG）对黄斑功能异常敏感，黄斑病变 P50 振幅会明显降低，重症者甚至没有波形。黄斑功能保留而周边视网膜弥漫性变性时，FERG 异常,而 PERG 正常。Stargardt 病早期 FERG 正常,而 PERG 振幅降低,甚至熄灭。

(4)多焦视网膜电图(multifocal ERG,mfERG)反映黄斑区振幅密度,有病变时密度降低。若 ERG 正常,mfERG 异常,表明有黄斑病变;ERG 和 mfERG 均正常,VEP 异常表明有视神经、视路病变;ERG 异常,VEP 更异常,表明既有视网膜病变,又有视神经病变。

临床工作中 VEP 和 ERG 要同时查,避免遗漏视网膜疾病。具体的诊断及鉴别诊断流程如下:①怀疑患者有广泛的视网膜病变,行 ERG 检查,异常提示视锥和 / 或视杆系统有功能障碍,正常则要排除是否有黄斑病变或视神经病变,需要进一步行 VEP 和 mfERG 检查。mfERG 异常提示黄斑病变,正常则提示视神经疾病。②怀疑患者患有视神经病变或黄斑病变,行 VEP 检查,正常可排除视神经和黄斑疾病,VEP 异常则要进一步行 ERG 检查。ERG 结果异常则要怀疑是否存在广泛的视网膜病变,进一步查闪光 ERG,正常则提示黄斑病变或视网膜节细胞功能障碍。

问题 10. 缺血性视神经病变视野为什么大部分是下半部视野缺损,从解剖上如何理解?

附专家答疑视频

魏世辉教授答:①血供:视盘由睫状后短动脉供血,不是视网膜中央动脉。②疾病机制:缺血性视神经病变是由于睫状后短动脉的供血不足造成的,而不是栓子阻塞。睫状后短动脉是终末动脉,由浆膜、平滑肌和内膜三层结构组成,随年龄增长平滑肌的收缩能力下降造成供血不足,或血流缓慢造成血栓形成,类似于分支静脉阻塞。③典型视野改变:与生理盲点相连的、绕过中心注视点的象限盲。人大部分时间处于直立状态,由于重力原因视盘上方的睫状后短动脉血液较少,更容易造成缺血性改变,因此多表现为下半部的视野缺损。

问题 11. 单侧瞳孔散大,有可能是哪些原因?

附专家答疑视频

魏世辉教授答:瞳孔大小由副交感神经支配的瞳孔括约肌和交感神经支配的瞳孔开大肌共同调节,副交感神经的麻痹、交感神经的异常就可能引起瞳孔散大。

(1)单侧急性瞳孔散大,特别值得提醒的是颅内动脉瘤。副交感神经解剖特点决定着其对颅内动脉瘤的压力变化敏感,传入路的光反射纤维自视网膜节细胞周围发出,与视神经纤维伴行穿过筛板,至视交叉处也进行交叉,在接近外侧膝状体时,大概相当于视束 2/3 的位置时离开视束进入脑干,到顶盖前核、E-W 核。传出时由 E-W 发出的神经纤维就走行在动眼神经的外表面,因此对颅内占位性病变,比如动脉瘤的压迫非常敏感,通常瞳孔散大症状要比上睑下垂、眼球外展位固定等其他症状出现的早 3~4 周。

(2)此外,还要注意动眼神经麻痹分为完全性(典型)和不完全性。完全性上睑下垂、瞳孔散大、眼球外展位固定这些症状都比较明显。不完全性多发生于年老体衰、有糖尿病或高血压等全身疾病的患者,由于滋养动脉神经的血管供血不足造成动眼神经麻痹,上睑下垂、眼球外展位固定均不明显,瞳孔正常。此类患者经针灸、高压氧等治疗改善循环、营养神经预后良好,但也要注意排查颅内占位性病变。

第三节

视野结果解读

扫描二维码，观看本节问题专家答疑视频

问题 1. 视野检查在临床中有什么用?

附专家答疑视频

钟勇教授答:第一,除了视力以外,视野也是视功能检查的非常重要的一个部分。众所周知,视力是中心视力,但其实也包括在视野里面。所以视野是一个较快的心理物理检查,在患者配合好的情况下,大概 15min 就可以完成双眼的快速的程序的检查。第二,视野在很多疾病,尤其是视神经疾病方面的诊断、鉴别诊断、评估病情及判断预后方面起到非常重要的作用。第三,视野检查可以帮助眼科大夫在判断视路的病变时帮助我们定位病变的位置以及进行鉴别诊断。

问题 2. 视野在视网膜上是怎样对应的?

附专家答疑视频

钟勇教授答:视野实际上是展示双眼平视正前方看到的一个空间的检查,但是它在视野结果图上是一个平面。所以在实际理解中我们要把它理解为一个立体的图像,视野就像一个山丘一样,越靠近中央黄斑的地方,敏感度越高,越靠近周边视网膜,敏感度越低。下图左边是个模拟图(图 8-3-1),可以看到视乳头为这个中心发之于视网膜神经节细胞的这些神经轴突,它投射到视神经乳头中间进而走向中枢。那么可以看到在黄斑处有一个水平缝,将视神经纤维水平分开,水平缝上方和下方节细胞发出的神经纤维分别从上方和下方进入视神经乳头。此外,视盘的颞侧和黄斑之间的乳斑束,全称乳头黄斑束,是黄斑区的神经纤维走行的路线。在图 8-3-1 右边示意图上我们可以看到,如果以视神经乳头为中心来看,视神经纤维的走行有点儿像一个英文的大写的 G 字。

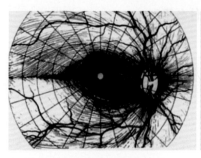
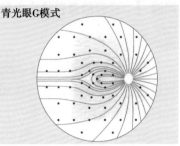

青光眼G模式

图 8-3-1　视神经纤维分布示意图

　　换成立体图,视野就像左图这个山丘一样(图 8-3-2),最高的那个点就是注视点中心,即黄斑的位置,那么越往周边视网膜,视锥细胞越少,敏感度更差,但因为视杆细胞更丰富,所以暗视野会更好。尽管图 8-3-2 的右图是一个平面图,但是它同样可以反映立体视野,右图中视野缺损颜色越深,就说明在左边的视丘上面,凹下去的越深,即此处的损伤更重。左图中可以看到视丘是两个平面,在最尖处旁边有一个往下陷的这个地方,这就是生理盲点的部位。在视功能反映的整个视网膜上面是越靠近这个山丘尖顶的地方是越靠近黄斑的地方,以黄斑为中心越往周边走,按照画经纬线的话,海平面越低。

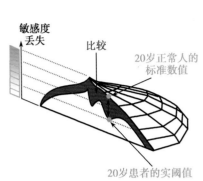

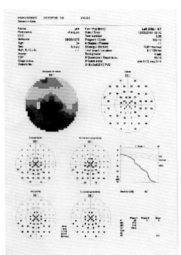

图 8-3-2 视野的视丘图和平面视野结果图

  图 8-3-3 显示的是正常人的结果，左图是一个是视丘，生理盲点处就像一个井一样，顶端为注视点视黄斑。而不同年龄的健康人视丘高度不一样，右图显示 85 岁的视丘高度低于 20 岁的视丘高度，说明 85 岁的敏感度较 20 岁低。而视丘投射到我们的视野计上展示出来的就是比较图和灰度图（图 8-3-4）。比较图上数字对应的单位是 dB，即分贝，反映了视网膜的敏感度。比较图如果为视网膜的敏感度图上（图 8-3-4 中图），代表的 MS 是视网膜的平均的敏感度，那数字就是越大越好，该图中黄斑区是达到 30，而右上方视野缺损的部分数字有 5，甚至有黑的。如果在展示缺损的图上，那么数字越小越好，数字越大提示缺损的深度越重。另一个我们更常用的图是灰度图，因为灰度图更加直观，但是需要结合比较图来量化结果。

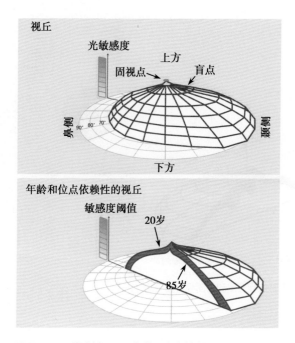

图 8-3-3　正常人以及不同年龄正常人的视丘

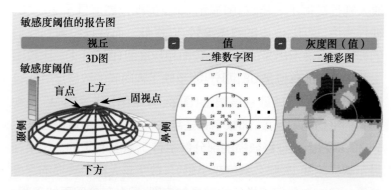

图 8-3-4　视丘和视野结果的对应关系

问题 3. 单眼和双眼的视野范围分别是多少？这对我们选择视野检查模式有何作用？

附专家答疑视频

钟勇教授答：视野为双眼平视正前方可以看到的范围，以图 8-3-5 的左图为例，右边蓝色的就是右眼的视野，颞侧是 90°，鼻侧不到 60°，下方大概 70°，即视野在颞侧视野是最宽的。图 8-3-5 的右图可以看到视乳头在空间的投射点就是生理盲点。根据视野和视神经纤维的投射关系，视野检查通常做 30° 视野，就能反映 85% 的节细胞的神经纤维。神经眼科中一些特殊的需要检测周边的视野改变的疾病就可能需要做一个更大的范围的视野检查，即全视野检查。

神经系统病变典型的视野缺损

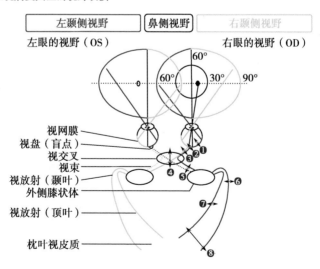

图 8-3-5 双眼视野的范围和视神经纤维的投射关系

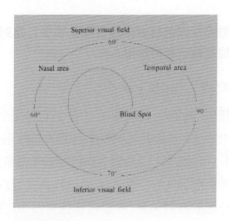

图 8-3-5（续）

问题 4. 为什么视野检查要一只眼一只眼做？怎么看视野是哪只眼的？

附专家答疑视频

钟勇教授答：在平视的时候，单眼的视野实际上是一个椭圆形。双眼的视野在空间上鼻侧是有重叠的和交叉的。因此进行视野检查时，要一只眼一只眼做，如果双眼同时看的话，可能一只眼的暗点会因为对侧好眼可以看到给遮盖了从而掩盖了问题。只有在特殊情况下比如进行伪盲的检查时，需同时进行双眼视野。

视野的左右眼怎么看，要看视野的生理盲点：生理盲点在右边，是右眼的视野，同理，生理盲点在左边，就是左眼的视野。

问题 5. 如何选择合适的程序进行视野检查呢？

附专家答疑视频

钟勇教授答：在程序选择上有很多程序都可以选择，比如说

Octopus 机器的 G1、G2 程序,是做青光眼的,因为青光眼的视野早期改变也主要集中在 30°以内,所以青光眼有周边视野缺损,我们在病程观察当中,更多也采用 30°,是因为青光眼的视野改变主要在生理盲点所在位置的 15°范围里边。此外还有专门做黄斑程序的,因为有时候 G1、G2 在黄斑区的刺激点不够多,如果在中心暗点特别小的情况下,通常 G1、G2 的程序可能显示正常,但是针对黄斑的程序就可能检出一个中心暗点。还有一些特殊疾病,比如神经眼科疾病、缺血,或者是周边的视网膜病变的可能,可能存在周边视野缺损,则要做周边的视野程序检查。另外还有针对低视力的 LVC 程序,当患者视力太差,比如 0.1 以下,在正常的光标都看不到的情况下,又需要视野结果,就需要采用大光标并且增加光标亮度,需要补充的是,视野的 Goldmann 光标根据直径大小分为 5 级,5 级为直径最大。在采用大光标时,视野损伤里程度较轻的或者损伤较晚的,也就是前面提到的视丘里敏感度下降更轻的,可能对大的刺激光标就有反应,这样我们就可以将一些更早出现的典型的视野改变从晚期的不典型的视野缺损里过滤出来。

问题 6. 怎么做一个好的视野检查?

附专家答疑视频

钟勇教授答:首先视野的检查是个心理物理检查,所以有很多人为的干扰因素在其中。那么最开始要先选择合适的患者进行检查,患者需要完全能理解并且配合检查才行,儿童、老人,或者其他因素不能完成视野检查的患者,如因为身体原因不能把下颌支撑在颌托上面等等,就不适合视野检查。第二步,选择适合患者的程序,我们常用的是 G1 程序,前面提到过 G1 程序比较快,它可以完成中央 30°的视野,能反映我们视网膜上 85% 的节细胞的功能。第三步,完成了检查后我们要看结果的可靠性,比如视野上显示了明确存在的弥漫缺损,但这种缺损有可能是患者配合特别差,或者检查时疲惫导致的,此时要看 RF(可信度),或者是假阳性、假阴性率来判断,RF 值、假阳性率及假阴性率都比较低的情况下,可以认为弥漫性缺损是真实存在的。第四步就是要看他的瞳孔直径、年龄等等基线数据,这也是非常重要的。最后,我们再具体分析图像。

问题 **7** . 视野上的图都表示什么?

钟勇教授答:以 Octopus 视野图为例,我们可以看到 7 个图(图 8-3-6)。

左上方灰度图是我们之前提到的最常用的图,本例患者是青光眼较为典型的视野表现,首先青光眼视野缺损在 30° 范围内最常见,并且视野缺损沿着神经纤维走行,可以和生理盲点不相连,而视乳头上的病变,比如缺血性视神经病变则不同,一定是会跟生理盲点相连的。

除了灰度图,最右下角的图是剔除了干扰因素后的较为准确的视野缺损情况。主要的干扰因素就是患者年龄,前面提到过,随着年龄的增长,视网膜的敏感度会下降,所以在进行视野检查前一定要输入患者的年龄,在机器分析视野结果的时候,会将该患者结果和机器里已经储存的正常人在这个年龄阶段的敏感度进行比较,而不会和其他年龄段比如 20 岁人群进行比较。也就降低了由于老年化导致的生理性的视网膜敏感度下降而导致的视野对比的误差。遗憾的是,Octopus 里边储存的不同年龄阶段的正常人视野的敏感度是白种人的,但是临床上在亚洲人群中使

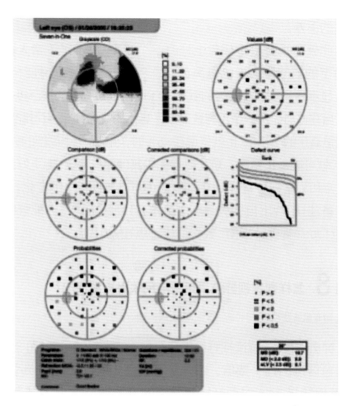

图 8-3-6　Octopus 视野计视野报告

用时没有发现太大偏差，因此可以正常使用。

　　而第一排右边的比较图就体现了视网膜的平均敏感度（mean sensitivity, MS），因此数字越大说明敏感度越高，反之则越差。而第二排左边的比较图则提示了缺损的深度，该图中数字代表平均缺损（mean defect, MD）的深度，和右上方的 MS 数据图正好相反，数字越大越不好。而第三排右下方的图是矫正概率图，此图去除了患者的眼睑的遮挡，或者由于心理因素比如不专心、疲劳或者理解力等主观因素的影响以及年龄、白内障等客观因素导致的误差。

此外在视野检查报告上还有一个概率,显示了正常人群出现给定的敏感度丢失的概率(P),当 P<0.5% 表示一个视野正常的人显示这种敏感度丢失的概率 <0.5%,也表示视野缺损已经很重了。当在该点显示一个黑方块而不是具体的数据,则很有可能提示此处是真正的不正常,也就是说在 <5% 时,可能是一个局部的缺失,>5%,就可能是正常的。矫正概率图较其他图形而言,能更好地区分正常和异常视野,在早 - 中期疾病中可以发现较小的变化。

备注:图片出自钟勇.(系本篇作者)视野概述自动视野检查及 Octopus 视野计指南.人民卫生出版社,2019.

问题 8. 怎样判定视野结果是否能反映出真实情况?

📱🔍 附专家答疑视频

钟勇教授答:解读视野结果还有重要的指标就是图(图 8-3-6)中蓝色区域的几个数值。首先是可信度 RF(reliable factor)值,当 RF 值超过 14% 时要怀疑该结果的可靠性。RF 值太高,有两种情况,其一是视力太差,受试者对很多亮点都没有反应,那么视野机器是能辨认出来,所以他的这种视野缺损也是真实的,但是另外一种情况是受试者视野缺损并不严重,但是 RF 值特别高,有时甚至能高到 30 以上,比如一些儿童或者功能性视力下降患者,那该视野结果就不可靠。另外视野结果上的假阳性、假阴性率如果非常高也说明不可靠。假阳性是指在没有出现视标的时候受试者应答了,正常要低于 10%~15%,如果高于 10% 或者高于 15%,那就是说检测出的缺损可能是假的。假阴性是指本来应该看到视标却没有按下按钮应答,假阴性率一般应该在20%~30%。

问题 **9.** 视野结果上的曲线图有何意义？

附专家答疑视频

钟勇教授答：视野结果中的视野缺损曲线也说明一定问题。

图 8-3-7 左上方第一张曲线是正常的，视野缺损的黑线就在两条蓝线正中间。

第二张图的缺损曲线稍微有点波动，对应下方的概率图可以看到两个视野缺损的黑点，但是临床意义并不大，可以认为是临界值（borderline）。如果这是个青光眼患者的话，你可以认为他是早期的，也可以再观察。

而第三张图就是早期到中期的改变，曲线整个向下平移，对应下方的概率图的视野缺损，说明该视野缺损是一个较广泛和弥散的缺损，导致视网膜敏感度整体的下降。

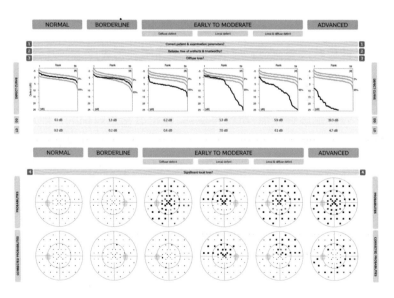

图 8-3-7　视野曲线图及概率图对应关系

第四张图的视野缺损曲线,一部分在正常范围内,一部分陡然下降,说明患者视野有局部的缺失,对应最下边这个概率图可以见到中心偏上的视野缺损,结合起来就提示该视野缺损是有临床意义的。

第五张图可以见到曲线在平移的同时,还有一个陡峭的下降,提示有局部和弥漫的缺损混杂在一起,在视网膜敏感度普遍下降的同时,还有局部的缺损加重。

最后,最右边的图就是进展期的视野缺损,不仅是整个曲线的下降,而且曲线已经下降到最低,说明视网膜敏感度很差,对比最下方一排的概率图,也可以看到最右边的受试者视野缺损情况最严重。

问题 **10.** 请介绍视野在视路疾病中有什么应用?

附专家答疑视频

钟勇教授答:视野在视路病变中作用非常重要,因为在视路不同的解剖部位,视野是可以帮助我们第一时间进行定位的,比如说单侧的筛板后的病变可以表现全盲,病变到了视交叉,则一定是双颞侧视野缺损,可以是偏盲,也可以是不对称的。那再往后如果一个疾病引起同侧偏盲,那这个病变就一定要从视交叉以后去找病因,可能在视束,可能在视放射,可能在枕叶。有了视野结果,就可以推测病变的定位,所以对于一些影像学检查,就可以有的放矢地进行了。视路病变也是传入病变,表现为突然的中心视力下降。不同程度的中心暗点,例如:患者,17岁,突然出现视力下降,视力差到光感,当地诊断为视网膜中央动脉阻塞,治疗1周以后效果不好,转至我院就诊,视野提示中心暗点。我们按球后视神经炎激素冲击了五天以后,视野恢复。

80% 的特发性视神经炎患者,对激素治疗反应非常好,大多数为育龄期女性。另外一个患者,双眼的中心暗点,青年男性双眼的球后视神经炎,激素治疗效果不好,那 80% 以上都是 Leber 视神经病变,有时也可以是单眼发病,这种情况下再进一步行基因检测,最终可以进行诊断。此外,在临床中尤其是免疫科应用比较多的羟氯喹也可以引起视神经的改变,视野显示中心暗点。

问题 **11**. 中毒性视神经病变视野有什么特点?

附专家答疑视频

钟勇教授答:烟酒中毒性的视神经病变现在较为少见,此类患者视力下降可以比较缓慢,也可以亚急性,但是很少有急性的,绝大多数是双眼的,极少数也可以为单眼。教科书上讲其视野改变是典型的哑铃状——盲中心暗点,是因为它的暗点中心点是与生理盲点这个地方相连,就像一个哑铃一样,但是也可能就是中心暗点。这类患者均能问到有长期的大量烟酒使用史。

还有就是在结核治疗中非常常见的乙胺丁醇使用造成的视神经病变,表现为突然出现的视力下降,国外报道一般会在 1~2 个月以后才出现,平均 3 个月。但是遗憾的是有的患者在进行乙胺丁醇治疗过程中出现视力下降的时候,没有及时去治疗。或者患者就诊时行视野检查发现中心暗点,在问病史时患者可能不会主动说出乙胺丁醇使用史,如果是一个年轻人,可能临床医生会考虑球后视神经炎从而误诊。但如果仔细的询问病史一般都可以问出药物使用史,所以一个双眼视野表现为中心暗点的患者,不管什么年龄阶段的,我们应当在询问病史时特别小心,要考虑到有可能是药物引起的视神经病变或者黄斑病变,而此类患者停药以后,视野可以好转,也推荐内科在使用此类药物之前、使用时进行视野的随访及时发现相关病变。

问题 **12.** 缺血性视神经病变的视野有何特点?

附专家答疑视频

钟勇教授答:缺血是视神经病变的一个常见病因,缺血性视神经病变的视野缺损是与生理盲点相连的。但是当患者发病一段时间后才就诊,视神经水肿已经消退,视神经可能表现为萎缩改变,如果患者还有屈光不正,那么可能还合并视盘斜入,眼底可能看到杯盘比增大,视野表现为与生理盲点相连的视野缺损,容易被误诊为青光眼。此外,此类患者有 15%~20% 可以双眼发作,所以当患者第二只眼发作来就诊时,可以看到视神经水肿,甚至出血,视野表现为象限性视野缺损,而对侧眼视神经乳头苍白,合并一定的视野缺损,所以考虑患者为双眼先后发病的缺血性视神经病变。缺血性视神经病变患者的主诉多为急性的,突发的齐水平线的、和生理盲点相连的一个视野缺损,以下方视野缺损为多。可以影响或不影响中心视力。好发年龄在 50 岁以上,对于较年轻的患者,往往合并免疫因素,所以要去排查是否合并血管炎,查免疫指标如 ANCA,排除抗心磷脂综合征,后者表现为微血管病变,还可以同时导致静脉阻塞、中央动脉阻塞等,治疗上需要进行激素的治疗,一般需要免疫科介入。

另一个需要鉴别的是眶尖占位(图 8-3-8),也可以被误诊为缺血,患者就诊时主诉右眼视力下降半年,但半年来未就诊,视力进行性下降,就诊时右眼视力 0.1,表现为视野的全盲,左眼是正常的。我们就做了一个 LVC 程序,将视标扩大,就过滤出一个下

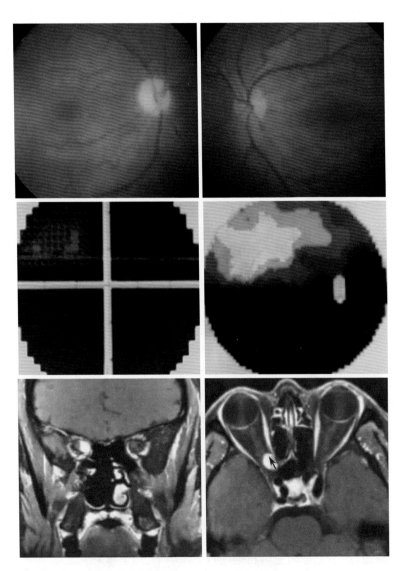

图 8-3-8　眶尖占位患者眼底相、视野、CT 及 MRI 改变

方的视野缺损。视野表现可能是缺血,但是也有可能是上方占位顶压导致,因此对于缺血性病变,排除性诊断也极为重要,其中很重要的一项就是排除占位,而做普通的 CT 或普通的头颅 MRI,你都可能会漏掉在眶尖的这么一个小的囊肿,压迫了视神经,所以造成一个下方的视野缺损,治疗方案为手术从筛窦入路将其摘除即可。

问题 **13**. 如何根据视野结果判断后视路病变?

附专家答疑视频

钟勇教授答:后视路病变,在鞍区由于和垂体的关系最密切,所以后视路病变里面最多的都在颅中窝,因为两侧脑神经的 3、4、5、6 都是我们眼部的运动神经,而下方的垂体和上方视交叉关系特别紧密,此处垂体的肿瘤是排第一的,当然还有松果体瘤、脑膜瘤等等都可以影响到视交叉,进而表现出视野改变(图 8-3-9)。如果你见到双颞侧视野缺损,一定要去做鞍区的影像学检查。鞍区的视野改变典型的为双颞侧视野缺损,但是,如果肿瘤靠前脚或者靠后脚就可以出现交界性的暗点,即不对称的双颞侧视野缺损,如果肿瘤在视交叉后单侧就可以形成同侧偏盲。

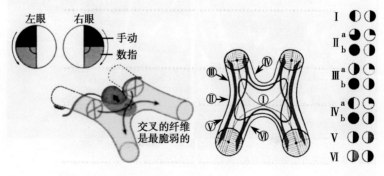

图 8-3-9 后视路病变解剖及视野改变示意图

所以我们做视野。一定要做双眼，千万不要做单眼，尤其是视路病变。视交叉以后的病变，所谓的好眼都会有改变的。图 8-3-10 这个病例是一个垂体肿瘤，肿瘤内部已经坏死，左眼视野没有看到齐中线的视野缺损，但他的右眼视野是齐中线的缺损。垂体肿瘤对视交叉的影响，在早期都是引起视交叉的

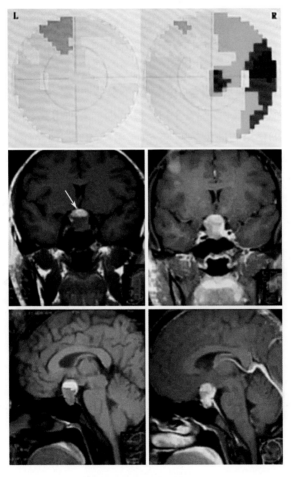

图 8-3-10　垂体瘤患者视野及影像学表现

缺血,所以解除了肿瘤压迫以后,有部分神经纤维是可以恢复的。另一个病例,青年女性患者,单眼突发视力下降,诊断神经炎治疗效果不好。视野结果确实提示右眼中心暗点,但是仔细看这个中心暗点齐中线,再进一步分析看她所谓的"好眼",也就是左眼颞上方有视野缺失,行头颅 MRI 检查,果然发现垂体的肿瘤,并且伴有卒中,如果这个患者没有垂体卒中的话,她可能还不会感觉到这个肿瘤,肿瘤就会慢慢向前面生长,患者视野就从两边的缺损逐渐地影响到中心后才有可能到眼科就诊。

对于后视路病变,当视野表现不典型时,极容易误诊或漏诊。比如下面这个病例(图 8-3-11),患者视力左眼 0.6,右眼指数,视野很差,但是没有典型的改变,这是采用的 top 程序(图 8-3-11A),即正常的视标,当我们用 LVC 程序查,发现左眼过滤出一个齐中

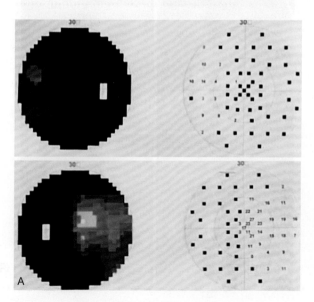

图 8-3-11　瘤体较大的垂体瘤的视野及影像学表现

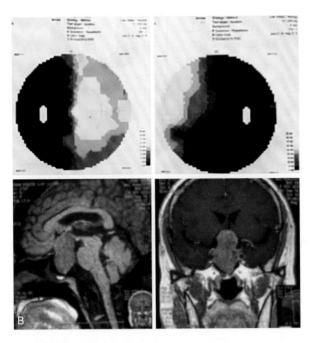

图 8-3-11（续）

线，右眼过滤出一个倾向齐中线的视野缺损（图 8-3-11B）。该患者之前也一直在眼科就诊，使用扩血管药治疗，它其实是一个已经超出鞍隔的垂体肿瘤。

问题 **14**. 视交叉以后的视路病变有何典型视野改变？

附专家答疑视频

钟勇教授答：视交叉以后的视路病变（图 8-3-12），视野改变一定是同名偏盲，因为它是同侧的管鼻侧视野的颞侧神经纤维和对侧的管颞侧视野的鼻侧神经纤维汇合以后，所以病变一定是在缺损的对侧。比如左侧的视野缺损，在视交叉以后就直接去右侧

● 1. 内囊病变　三偏征

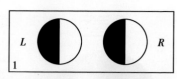

● 2. 颞叶病变　病变对侧的
　　双眼上象限的同名偏盲

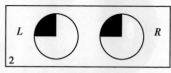

● 3. 顶叶病变　病变对侧的
　　双眼下象限的同名偏盲

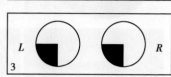

图 8-3-12　视交叉以后的视路病变视野缺损特点

视束以后定位病变。完全的同侧偏盲有两种可能，一种是右侧的病变，比如颞叶肿瘤足够大，引起的完全的对侧的偏盲，但是更多的情况是象限性的视野缺损，就在内囊的部位，如果是一个病变，在颞叶靠下，就表现为对侧的上部的视野缺损，如果是病变在颞叶靠上，外脑室靠上，就表现为下方的视野缺损。

在外侧膝状体处（图 8-3-13），来自同侧颞侧的视网膜纤维，与来自对侧的鼻侧的视网膜纤维交叉，同侧到 235，对侧到 146。也就是对侧的鼻侧视网膜节细胞到了外侧膝状体的 1 层 4 层和 6 层，而同侧的颞侧视网膜纤维落在 2、3、5 层，纤维在此处一一地进行配对，所以配对以后，视野缺损就是点对点的，称之为即可重叠的视野缺损。

由于神经纤维在视放射处是散开的很大的范围，所以很难有一个病变把整个部位损害，所以在外侧膝状体视放射病变一定都是象限性的缺失。如果在侧脑室的上方，对应下方的视野缺损，反之在侧脑室下方就是上方视野缺损。视路再向后，视神经纤维

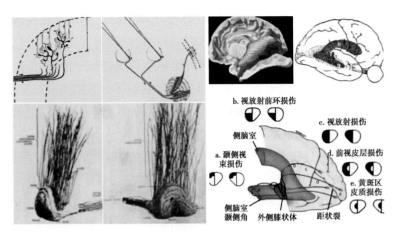

图 8-3-13　外侧膝状体的神经纤维走行以及对应的视野缺损

就投到距状裂上了,在此处越靠近黄斑注视点的神经纤维,投照就越靠后,越靠近周边视网膜投照越靠前。所以说如果只是前部的梗死,就出现黄斑回避的视野缺损,那如果这个病变刚好在这后部,就会出现偏盲性的黄斑暗点或中心暗点。如果是双侧的枕叶都梗死,视野就全黑,这就是教科书上说的皮质盲,但是在这个位置,由于动眼神经不经过此处,所以皮质盲的患者是没有视神经萎缩,仅表现为黑矇,而且瞳孔对光反射存在。那此时要去做距状裂的增强 MRI。

问题 15. 请介绍青光眼早期视野鼻侧阶梯和旁中心暗点与神经纤维层的解剖关系。

附专家答疑视频

钟勇教授答:青光眼的视野是最特殊的,也是在临床诊断和随诊中最有用的。青光眼典型的视神经改变有五点,视杯扩大、盘沿变窄、视杯变深、颜色变浅、杯盘比不对称。在解读青光眼视野的时候结合节细胞神经纤维的分布会特别有意义。前面已经说到，视网膜神经节细胞神经纤维在水平线处有一个缝（见图8-3-1），这就决定了在水平线上下的缺损会有不一致的情况发生，那么视野缺损就发生了错位，也就形成了阶梯。青光眼早期经典的鼻侧阶梯，就是基于这个解剖基础。

国外一项研究发现大多数青光眼患者在早期均出现了生理盲点附近 15° 的环状区域里，即 Bjerrum 区的节段性的（图8-3-14），可能不与生理盲点相连的视野缺损，更重要的是它可以在鼻侧出现，由于水平缝上下的视野缺损的错位，就形成所谓的鼻侧阶梯。青光眼的视野缺损可以是不连续的，在发展中可能才会慢慢连接起来，青光眼的视野缺损可以像缺血一样在正中间，旁中心暗点可以是局部暗点，可以是弓形暗点，但不论是何种类型的暗点，其走行都跟视网膜神经纤维走行是一致的。

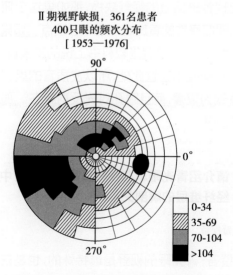

II 期视野缺损，361名患者
400只眼的频次分布
[1953—1976]

0-34
35-69
70-104
>104

图 8-3-14　青光眼早期视野改变分布示意图

问题 16. 青光眼患者视野检查的策略选择顺序是什么？

答：不同机器的测试模式名称不同，因此我们只探讨测试范围的选择。如前所述，青光眼视野缺损通常发生于中心视野，中央 30° 的检查模式在检查时间和精准度间达到了最佳的平衡，已成为目前青光眼视野检查的标准（如 G 模式或 24-2 模式）。而青光眼的周边视野很少单独受累，因此周边视野检查很少用于青光眼的诊断，仅在评估患者的生活质量时才使用。及晚期青光眼的视野通常缩小至黄斑区，因此为了能在相同的检查时间内以更高的分辨率检测黄斑区的残余视力，晚期青光眼通常采用 10° 黄斑模式（如 M 模式或 10-2 模式）。

问题 17. 视野检查仪器是否能用于 18 岁以下的人群筛查随访？

附专家答疑视频

钟勇教授答：视野计可以用于 18 岁以下人群筛查随访，主要看 18 岁以下的受试者能否配合检查。

问题 18. 视野检查时，不同颜色视标的适用范围如何？

答：视野检查的标准视标是白色的，并投射在一个白色的背景上，这类视野计通常被称为标准自动视野计，白色视标能刺激所有类型的视网膜细胞，因此，白色光线可以提供较大的动态测试范围，可以用于检测早期到晚期的各种病变。

第九章

眼外伤

扫描二维码，观看本章
问题专家答疑视频

问题 1. 开放性眼外伤一期处理的主要原则是什么?

附专家答疑视频

马志中教授答:一期处理的主要原则为以下几点。①恢复眼球结构;②恢复眼球生理的密闭环境;③预防感染;④减轻创伤炎症反应;⑤减轻或消除后期并发症,如散光、瘢痕导致眼前节破坏及牵拉性视网膜脱离等。

问题 2. 眼睑外伤致下泪小管断裂需要一期进行下泪小管成形吗?

附专家答疑视频

马志中教授答:如果条件允许,是需要一期修复断裂的泪小管的,只有一期修复泪小管,才有可能二期重建再通泪管。

问题 3. 角膜裂伤一期处理注意事项有哪些?

附专家答疑视频

马志中教授答:根据伤口形态不同,缝合方式不同。①垂直裂伤缝合,缝线两侧间距距离创缘要对称,否则容易错位缝合;②斜行角膜裂伤口缝合则双侧不对称,裂伤一侧间距短,另一侧间距长才可以对合良好;③对于角膜星状裂伤的应当采用荷包缝合(图 9-0-1~ 图 9-0-3)。重要的是裂伤内口的闭合,否则容易产生角膜葡萄肿。

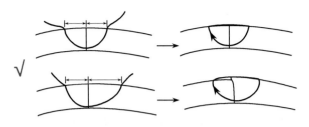

图 9-0-1　垂直角膜裂伤注意缝线间距两侧相等

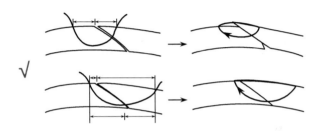

图 9-0-2　斜行角膜裂伤缝合,缝线两侧距离不等

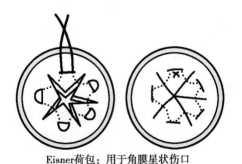

Eisner荷包：用于角膜星状伤口

图 9-0-3　星状角膜裂伤缝合,采用荷包缝合

问题 **4.** 角膜裂伤缝合如何做到水密?

 附专家答疑视频

马志中教授答:根据伤口走行不同,缝合方式不同,重要的是裂伤内口的闭合，否则容易产生角膜葡萄肿，水密角膜比较容易，而水密巩膜有时候不容易，太靠后极暴露不易，儿童角膜软，不容易水密，可以采用巩膜 U 字缝合，使其水密。

问题 5. 眼球角膜缘破裂伤及直肌后端破裂伤，缝合处理的要点。

附专家答疑视频

马志中教授答：巩膜破裂伤往往都是直肌的作用，肌肉的扭力导致的，眼球破裂伤在直肌止点周围容易损伤，且裂伤范围大，直肌处巩膜裂伤缝合难暴露，必要时切断直肌，将巩膜裂伤缝合后，再缝合肌肉；对于角巩膜缘裂伤，一般先 8-0 缝线缝合角巩膜缘，再 10-0 缝线缝合角膜裂伤。

问题 6. 眼球顿挫伤导致了房角后退一周，眼压正常，还需要手术吗？

附专家答疑视频

马志中教授答：做个眼科超声生物显微镜(UBM)，看睫状体是否有解离，如果没有，可以观察，要告诉患者 3~6 个月复查，可能出现后期高眼压，密切随访很重要。

问题 7. 虹膜损伤的处理原则是什么？

附专家答疑视频

马志中教授答：充分利用手术显微镜，借助黏弹剂、I/A 系统、前部玻切等工具，将虹膜前表面、后表面纤维渗出清除干净；嵌塞的虹膜能复位的复位,不能复位的清除,眼内炎的虹膜后表面渗出物、坏死组织必须清除干净;术毕前房成形,注意清理房角残留物质。

问题 **8.** 巩膜裂伤的处理原则是什么?

附专家答疑视频

马志中教授答:充分暴露巩膜伤口,伤口处嵌顿的玻璃体、渗出物、血凝块等,不要用棉签粘,在伤口凹陷处,粗针头注射器,慢慢点水,速度一定要慢,利用玻切头边吸边切,逐渐分开,在水下,视网膜飘起来即可分清是视网膜还是渗出膜还是玻璃体,避免误切,切除嵌顿玻璃体,清除血块,送回视网膜,再缝合巩膜裂伤口,边缝合边还纳,伤口密闭缝合后,第一时间恢复眼压,有利于玻璃体视网膜回位,避免使用冷冻来预防视网膜脱离。

问题 **9.** 急诊的巩膜裂伤,伴玻璃体腔的大量积血,要急诊玻切吗?

附专家答疑视频

马志中教授答:对于急诊巩膜裂伤缝合后,玻璃体大量积血的,是否行急诊玻切手术,过去的观点认为不是。急诊缝合巩膜裂伤后,一般 7~14 天再行玻璃体切割手术,延期手术术中反复出血减少,但是延期手术也可能出现增殖较重牵拉视网膜等情况,所以不可以间隔时间太久。现在的观点有学者认为,缝合巩膜裂伤后,可以同时清除玻璃体积血,以免积血机化增殖出现其他并发症,但是巩膜裂伤联合急诊玻切目前没有大样本循证医学证据表明急诊玻切优于二期玻切。目前仍有争议。

问题 10. 晶状体损伤的处理原则是什么？

附专家答疑视频

马志中教授答：把残留的晶状体物质清除干净，注意虹膜后和睫状沟残留的晶状体物质。在没有排除感染、没有实行清创、没有排除近期或远期后节损伤的条件下，避免实施人工晶状体植入，特别是儿童伤眼。

问题 11. 晶状体半脱位，眼压增高，药物控制不好，怎么做手术？

附专家答疑视频

马志中教授答：晶状体半脱位眼压升高属于闭合性眼外伤，若晶状体脱位严重，悬韧带断裂严重，那么行晶状体摘除术。若晶状体脱位范围小，散瞳下仅见轻微脱位，虹膜震颤，那么眼压高未必是晶状体脱位引起的。这时候要查 UBM 看房角情况；小梁网水肿也会引起眼压异常，这时候不能急于手术，需要等待小梁网功能恢复，新的房水流通机制建立，若观察 3 个月左右依然高眼压，UBM 下看房角未见显著损伤，那么可行晶状体手术。

姜燕荣教授答：晶状体半脱位引起眼压升高存在以下几点原因。小梁网水肿、外伤后晶体膨胀挤压房角、外伤性玻璃体嵌顿导致瞳孔阻滞等，若药物控制眼压不理想，可以手术，根据眼压高的不同原因，晶状体膨胀需要行晶状体超声乳化或摘除，玻璃体嵌顿导致瞳孔阻滞需要前部玻切等。

问题 12. 眼球裂伤缝合后需要全身用激素吗？

附专家答疑视频

姜燕荣教授答:眼球裂伤缝合术后全身一般不用激素,如果术后炎症反应重,会在球周注射激素,局部激素类滴眼液点眼,没有全身应用激素的必要。

马志中教授答:没有证据表明眼球裂伤缝合术后全身激素可以减轻增殖性玻璃体视网膜病变(PVR)、预防交感性眼炎等后期并发症,所以没有必要全身使用激素。

问题 13. 外伤眼玻璃体手术有哪些要点?

附专家答疑视频

马志中教授答:

(1)伤道内口要廓清。

(2)伤道一期修复后有些伤眼是需要在近期内进行后续治疗的,比如角膜裂伤一期缝合后虹膜前粘连,外伤性白内障残留皮质,伤道内口玻璃体血块残留等,选择合适时机,在没有形成瘢痕之前去处理,预后效果截然不同。

(3)在伤眼为进行充分廓清和组织瘢痕修复未稳定前不宜进行建设性手术,如人工晶状体不能过早植入。

(4)要考虑前节、后节处理的整体性和系统性,外伤往往前、后节均受累,注意前、后节处理的不可分裂性。前节裂伤可能有视网膜嵌顿,视网膜脱离,可能存在睫状体损伤,睫状膜收缩牵拉视网膜脱离或出现严重 PVR,这些情况均要处理。

(5)眼球是否摘除不能单纯依赖术前评估,只有在探查手术中才能知道这个眼球能否被拯救。

(6)开放伤眼球玻璃体切除术手术时机与预后密切相关。一般是在缝合术后 7~14 天行玻璃体手术,急诊玻切的适应证是眼内炎、球内金属异物及视网膜脱离。迁延手术出现严重增殖,导致视网膜难以复位。

（7）伤道周围的廓清和与视网膜组织之间形成隔离带技术，即防火墙技术，将瘢痕组织切开，在切开的边缘行几排激光封闭，以免后期增殖牵拉导致正常的视网膜再被牵拉移位。

问题 14. 防止外伤眼发生 PVR 手术中要注意什么？

附专家答疑视频

马志中教授答：眼球外伤的核心问题是伤道和视网膜关系的问题，外伤眼增殖性玻璃体视网膜病变分布不均匀，越靠近伤道，病变越重；伤道附近如果没有发生视网膜脱离，那么伤道瘢痕形成后，增殖性玻璃体视网膜病变蔓延一定范围后会自行停止。伤道处的视网膜脱离，如果不做防火墙技术，即使切净了玻璃体，还会复发视网膜脱离和增殖，因而手术处理的重点从玻璃体向视网膜转移。儿童伤眼即使伤道处已经发生视网膜脱离和增殖性视网膜病变，由于其强大的修复能力，以伤处为中心形成视网膜畸形愈合，增殖过程也自行停止。

问题 15. 后极部的伤道也需要做防火墙吗？

附专家答疑视频

马志中教授答：后极部的伤道是否做防火墙需要看损伤部位，如果位于黄斑区或视盘区，不能做防火墙，远离黄斑的伤道也要具体分析，如果异物周围仅有出血晕，取出异物后伤道周围打激光即可，如果局部脉络膜出血、视网膜色素上皮（RPE）下出血，出现增殖牵拉的可能性比较大，这时候需要打防火墙。

问题 16. 眼内异物一期取出的原则。

附专家答疑视频

马志中教授答:眼内异物一期取还是不取,要视具体情况而定,教科书上讲急诊玻切有两个指征。①出现外伤性视网膜脱离;②眼内炎。是否一期取出异物要看异物性质、洁净度,活跃的金属异物、感染的异物一定要急诊一期取出,但是对于干净的玻璃异物、塑料、碎的眼镜片这些性质不活跃又相对洁净的异物,可以等眼部炎症控制再行取出。

问题 17. 球后金属异物的处理原则。

附专家答疑视频

马志中教授答:首先判断异物的位置,球后是粘在眼球壁还是在眼球外?通过 CT 检查定位,如果是金属的异物,附着在眼球壁上,可定位下取出,一旦脱离眼球,不容易寻找,在软组织内不容易找到,取出的意义不大;金属异物,如果是性质活跃的,如钢、铜、和眼球壁粘连,要取出来,彻底脱离球壁,在眼眶软组织包裹的,取的意义不大,局部组织包裹后也不会引起严重后果。

问题 18. 眼外伤如何尽早发现视神经损伤?

附专家答疑视频

马志中教授答:对于昏迷的,合并脑外伤住神经外科的,通常患者醒后才发现,患者清醒时通过视力检查可以早期发现;视神经损伤分部分损伤及全部损伤,黑矇的容易发现,部分损伤症状不典型,不容易发现。临床上主要通过以下几方面来判断。

①看病史：摔倒的方式、哪种交通工具，着力点在额、颞、颧部的要高度重视，可能损伤视神经，遮盖一眼检查，是否视力下降；②看体征：是否有熊猫眼，眼周面部擦伤，是否鼻出血等；③查瞳孔对光反射是否存在相对性传入性瞳孔障碍（RAPD）；④儿童：锐器扎伤的，扎伤的位置可能由皮肤处扎入眶尖，要高度重视；⑤眼眶 CT 或核磁检查，可以发现骨折有没有扎伤视神经，视神经管的连续性等。

第十章

眼视光

第一节

临床常见的儿童双眼视问题

▶ 扫描二维码，观看本节
问题专家答疑视频

问题 1. 如何给两三岁左右的低龄幼儿进行视功能评估？

附专家答疑视频

陈雪教授答：对于低龄幼儿，当体检筛查发现有可能存在异常屈光状态时，要尽可能全面地了解孩子的知觉性视功能的情况，不要急于干预，尤其不要急于遮盖。对于散光和远视的情况，其实不一定像诊疗手册里写的，看到散光或者远视就要给戴镜，先观察一下，做几次随访，观察孩子在生活中视功能是否真正受到影响。

（1）告诉家长：观察孩子的用眼情况，有无侧头、仰头或者低头等异常头位来看东西的现象？有无看绘本距离过近或者看电视喜欢走到跟前看的情况？有无眯眼视物症状？有无喜欢在阳光下闭一只眼睛的现象？有没有走路容易摔跤的情况？有没有不敢自己上下楼梯、一定需要扶扶手的情况？

（2）尽可能给孩子进行视力检查，远近视力均可。推荐使用 Lea 图形视力表。当只有 E 字视力表的时候，可以让孩子把手指伸开，将手指的方向与 E 字的开口相对应即可，不必说左右，两三岁的孩子通常是可以学会的。

（3）立体视应该是对所有的孩子的必查内容，只要这个孩子

272

的立体视好,他的双眼视功能大概率是没有问题的。立体视是检查感知融像和运动融像能力的最佳指标。

(4) Lea 的低对比度视力表代表了儿童在日常生活状态下的视力情况,是一个很有效、也很可靠的判断指标。

(5)检影和红光反射,能够告诉我们屈光间质有无异常、双眼屈光状态是否一致或者接近。

陈跃国教授答:3 岁以下可用选择观看法检查,或应用视动性眼震的方法观察;3~5 岁可用图形视力表检查,此时幼童的视力发育尚未成熟,检查屈光状态无异常,有 0.5 以上视力且双眼基本均等即可;5 岁以上可用字符视力表检查,发现视力差或有"斜眼""歪头"应尽早转给专科医师做进一步诊治。

问题 2. 临床弱视治疗中需要注意的问题有哪些?

陈雪教授答:①先纠正屈光不正,不要急于遮盖。②有 1/3 患儿矫正屈光不正本身即可改善视力。③确认双眼屈光参差和视知觉能力差距明显者,才考虑遮盖。④散光比远视更容易引起弱视 / 抑制。

问题 3. 关于弱视有哪些理念上的更新?

陈雪教授答:

(1)弱视不是眼睛的问题,是中枢神经系统问题,视力不良仅仅是临床表现。

(2)弱视不是单眼的问题,而是双眼视功能异常(存在异常双眼竞争)。

(3)弱视治疗没有"关键期",神经系统可塑性没有年龄限制,不要再告诉家长"孩子年龄太大没法治了"。

（4）视力不良仅仅是双眼视功能及视觉认知的发育异常的问题之一。

（5）异常的双眼视功能没有得到治疗,可能是视力提升瓶颈或弱视复发的原因。

问题 **4**. 弱视的治疗方案有哪些进展？

陈雪教授答：

（1）在传统治疗方案中,强调全部屈光不正度数的光学矫正,强调单眼治疗（遮盖）。过去二十年中,更新了对于弱视的认知基础,治疗方案已经在演进了。

（2）尽可能少遮盖或者完全不遮盖。

（3）治疗方案着眼于增强双眼视功能（运动融像 / 感知融像）。

（4）强调双眼视重于视力本身,给镜方案不以最佳矫正视力为参考,而以双眼视功能为参考。

（5）采用知觉学习、电脑游戏、VR 等手段进行治疗。

问题 **5**. 对于仅有一只眼睛近视的孩子,最好的方案就是配一只 OK 镜吗？

陈雪教授答：显而易见不一定能真正解决问题。一定要考虑到对侧眼的情况。是否有一个潜在的小远视需要处理？孩子的双眼视功能是否正常？这只近视的眼睛戴了 OK 镜之后,其调节负荷会增加,这时候对侧眼是否能跟上,取决于对侧眼的调节能力是否正常,以及双眼视功能是否正常。另外,我们还需要给家长讲清楚,OK 镜只解决了一只眼睛的问题,但是另一只眼睛会怎么反应,需要观察。比较大的可能,是对侧眼的视力会下降,也变成近视,双眼趋于一致的近视状态。这一点,我们需要向家长交代清楚。

问题 6. 双眼视在八九岁的时候发育完全,是不是在双眼视发育完全前,不能看 3D 电影?

陈雪教授答:孩子的双眼视在三个月大的时候就开始了,其后伴随双手的触觉、身体的运动觉的发展,孩子对于空间、距离和方向的认知是在逐步发育和提升的。每一个孩子的发育进展会有所不同,因而对于 3D 图像的认知能力会有所区别。事实上在对双眼视功能有问题的孩子进行视觉训练时,还会采用 3D 和 VR 技术来进行双眼视的训练。

低龄儿童看 3D 电影可能存在的问题,或许是在于孩子是否能够区别真实世界和虚拟世界的差异,以及对于某些 3D 效果的强烈刺激是否具有足够的心理承受能力。

问题 7. 一只眼近视,一只眼远视,能否对近视眼进行遮盖,让两眼状态尽量接近,减少屈光参差?

附专家答疑视频

陈雪教授答:这种情况不建议进行遮盖。神经系统发出的调节是共轭的,近视的那只眼睛虽然被遮盖了,但当另一只眼努力看近处时,被遮盖的这只眼睛依然处于调节状态,眼轴仍会进一步增长。现行的弱视治疗理念提倡:在最大限度稳定和提高双眼视功能的前提下,减少屈光参差。考虑尝试的方式包括以下几种,供大家参考：①近视欠矫的情况下，进行视觉训练；②框架镜或者RGP，分别对双眼屈光状态进行矫正，近视眼可配合低浓度阿托品，同时对远视眼进行调节、手眼协调等视功能训练；③屈光参差小的情况下，可以单独给予近视眼 OK 镜矫正，验配前要注意评估双眼视功能。

第二节

屈光检查及矫正方法

扫描二维码，观看本节
问题专家答疑视频

问题 1. 儿童及青少年散瞳验光应注意哪些问题？

附专家答疑视频

王凯教授答：①6 岁以下儿童初次验光，如果为远视，建议使用 1% 阿托品散瞳验光；若为近视儿童，可用 1% 阿托品或 1% 环戊通。②12 岁以下儿童，首次验光必须散瞳；6~8 岁近视，建议使用 1% 阿托品或环戊通睫状肌麻痹剂，可酌情使用复方托吡卡胺进行散瞳；8~12 岁近视儿童，可以使用复方托吡卡胺滴眼液。③并非每次复查都需散瞳，可以联合眼轴判断近视增长，同时进行负相对调节（NRA）和正相对调节（PRA）的检查，评估儿童调节功能，判断是否需要再次散瞳。④重视散瞳药物的罕见和少见并发症，如环戊通在极少数的儿童当中可能会引起暂时性的精神障碍，表现为空间定向障碍，以及异食癖。⑤用法见表 10-2-1，临床上关于复方托吡卡胺可以考虑 5min 用药一次，点 3~6 次后等待 25min 进行验光。

表 10-2-1　各种睫状肌麻痹剂的用药方法及药物持续时间

药物名称	用药方法	用药后起效时间 /min	睫状肌麻痹作用持续时间
托吡卡胺	每 5min 用药 1 次, 共 2 次, 等待 30min	20~40	4~6h
环喷托酯	每 5min 用药 1 次, 共 2 次, 等待 30min	30~60	6~24h
东莨菪碱	每 5min 用药 1 次, 共 2 次, 等待 1h	30~60	4~7d
后马托品	每 5min 用药 1 次, 共 2 次, 等待 1h	30~60	1d
阿托品	每天用药 1~3 次, 共用 3~4d, 验光当日早晨用药 1 次	45~120	1~2 周

摘自《儿童睫状肌麻痹验光及安全用药专家共识》(2019 版)

问题 2. 不同眼轴测量的方法有什么区别?

附专家答疑视频

王凯教授答:目前有两种主要的方法可以测量眼轴,光学测量和超声测量。

(1) 光学生物测量采用非接触式,是基于部分相干光干涉测量(partial coherence interferometry,PCI)的原理,采用半导体激光发出的一束具有短的相干长度(160μm)的红外光线(波长780nm),并人工分成两束,那么这两束光具有相干性;同时,这两束光分别经过不同的光学路径后,都照射到眼球,而且两束激光都经过角膜和视网膜反射回来。干涉测量仪的一端,是对准被测量的眼球,另一端有光学感受器,当干涉发生时,如果这两束光线路径距离的差异小于相干长度,光学感受器就能够测出干涉信号,根据干涉仪内的反射镜的位置(能够被精确测量),测出的距离就是泪膜表面到视网膜的光学路径。优点包括该方法不会对患者造成感染、无需表面麻醉、探头不需要接触角膜。目前在临床中应用越来越广泛。

（2）超声法测量眼轴长度主要是利用超声波的回波反射原理。由于各个组织密度不同，超声波在其中的速度也不一样，根据超声波在不同组织内的速度，我们即可计算出不同组织的长度。超声法测量眼轴测量的是角膜中央前表面至视网膜内界膜的长度。方法包括浸润式的A超测量和接触式A超测量。

①接触式A超测量：患者取仰卧位，需要表面麻醉使用超声探头垂直接触角膜中央进行眼轴测量，A型超声有其不可代替的优势，对晶状体混浊严重、患有其他屈光介质疾病时，非接触性光学生物测量无法完成时，需要使用A超进行眼轴测量。②浸润式A超测量：患者取仰卧位，选择适合患者眼睑大小的消毒眼杯，置入患者眼睑内，倒入蒸馏水，探头置于蒸馏水内，不直接接触角膜，进行眼轴测量。

（3）光学测量与超声测量测出的眼轴长度相差为视网膜厚度，约0.2mm（图10-2-1、表10-2-2）。

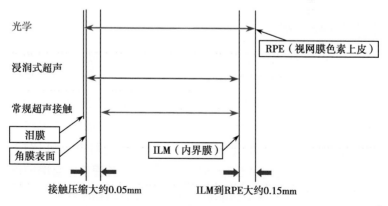

图 10-2-1　光学测量与超声测量测出的眼轴长度的差别

表 10-2-2　超声测量和光学测量比较

项目	超声生物测量	光学生物测量
检查方法	接触式	非接触式
是否存在交叉感染	可能	否
麻醉	表面麻醉	无需麻醉
检查方法	与患者配合相关,3~10min	0.4s
测量方式	节段性测量	非节段性测量
显示方式	角膜、晶状体、眼球壁均显示	显示眼球后壁波形
操作方法	需要培训后使用	容易掌握
准确性	浸润法较接触法准确	优于浸润法
检查者配合	需要	需要,屈光介质需要相对清晰
测量结果	光轴	视轴(比光轴长 0.2mm)

问题 3. 对于儿童和青少年来说,1mm 眼轴增长对应多少度近视增加?

附专家答疑视频

王凯教授答:儿童每增加 –1.0D 的近视,大约对应 0.3~0.5mm 的眼轴增加;Tideman 等人就欧洲 6~9 岁儿童研究发现,近视眼每年增长约 0.34mm,正视眼每年增长为 0.19mm,远视眼每年增长 0.15mm。一项针对亚洲儿童的研究发现对于 7~12 岁儿童,发现正视眼 5 年增加了 0.6mm 的眼轴。所以对于儿童及青少年,若超过 0.2mm/ 年的眼轴增加,理论上会增加近视度数。我们使用人工智能机器学习方法分析横断面数据建立儿童眼轴增加与度数增加的对应关系模型,结果如图 10-2-2。

	6	7	8	9	10	11	12	13	14	15	16
6	−2.91										
7	−2.50	−2.85									
8	−2.12	−2.47	−2.78								
9	−1.77	−2.12	−2.43	−2.72							
10	−1.47	−1.82	−2.13	−2.42	−2.67						
11	−1.19	−1.54	−1.85	−2.14	−2.39	−2.61					
12	−0.94	−1.29	−1.60	−1.89	−2.14	−2.36	−2.56				
13	−0.71	−1.06	−1.37	−1.66	−1.91	−2.13	−2.33	−2.53			
14	−0.49	−0.84	−1.15	−1.44	−1.69	−1.91	−2.11	−2.31	−2.50		
15	−0.27	−0.62	−0.93	−1.22	−1.47	−1.69	−1.89	−2.09	−2.28	−2.46	
16	−0.05	−0.40	−0.71	−1.00	−1.25	−1.47	−1.67	−1.87	−2.06	−2.24	−2.43

■ 年龄/years

▨ 不同年龄跨度，眼轴增加1mm对应等效球镜变化量/D

图 10-2-2　利用机器学习方法构造儿童生理性眼轴增长模型

该图横纵坐标均为年龄,如儿童 6 岁到 9 岁眼轴增长 1mm,对应的屈光度变化为 −1.77D 左右。如果儿童从 6 岁到 16 岁眼轴增长 1mm,对应的屈光度变化为 −0.05D。1mm 的眼轴增长所需要的时间越久,屈光度变化就越少。1mm 带来的屈光度变化并不是固定值。

问题 **4.** 眼轴增加一定意味着近视度数增加吗?

附专家答疑视频

王凯教授答:屈光系统的屈光力是会随着年龄发生变化的,尤其是晶状体的度数,会随着年龄不断减小,根据我们视光中心的数据,6 岁儿童的晶状体屈光度为 23D,18 岁晶状体屈光度变为 21D,晶状体屈光度平均每年减少约 0.2D。既往文献报道晶状体屈光度会随年龄降低,每年约降低 0.2~0.4D。若儿童眼轴的增长正好被晶状体的屈光度的降低所抵消,则眼球的屈光度不会出现变化,这部分的眼轴增长称为生理性眼球增长。年龄越小的孩子,生理性的眼轴增加的幅度会越大。

问题 5. 影响角膜形态有哪些因素?

附专家答疑视频

王凯教授答:①年龄:婴儿角膜更接近球形,随着年龄的增长表现出一个顺规性散光,中年时角膜形态表现为球形,老年时表现为逆规性散光,角膜形态在终生都会发生变化;刚出生的婴儿的角膜散光非常大,甚至高达 6D 的散光,3 岁以内儿童角膜散光会不断变化,如果 3 岁以上仍有较大角膜散光,需要光学矫正。②睡眠:睡眠时,泪液的蒸发减少以及渗透压的改变可使角膜增厚 5%,眼睑的压力可导致角膜终于变扁平,眼睑睁开后 2 小时可恢复正常。③月经周期:月经周期中雌激素水平增高可使角膜含水量增加,角膜变扁平及厚度增加。

问题 6. 影响角膜地形图采样的因素。

附专家答疑视频

王凯教授答:①在摄取角膜图像前摄像头须居中,良好聚焦,否则会产生不对称或不规则的角膜地形图。②角膜摄像采取的是空气 - 泪膜地形图,要求有完整的泪膜,若泪液过多在角膜下方堆积,地形图上会形成下方角膜局部变陡的假象。③角膜表面干燥,上皮完整性差或泪膜不完整时会在角膜表面形成局部变扁平。角膜不规则性增加,角膜散光增加,可通过在检查前让患者反复眨眼或用人工泪液以解决。④上睑下垂或老年性上睑松弛患者因为眼睑压力会造成顺规散光增加。⑤测量范围有限,如鼻侧和眼睑遮挡等。临床中注意检查角膜地形图、IOL Master 眼球光学生物测量仪以及电脑验光仪三种检测方法的角膜曲率，如果三种方法角膜曲率结果相差过度，需要复测。

问题 **7**. 角膜地形图指标解析。

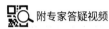附专家答疑视频

王凯教授答：

（1）切向屈光力（tangential power）：切向图是角膜上每一个点所在的弧的微分的真实曲率，对于三维空间来说的话，每个点所在位置的一个最佳拟合球面的真实曲率就反映了这一点切向的屈光力，反映的是局部微小变化（图 10-2-3）。

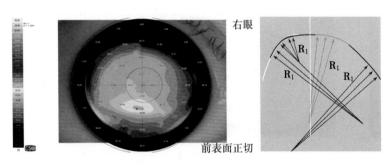

图 10-2-3　切向屈光力

（2）轴向屈光力（axial power）：轴向屈光力是角膜上的任意一点做法线，与视轴相交，这段距离的长度换算出的屈光力，这是轴向屈光力，该参数注重的是较大范围的整体情况而非局部（图 10-2-4）。

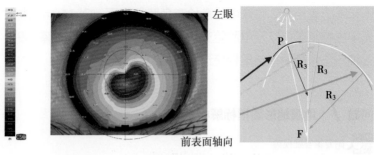

图 10-2-4　轴向屈光力

（3）高度图（elevation map）：高度图的基准是角膜的最佳拟合球面。角膜越陡的位置，高度图越"低"，颜色表现为越蓝，角膜越平坦的位置，高度图越"高"，颜色表现为越红（图 10-2-5）。

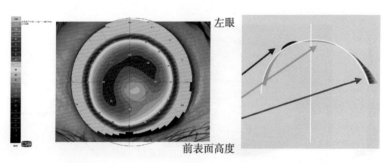

图 10-2-5　高度图

（4）差异图：屈光手术治疗或者角膜塑形后与治疗前的屈光力的差值（图 10-2-6）。①轴向差异图：可以提供治疗区的位置以及屈光度的大小。②切向差异图：配戴角膜塑形镜的患者，切向差异图可以直观地展现出角膜塑形镜的位置。③屈光力差异图：可提供治疗区范围及屈光度变化，可以判断角膜塑形镜后屈光度变化程度。

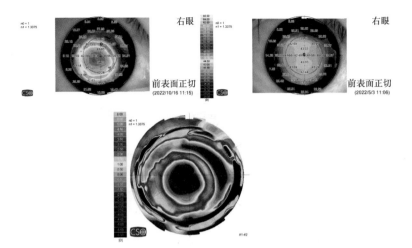

图 10-2-6　屈光力差异图

问题 **8.** 角膜地形图参数解析。

附专家答疑视频

王凯教授答:①Sim K:代表角膜中央区 7、8、9 环子午线的角膜曲率,正常值为(43.2±1.3)D,还可以同时反映 3、5、7mm 范围内平均屈光度 K 值。②SRI(角膜表面规则指数):角膜瞳孔区 4.5mm 范围内表面光滑度,通常 <2。③SAI(角膜表面非对称指数):指相隔 180° 等距离经线对应点屈光度差值加权综合,完全对称 SAI=0,通常 <0.5。④偏心率 e 值:角膜本身是非对称性的,那么角膜曲率从中央到周边逐渐变平,e 值从 0~1 之间,平均 0.5。⑤标尺:暖色调代表角膜曲率高的区域,冷色调代表角膜曲率低的区域。⑥绿色:代表该值在正常平均值的 2 个标准差之内。⑦黄色:代表该值在正常平均值的 2~3 个标准差之内。⑧红色:代表该值偏离正常平均值的 3 个标准差(图 10-2-7)。

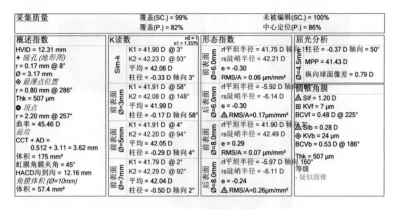

采集质量	覆盖(SC.) = 99% 覆盖(P.) = 82%		未被编辑(SC.) = 100% 中心定位(P.) = 86%	
概述指数	**K读数**	**形态指数**	**屈光分析**	

概述指数	K读数		形态指数		屈光分析
HVID = 12.31 mm ✦ 瞳孔 (地形图) r = 0.17 mm @ 8° ∅ = 3.17 mm ◈ 最薄点位置 r = 0.80 mm @ 286° Thk = 507 μm ✖ 顶点 r = 2.20 mm @ 257° 曲率 = 45.46 D 前房 CCT + AD = 0.512 + 3.11 = 3.62 mm 体积 = 175 mm³ 虹膜角膜夹角 = 45° HACD沟到沟 = 12.16 mm 角膜体积 (∅=10mm) 体积 = 57.4 mm³	Sim-k	K1 = 41.90 D @ 3° K2 = 42.23 D @ 93° 平均 = 42.06 D 柱径 = -0.33 D 轴向 3°	前表面 ∅=6.0mm	rf平坦半径 = 41.75 D 轴向 rs陡峭半径 = 42.21 D e = -0.30 RMS/A = 0.06 μm/mm²	柱径 = -0.37 D 轴向 = 50° MPP = 41.43 D 纵向球面像差 = 0.79 D
	前表面 ∅=3mm	K1 = 41.91 D @ 58° K2 = 42.08 D @ 148° 平均 = 41.99 D 柱径 = -0.17 D 轴向 58°	后表面 ∅=6.0mm	rs陡峭半径 = -5.92 D 轴向 rs陡峭半径 = -6.14 D e = -0.30 RMS/A = 0.17μm/mm²	圆锥角膜 △ SIf = 1.20 D Ⓗ KVf = 7 μm BCVf = 0.48 D @ 225°
	前表面 ∅=5mm	K1 = 41.91 D @ 4° K2 = 42.20 D @ 94° 柱径 = -0.29 D 轴向 4°	前表面 ∅=8.0mm	rf平坦半径 = 41.90 D 轴向 rs陡峭半径 = 42.49 D e = 0.29 RMS/A = 0.07 μm/mm²	△ SIb = 0.28 D ◈ KVb = 24 μm BCVb = 0.53 D @ 186° Thk = 507 μm
	前表面 ∅=7mm	K1 = 41.79 D @ 2° K2 = 42.29 D @ 92° 平均 = 42.04 D 柱径 = -0.50 D 轴向 2°	后表面 ∅=8.0mm	rf平坦半径 = -5.97 D 轴向 rs陡峭半径 = -6.11 D e = -0.24 △ RMS/A=0.26μm/mm²	160° 等级 - 疑似圆锥

图 10-2-7　角膜地形图参数示例

问题 **9**. 对于筛查圆锥角膜,哪种角膜地形图相对来说是比较准确的,或者是比较起来操作较简单?

▦🔍 附专家答疑视频

　　王凯教授答:可以联合天狼星和 Pentacam 进行测量。如果天狼星检查结果可疑圆锥角膜,再用 Pentacam 中的 Berlin 图明确。对于小角膜,大 e 值的患者,Berlin 图可能出现误报情况。所以对于 Berlin 图阳性结果的患者,要联合患者角膜厚度、e 值判断是否存在假阳性。同时也要关注屈光四图中的角膜后表面高度图,正确进行判读。

问题 **10**. 学龄前儿童视力下降,初次接诊流程是什么?

　　王凯教授答:首先检查视力、电脑验光、眼轴检查,根据这三项检查,评估是否需要进行下一步检查;如果视力正常、电脑验光度与年龄匹配、眼轴也符合年龄,定期观察。若视力正常,但电脑验光提示低度近视,如 -0.25~-0.5D,这种情况下定期检测眼轴。若视力下降,电脑验光 -0.75D 以上,眼轴增长,需要进行散瞳验光。对于近视的儿童,1% 的环戊通和阿托品散瞳验光的结果相近。

问题 **11.** 小于 100 度的近视应当配镜吗? 治疗效果不佳时是配镜还是继续观察?

陈雪教授答:全球近视研究所(IMI)对于近视的定义规定为小于 -0.75D。临床上也有一些医生认为小于 -1.00D 才考虑配镜。我个人的看法是:①我们不能单纯看近视的度数,还需要考虑到角膜曲率和眼轴,以及孩子实际的用眼情况。对于角膜曲率比较低的孩子,如小于 42D,当他出现近视的时候,往往眼轴已经比较长了。我们知道,眼轴的长度与将来出现眼底病变的风险是有相关关系的,超过 26mm 眼底出现病变的风险会明显增加。因此,对于一些角膜曲率不高、眼轴已经比较长的孩子,即使只有 50 度近视,我认为也需要把眼镜配上。②另外,有些孩子虽然眼轴并不长,但是从眼轴和角膜曲率的比例关系上看,已经明确跨入近视的范围。并且,孩子明显表现出看不清的症状,例如有明显眯眼、皱眉、侧头看的动作,或者小朋友自己已经觉得看不清黑板、影响上课了,那么,哪怕度数看上去不高,也应当及时把眼镜配上。

问题 **12.** 轴率比是什么? 有什么意义?

附专家答疑视频

陈雪教授答:轴率比指的是眼轴长度与角膜曲率半径的比例关系。由于近视是眼轴的逐渐增长,而角膜曲率自出生后 2~3 年即稳定在一定水平而不再有很大变化,因此伴随近视度数的增加,眼轴长度与角膜曲率半径的比例关系也会逐步增长。在 20 世纪 80 年代,有美国的视光医生观察到多数近视患儿的轴率比超过 2.99,并与近视度数呈比例关系,便提出这个轴率比或许可以作为观察近视发生和进展的指标。国内有部分学者也提出可以用轴率比和视力检查相结合,作为早期近视筛查的观察指标。我个人在临床上会使用轴率比作为评估参考,但这不是诊断标准。近视的诊断仍然是以散瞳验光的结果为准的。

问题 **13.** 低龄儿童用阿托品散瞳验光后应当如何给镜方?有些医生直接给慢散的检影度数配镜,有些会减一点度数,是如何考虑的?

附专家答疑视频

陈雪教授答:①首先,建议在孩子自然瞳孔状态下尽可能地进行视知觉能力的检查,包括视力、立体视、低对比度视力、检影验光(动态检影)等。在明显发现了视知觉能力的异常、眼位异常,以及电脑验光发现明显屈光状态异常后,再进行阿托品散瞳验光。②如果孩子的眼位是正常的,阿托品散瞳后可以根据医生经验给予一定的生理性调节范围的降度镜方,即在阿托品散瞳验光结果的基础上减少 +1~+2D 给镜。如果孩子在散瞳前有明显内斜视,而散瞳后眼位变为正常或者内斜视程度减轻,则需要按照阿托品散瞳验光的结果给足矫镜方。

问题 **14.** 使用低浓度阿托品对眼压有什么要求?

附专家答疑视频

王凯教授答:文献提示儿童在使用低浓度阿托品 2~3 年

后,其眼压无明显变化。但临床当中我们确实看到极少数儿童使用低浓度阿托品后会发现眼压升高。使用阿托品前需测量基础眼压,如果发现测量的眼压值处于临界或者异常,还需评估角膜厚度是否过厚,再次判断矫正后的眼压。目前观察绝大多数儿童使用 0.01% 甚至 0.05% 的阿托品,眼压没有明显变化。

问题 15. 儿童近视度数不高,角膜曲率平、眼轴长,这种情况是否需要尽早干预?

附专家答疑视频

陈雪教授答:角膜曲率平、眼轴长的孩子,虽然度数不高,但临床上会倾向于采用框架镜、OK 镜或者离焦镜等方式尽早干预。因为有文献表示眼轴长 26mm 是近视相关眼底病发生的分界线,考虑到孩子眼球停止发育前的眼轴增长趋势,建议在其较低度数时采取积极措施干预,尽量降低其眼底病变的风险。

问题 16. 顺规散光、逆规散光的配镜原则。

附专家答疑视频

陈跃国教授答:顺规散光在水平子午线方向曲率平坦,垂直子午线曲率陡峭,比较吻合人眼的自然视物习惯,因此对于顺规散光,原则上可适度欠矫、避免过矫,特别是大于 2.0D 的顺规散光,可以适度欠矫 0.25D 到 0.50D,如果完全矫正,甚至可能会出现不适或引起头晕。逆规散光可以给予足矫。

问题 17. 带状光检影验光的好处有哪些？

📱🔍 附专家答疑视频

陈跃国教授答：带状光检影现在基本上已经取代点状光检影，因为带状光检影光线比较亮，所以反射光比较清晰，并且通过不同方向的旋转，带状光能够更好地判断散光以及散光的轴向，所以带状光检影是常规检影的主要方法。

问题 18. 倒睫与散光有关系吗？倒睫矫正手术后散光会减轻吗？

📱🔍 附专家答疑视频

陈雪教授答：韩国有眼科医生发表过这个内容的研究专题，发现倒睫与散光确实是有一定关系的，但是倒睫手术矫正之后，并没有发现散光的度数有所减少。我们在临床上也注意到，倒睫、上睑下垂等眼睑异常状态的孩子，散光的发生似乎是比较常见的，需要注意由此可能产生的弱视问题。

第三节

屈光手术的常见问题

▶ 扫描二维码，观看本节
问题专家答疑视频

问题 1. 近视手术术前评估和筛选需要注意哪些方面？

附专家答疑视频

陈跃国教授答：①年龄：建议角膜屈光手术 18 岁及以上，有晶状体眼人工晶状体植入手术大于 21 岁，屈光性晶状体置换术须大于 45 岁。②屈光度数稳定：患者近两年屈光度每年的变化情况，一般建议不超过 0.50D。③患者的职业需求：以看远为主还是看近为主。④患者的期望值：通常期望值越高，满意度越低。⑤术前检查：包括一般的眼科检查项目以及与屈光手术相关的特殊检查，比如角膜地形图、前节 OCT、角膜内皮计数和眼轴等。⑥排除禁忌证：角膜屈光手术主要排除圆锥角膜；晶状体屈光手术需排除浅前房，否则植入人工晶状体后容易产生前房变浅、眼压高，甚至出现角膜内皮失代偿。

问题 2. 目前主要的屈光手术方式有哪些？

附专家答疑视频

陈跃国教授答：目前主要的屈光手术方式分为角膜屈光手术和晶状体屈光手术。角膜屈光手术分为表层和板层，板层手术主要包括飞秒激光辅助的激光辅助原位角膜磨镶术(laser-assisted in situ keratomileusis, LASIK)和全飞秒微小切口基质透镜切除术(small incision lenticule extraction, SMILE)。晶状体屈光手术分为有晶状体眼的人工晶状体植入术(phakic intraocular lens, PIOL)和屈光性晶状体置换术(refractive lens exchange, RLE)。

问题 3. 角膜屈光手术、晶状体屈光手术、表层手术、板层手术各有哪些优缺点?

附专家答疑视频

陈跃国教授答:(2020-05-13 00:22:20—00:24:28)

(1)角膜屈光手术

优点:①外眼手术;②技术成熟;③适应证较广;④预测性好;⑤个性化消融模式。缺点:①角膜形态与厚度限制;②不可逆;③干眼比例高;④部分患者视觉质量欠佳。

(2)晶状体屈光手术(2020-05-13 00:24:29—00:26:45)

优点:①可逆;②适应证广;③视觉质量好;④干眼比例低。缺点:①内眼手术;②受眼内空间限制(要求前房深度 >2.8mm);③需有白内障手术基础。

(3)表层手术(2020-05-13 00:26:46—00:29:30)

优点:①适合小睑裂,紧张型患者;②操作较简单;③术中风险低。缺点:①屈光度矫正范围较窄;②术后刺激症状;③视力恢复较缓慢。

(4)板层手术(2020-05-13 00:29:30—00:30:25)

优点:①屈光度矫正范围较宽;②术后反应轻;③视力恢复快。缺点:①小睑裂,紧张型患者术中风险增大;②操作较复杂;

③术中风险较高。

问题 4. 表层手术和板层手术的术中及术后并发症有哪些？

附专家答疑视频

陈跃国教授答：

（1）表层手术

①疼痛、不适；②表层感染；③上皮细胞愈合不良、延迟愈合；④角膜接触镜引起的浸润；⑤Haze、激素性高眼压；⑥干眼及神经痛。

（2）板层手术

①角膜瓣并发症：皱褶、移位、脱落或丢失；②层间感染；③角膜瓣下异物、上皮内生或植入；④弥漫性层间角膜炎（diffuse interstratified keratitis，DLK）；⑤层间积液综合征（interface fluid syndrome，IFS）；⑥干眼症较重；⑦角膜膨隆风险较高。

问题 5. 人眼像差的主要来源是什么？

附专家答疑视频

陈跃国教授答：①角膜和晶状体表面不理想，表面存在局部偏差；②角膜与晶状体不同轴；③角膜和晶状体组织不均匀。

问题 6. 如何避免 ICL 在眼内折叠？避免和自身晶状体接触？屈光手术如何进行入门练习？

附专家答疑视频

陈跃国教授答：①对于 ICL 手术经验尚浅的医生来说，建议使用黏弹剂来保证手术的安全，以避免 ICL 在眼内折叠或者和角膜内皮、晶状体前囊相接触，虽然 ICL 逐渐开始主张无黏弹剂的操作，但对于新手来说，不要盲目地追求无黏弹剂的操作，一定要小心，按照规范的步骤一步一步来；②屈光手术在眼科类的手术里面是属于比较特殊的，尽管操作步骤简单且时间短，但要做眼内晶状体的手术，首先需要已经非常熟练地掌握显微手术操作，必须做几十到上百例的白内障手术，有良好的超乳和白内障囊外摘除术（extracapsular cataract extraction，ECCE）技术基础，才能去做眼内晶状体的植入手术。在还没有扎实的基础前，可以通过 wet lab 或动物眼去反复地操作练习。

问题 7. 屈光手术前发现眼底问题，打完激光后多久可以行屈光手术？

附专家答疑视频

陈跃国教授答：屈光术前筛查如果发现患者有周边视网膜的裂孔或者牵拉，一般会建议患者做眼底视网膜光凝，行视网膜光凝以后一般两周再次散瞳检查，根据这个部位是否出现色素反应，再决定是否可以做屈光手术。

问题 8. 晶状体屈光手术后发现眼底问题，需要激光或者手术，是否会对治疗有影响，多久可以去做眼底手术？

附专家答疑视频

陈跃国教授答：以前认为在晶状体屈光手术后，植入的晶状体可能会对眼底激光或手术有影响，但现在通过实际案例发现，当眼内植入人工晶状体以后，在散瞳下行眼底激光时，依然能够通过检眼镜进行良好的聚焦，光斑反应良好，一般不会影响激光效果。这主要和人工晶状体的光区设计以及材料有关，目前的人工晶状体技术对眼底病治疗基本没有太大影响。

第十一章

斜视

▶ 扫描二维码，观看本章
问题专家答疑视频

问题 1. 斜视患者的病史询问有哪些特点？

附专家答疑视频

付晶教授答：对于斜视患者而言，要注意询问①发病年龄；②有无诱因：如高热、惊吓、外伤、中枢神经系统疾病、全身病；③询问斜视的特点：斜视的频率是间歇性、交替性、恒定性或者周期性？斜视发生是看远出现、看近出现，还是看远看近都出现？④伴随症状：如强光下闭合一眼、视疲劳、复视、头痛、眼痛、恶心；⑤戴镜史：戴镜时间、戴镜处方、戴镜后眼位变化；⑥治疗经过/手术史：手术时间、次数、手术肌肉、手术量、术后眼位变化；⑦家族史：国内学者报道斜视的遗传率在 5%~9%，需要询问家族是否有斜视患者。

问题 2. 复视与视混淆有什么区别？

附专家答疑视频

付晶教授答：外界同一物像落在双眼视网膜对应点上，可被视中枢感知为一个物像。当眼位偏斜时，双眼的视网膜对应关系发生变化。外界的同一物像落在了双眼视网膜非对应点上，视中枢则感知为两个物像——复视。当外界不同物像落在双眼视网膜的对应点上，视中枢来不及处理这种变化，则会感知为两个不同物像重叠在一起的影像——即视混淆，常见于非共同性斜视及急性共同性斜视。

问题 3. 不同睫状肌麻痹剂有哪些特点？

附专家答疑视频

付晶教授答：

（1）1% 阿托品滴眼液或眼膏

特点：充分麻痹睫状肌，最大程度抑制调节。

适应证：①屈光不正伴斜视、弱视，特别是远视伴内斜视和远视伴弱视者首选阿托品散瞳；②验光过程中屈光度波动明显者。

缺点：阿托品使用后会出现长时间的视近模糊、畏光等反应，在学龄期儿童中可能有一定的限制性。

禁忌证：①小于 3 个月的婴儿；②唐氏综合征、癫痫、痉挛性麻痹、颅脑损伤、闭角型青光眼、低色素者以及对药物成分过敏者慎用。

注意事项：阿托品使用后患者可能会出现皮肤潮红、口干、发热、恶心呕吐等全身症状，散瞳后 21 天内有畏光、视近模糊等。滴药后按压泪囊对应位置 2~5min 有助于减轻全身反应。

（2）1% 盐酸环喷托酯滴眼液

特点：睫状肌麻痹作用和阿托品相近，起效快，作用时间短，睫状肌麻痹持续时间为 6~24 小时。

适应证：在不适宜使用阿托品的情况下可首选盐酸环喷托酯滴眼液，如学龄期近视、近视散光患者、远视矫正视力正常者。

缺点：存在眼部刺激症状，可提前使用表面麻醉剂减轻刺激症状；深色虹膜色素人种可能需要增加剂量。

禁忌证：闭角型青光眼及对药物成分过敏者禁用。

注意事项：药物使用后 3 天内会伴有眼部畏光、视近模糊症状。

（3）0.5% 复方托吡卡胺滴眼液

特点：刺激症小，药效恢复快，睫状肌麻痹作用较弱，可作为辅助用药。睫状肌麻痹作用 4~6 小时。多用于相对大龄的单纯低中度近视的儿童及青少年。

禁忌证:闭角型青光眼禁用。

注意事项:药物使用后 6~8 小时患者有眼部畏光、视近模糊症状。

问题 **4**. 如何区分斜视和 Kappa 角?

附专家答疑视频

付晶教授答:

Kappa 角:指的是视轴(联结注视的结点与黄斑的连线)和瞳孔轴(通过瞳孔中心垂直角膜的线)的夹角,临床以瞳孔中心来测定,5°以内为生理性。映光点位于瞳孔中心鼻侧,称为阳性 Kappa 角;映光点位于瞳孔中心颞侧,称为阴性 Kappa 角。

斜视和 Kappa 角共同点都是角膜映光点不在瞳孔中央,区分的方法是交替遮盖法。如果交替遮盖结果显示双眼不动,则提示为 Kappa 角;如果交替遮盖结果提示双眼有运动,则提示为斜视。

问题 **5**. 对于单眼视力差,不能注视的患者如何测量斜视度?

附专家答疑视频

付晶教授答:对于单眼盲、旁中心注视等单眼注视功能丧失者,以及不配合检查的儿童,可以采用三棱镜加角膜映光法(Krimsky test)定量测量斜视角。

检查方法:将三棱镜置于健眼,嘱健眼注视 33cm 处的点光源,调整三棱镜的度数直至斜视眼的角膜映光点移至瞳孔中央,此时的三棱镜度就是患者的斜视度。

问题 **6**. 基层医院没有棱镜,角膜映光法和三棱镜测的棱镜度怎么对应?

附专家答疑视频

付晶教授答:

角膜映光法:根据光源在角膜反光点的位置,判断有无偏斜;正位眼角膜反光点位于瞳孔中心,反光点偏离瞳孔中心 1mm 斜视角为 7°。

外斜视:反光点位于瞳孔中心鼻侧。内斜视:反光点位于瞳孔中心颞侧。上斜视:反光点位于瞳孔中心下侧。下斜视:反光点位于瞳孔中心上侧。

①反光点若位于瞳孔缘,斜视为 15°,位于角膜缘,斜视为 45°,位于角膜缘和瞳孔缘之间,斜视为 30°。②只能粗略估计斜视角,与患者的瞳孔大小也有一定关系;同一个人在不同光线下测量也有不同。计算手术量时应参考三棱镜测量结果。③角膜映光法测定斜视角包含了 Kappa 角。④通过角膜映光法测量的结果单位为弧度°,三棱镜测量的结果单位为棱镜度$^\triangle$。二者有一个粗略的关系计算:$1° \approx 2^\triangle$,这种对应关系随斜视度变化也会发生改变,如当斜视度较小时,$1° < 2^\triangle$,当斜视度较大时,$1° > 2^\triangle$。

问题 **7**. 如何区分假性斜视和真性斜视?

附专家答疑视频

付晶教授答:需要联合使用角膜映光法和交替遮盖法以区分真假斜视。

(1) 遮盖试验

①交替遮盖:确定隐斜或显斜的偏斜方向,但不能区分隐

斜和显斜,观察去除遮盖眼的运动方向。②遮盖-去遮盖试验:区分隐斜和显斜,并确定显斜为交替性或恒定性,观察非遮盖眼的运动方向,被检者双眼须具备注视功能。③三棱镜-交替遮盖:测定隐斜或显斜的斜视量。主要用于共同性水平与垂直斜视角的测量:将三棱镜置于眼前,做交替遮盖试验,调整三棱镜的度数直至不再出现眼球运动。依据 Hering 法则:双眼运动的神经刺激是等时、等量、等效,故三棱镜引起的双眼运动是等量的。

(2)区分真假斜视的步骤:首先角膜映光法评估双眼映光点的位置,如果有一只眼的角膜映光点不在瞳孔中央,说明为真性斜视或者存在 Kappa 角。然后进行交替遮盖试验;如果交替遮盖时双眼出现位置移动,说明为真性斜视。如果双眼的角膜映光点均在瞳孔中央,交替遮盖检查双眼没有眼球位置移动,则说明是假性斜视。

(3)常见引起假性斜视的情况包括:内眦赘皮引起的假性内斜视,瞳距过宽引起的假性外斜视。面部骨骼发育不对称造成的假性垂直斜视。

问题 8. 如何判断交替性斜视?

附专家答疑视频

付晶教授答:使用遮盖-去遮盖试验来区分交替性斜视和单眼恒定性斜视。

遮盖-去遮盖:采用遮盖板遮盖显性斜视被检者的注视眼时,未遮盖眼发生眼位转移诊断为显性斜视。例:外斜视患者,遮盖右眼时,左眼发生外向中的运动,去遮盖后,左眼不动,提示为交替性显斜视,若左眼向颞侧移动,左眼恒定性外斜视。

问题 9. 三棱镜检查中和不了怎么办？

附专家答疑视频

付晶教授答：

三棱镜加遮盖试验最理想的试验终点是：加到一定度数的三棱镜后，交替遮盖检查时双眼都不发生眼球位置移动，则该三棱镜度即为患者的斜视度。但在临床工作中也会发现常常无法出现理想的检查终点，使用任何的三棱镜度数后，交替遮盖检查始终能发现双眼存在眼球位置移动。可以不断调整三棱镜的度数，寻找"转换点"（如由外→中转换为内→中），以确定斜视度数。

①对于水平斜视，两个三棱镜块避免在同一眼上叠加，三棱镜块的中间空气层折射率存在差异，随后计算的结果不是简单的两个三棱镜度的叠加。如果需要使用到两个三棱镜块时，需要分别将三棱镜块放置在双眼前。②对于水平斜视合并垂直斜视，可以将不同方向的三棱镜块叠加，结果不受影响。

问题 10. 如何解读马氏杆结果？

附专家答疑视频

付晶教授答：马氏杆/Maddox 杆由一组圆柱透镜组成，圆柱镜片的屈光力垂直于柱镜轴，光线通过马氏杆，形成一条与轴垂直的直线；通过物像变形达到双眼分离的目的。可以定量检查与诊断水平及垂直隐斜视。

检查方法：在暗室进行，被检者分别注视 33cm 及 6m 视标。

（1）如果检测水平隐斜视，将马氏杆横置于右眼，两眼同时观察视标。右眼通过马氏杆会将点状光看成一竖条状光带，而左眼仍然看到的是点状光。如果①竖光带穿过点状光,无水平隐斜。
②光带与光点分离,光带在左,光点在右,为外隐斜,在左眼前加
底向内的三棱镜直至竖光带穿过光点,此时的三棱镜度为外隐斜
视度。③光带在右,光点在左,为内隐斜,在左眼前加底向外的三
棱镜直至竖光带穿过光点,此时的三棱镜度为内隐斜视度。

（2）如果检测垂直隐斜视,将马氏杆竖置于右眼,两眼同时
观察视标。右眼通过马氏杆会将点状光看成一横条状光带,而左
眼仍然看到的是点状光。如果①竖光带穿过点状光,无垂直隐斜。
②光带与光点分离,光带在上,光点在下,考虑右眼下隐斜视/左
眼上隐斜视,在左眼前加底向下的三棱镜直至竖光带穿过光点,
此时的三棱镜度为垂直隐斜视度。③光带在下,光点在上,为右
眼上隐斜/左眼下隐斜,在左眼前加底向上的三棱镜直至竖光带
穿过光点,此时的三棱镜度为垂直隐斜视度。

问题 **11**. 旋转斜视测量方法有哪些?

附专家答疑视频

付晶教授答:

（1）双马氏杆:可以定量检查与诊断旋转斜视;包含一个红
色和透明的马氏杆,均垂直放置(图 11-0-1)。

检查方法:在暗室进行,分别注视 33cm 和 6m 视标。左眼
前可放置垂直棱镜(以底向下为例),分离双眼像。双眼同时注视
视标,此时可以看到两条光带,下面为红色光带,上面为白色光
带。注意被检者头位要正,眼镜架不能倾斜。①上下两条光带平
行,无旋转隐斜。②两条光带不平行,白色光带处于水平位,红
色光带颞侧高,鼻侧低,则右眼外旋斜视。向颞侧旋转右眼马氏
杆杆柄,直至两条光带平行,此时的旋转度数为旋转斜视度数。

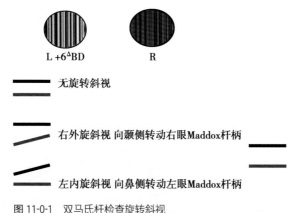

图 11-0-1 双马氏杆检查旋转斜视

③两条光带不平行,红色光带处于水平位,白色光带鼻侧高,颞侧低,则左眼内旋斜视,向鼻侧转动左眼马氏杆杆柄,直至两条光带平行,此时的旋转度数为旋转斜视度数。

(2) Bagolini 线状镜

检查用途:可检查视网膜对应情况,也可做旋转斜视度的定性检查。

检查方法:暗室,眼前放置线状镜,双眼同时注视灯光。观察线条的角度变化(图 11-0-2)。

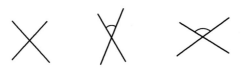

图 11-0-2 Bagolini 线状镜检查旋转斜视

结果判读:

内旋斜视:上下对顶角变为锐角,水平对顶角为钝角。

外旋斜视:上下对顶角变为钝角,水平对顶角为锐角。

(3) 同视机:可以使用十字画片定量检查旋转斜视。

（4）眼底相：正常黄斑中心凹位于视盘颞侧缘外 2.5PD 视盘下 1/3 处，黄斑中心凹向下移位过多提示外旋，向上移位过多提示内旋（图 11-0-3）。

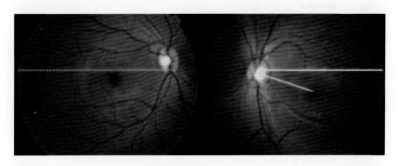

图 11-0-3　眼底相检查旋转，左眼提示外旋

问题 **12.** 如何进行歪头试验检查？

〔附专家答疑视频〕

付晶教授答：

Bielschowsky 头位倾斜试验：该试验主要用以鉴别斜肌与上、下直肌麻痹。设计原理是每眼旋转肌中的两内转肌（上、下直肌）及两外转肌（上、下斜肌）均有相反的垂直运动。

正常情况下，每眼的一条上转肌和一条下转肌的作用相反且相互平衡。当左右歪头时，即头左右倾斜时，每眼的两条垂直直肌和两条斜肌的上、下转及内、外转作用互相抵消，只产生旋转作用。如左眼的两条内旋肌肉是左上斜肌与左上直肌，正常情况下这两条肌肉具有垂直方向拮抗作用，且力量相等。如左上斜肌麻痹时，头左歪（向患侧肩倾斜）时，左眼应内旋而右眼外旋，因主要内旋转肌左上斜肌已麻痹，次要内旋转肌左上直肌功能增强，则左眼上转，眼位更高。头向健侧肩倾斜时，应右眼内旋、左眼外旋,而内旋的右上直肌、右上斜肌及外旋的左下斜肌、右下直肌均无麻痹,所以眼位无变化。检查方法:头向左肩倾斜或右肩倾斜,观察双眼位置是否对称,运动幅度是否相等。如果向一侧倾斜时双眼垂直分离度大于向另一侧倾斜(>5$^\triangle$),则 Bielschowsky 头位倾斜试验阳性。

问题 **13**. Parks 三步法如何解读?

附专家答疑视频

付晶教授答:Parks 三步法可以用于诊断垂直眼外肌麻痹,具体步骤为(图 11-0-4):①确定上斜视,应用角膜映光、遮盖试验法

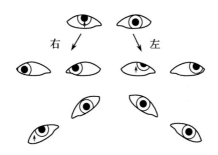

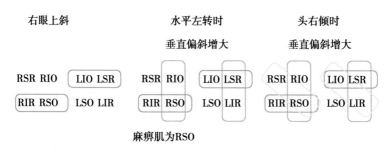

图 11-0-4　Parks 三步法

检查,确定哪只眼为上斜视。如右眼上斜视,可能为右下转肌组(右下直肌、右上斜肌)或左上转肌组(左上直肌、左下斜肌)的麻痹。②观察水平侧向注视的时候垂直斜视度的变化。若向左注视时垂直斜视度数大,则可以排除右下直肌及左下斜肌,仅剩右上斜肌及左上直肌。③头位倾斜试验,比较当头向左右两侧倾斜时的斜视度变化。令患者的头部迅速向高位侧倾斜,若上斜视明显增加,提示歪头试验阳性,则考虑上斜肌为原发麻痹肌,否则,考虑对侧眼上直肌为原发麻痹肌。

问题 **14**. 牵拉试验有什么意义?

附专家答疑视频

付晶教授答:牵拉试验包括被动牵拉试验和主动收缩试验。

(1)被动牵拉试验用于鉴别麻痹性斜视和限制性斜视。被检眼表面麻醉后,以平镊夹持被检肌肉相对侧角巩膜缘,牵拉眼球。结果判定:如果牵拉未见阻力,提示被检肌肉麻痹;如果牵拉存在阻力,被检肌肉有机械性限制、肌肉挛缩、肌肉筋膜线条异常等。

(2)主动收缩试验:用于判断麻痹肌力量的强弱。被检眼表面麻醉后,视标放于麻痹眼的视轴方向,令健眼注视视标,以平镊夹持麻痹肌同侧角巩膜缘,令健眼迅速转动注视麻痹肌作用方向的另一视标。结果判定:若收缩有利,麻痹肌力量强;若收缩无力,则考虑麻痹肌力量弱(图 11-0-5)。

问题 **15**. Hess 屏检查如何解读?

附专家答疑视频

付晶教授答:Hess 屏检查用以协助检查两眼球运动时神经

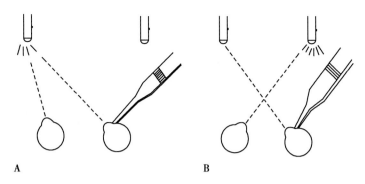

A   B

图 11-0-5　主动收缩试验

兴奋的相对状态,可以查出功能不足及功能过强的肌肉。

　　Hess 屏上有 9 个红色灯光标记的图形,其每边长 7.5cm,红色灯光可分别点灭。被检者坐于距 Hess 屏 50cm 处,眼与中心红点同高。双眼分别检查,右眼注视时,右眼戴红镜,左眼戴绿镜,左眼注视时,左眼戴红镜,右眼戴绿镜,戴红镜只能看到红色视标,戴绿镜只能看到绿色视标。检查者依次开闭每点红灯,被检者手持绿色指示灯或绿色指示棒,指出 Hess 屏上红色标记或红色指示灯位置,检查者记录其所指的位置并绘图。

　　一眼检查完后,将红绿眼镜两眼颜色交换后,再检另一眼,记录其图形。结果分析:

　　(1) 比较双眼方框图形的大小,小者为麻痹眼。有眼球运动障碍时,其图形表现为向麻痹肌作用方向变小。图形小的眼为麻痹眼,也就是原发性偏斜(是指麻痹性斜视者,当非麻痹眼注视时所显示的偏斜度),图形大的眼为继发性偏斜(指当麻痹眼注视时所显示的偏斜度)。由于麻痹眼注视时,所需要的神经冲动增加,导致麻痹肌的配偶肌过度收缩(根据 Hering 法则)。因此,继发性偏斜大于原发性偏斜,表现在 Hess 屏图形上则麻痹眼图形变小,健眼图形变大。

（2）麻痹眼方框 9 个点的位置变化,较正常向内收缩——该方向肌肉功能不足;较正常向外扩大——该方向肌肉功能亢进。

（3）根据正上方和正下方的位置变化判断 A/V 现象。注意:有异常视网膜对应及单眼抑制的患者不适宜此法;Hess 屏是近距离的检查方法,如果 Hess 屏检查正常,不能完全排除眼肌麻痹,可以联合同视机 9 眼位检查共同判定。

问题 16. 如何进行知觉状态检查?

附专家答疑视频

付晶教授答:

（1）注视性质检查:检查被检者中心注视或非中心注视。

检查方法:以直接检眼镜进行眼底检查,令被检者注视同心圆的中心,检查者观察黄斑中心凹的反射位置。若黄斑中心凹反射落在 1° 圆环以内,认为是黄斑中心凹注视;若黄斑中心凹反射落在 1°~3° 圆环之间,认为是旁黄斑中心凹注视;若黄斑中心凹反射落在 3°~5° 圆环之间,认为是旁黄斑注视,若黄斑中心凹反射落在 5° 圆环之外,认为是周边注视。

（2）Worth4 点法:用于检查融合功能、单眼抑制、主导眼及复视。

检查方法:右眼戴红镜,左眼戴绿镜,分别在 33cm（视网膜中心投射范围为 6°,检查周边融合）以及 6m（视网膜中心投射范围为 2°,检查中心融合）的距离注视四点灯箱。

检查结果分析:

看见两个绿灯、两个红灯,为正常结果,为右眼主导眼;

看见三个绿灯，一个红灯，为正常结果，左眼主导眼；

只看到两个红灯，为左眼抑制；

只看到三个绿灯，为右眼抑制；

看到三个绿灯，两个红灯，且绿灯在左，红灯在右，为内斜视，同侧复视；

看到三个绿灯，两个红灯，且绿灯在右，红灯在左，为外斜视，交叉复视；

33cm 及 6m 均可看到四个灯，双眼具有中心及周边融合；

33cm 看到四个灯，双眼有周边融合。

（3）Bagolini 线状镜：用于检查融合功能、视网膜正常与异常对应、单眼抑制、主导眼及复视。

检查方法：被检者配戴 Bagolini 线状镜，分别注视 33cm 及 6m 处光源，根据注视结果提示不同视功能（图 11-0-6）。

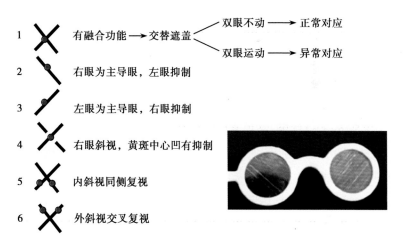

图 11-0-6　Bagolini 线状镜检查结果及相应的双眼视

（4）同视机检查

Ⅰ级（同时视）：使用同时知觉画片，同视机双臂置于 0°，询问患者能否同时看到两张画片，如果可以，嘱被检者注视画片，推动同视机一臂，将画片重合时的角度为主观（自觉）斜视角（也叫重合点）。检查者交替点灭两镜筒的照明装置，直至双眼不动时的角度为客观（他觉）斜视角。

Ⅱ级功能（运动融合功能）：使用运动融合功能画片，从重合点开始，推动手柄做对称的分开运动，当被检者看到双眼像分离时，记录外融合力。使用融合画片，从重合点开始，推动手柄做对称的集合运动，当被检者看到双像分离时，记录内融合力。依次从重合点开始，使镜筒做上转和下转运动，记录垂直融合力。正常范围：内融合力 25°~35°，外融合力 4°~6°，垂直融合力 1.5°。

Ⅲ级功能（立体视功能）：使用同视机三级画片检查远立体视。

定性检查：于重合点处，令被检者描述有无立体感，即所见图像之间的远近距离顺序。

定量检查：应用同视机随机点定量图片，记录最终能辨认的最佳立体视锐度。

使用立体图图册进行近立体视的检查。

Titmus 立体图：被检者配戴偏振光眼镜使双眼分离，检查距离为 40cm，记录能识别的最佳立体视锐度。<60″ 提示具有黄斑中心凹立体视。

苍蝇图：立体视锐度 3 500″。

动物图：A 排 400″，B 排 200″，C 排 100″。

圆圈图：800″，400″，200″，00″……40″。

颜少明立体视图谱：被检者戴红绿眼镜视双眼分离，检查距离 40cm，立体视锐度：800″~40″，交叉视差检测图 30′~150′，非交叉视差检测图 30′~150′,中心抑制暗点检测图通过是否能指出图中双眼分视的图像,判断是否有抑制。

问题 **17**. 如何进行复视像检查?

附专家答疑视频

付晶教授答:复视像检查用于单条眼外肌麻痹的检查与诊断。

被检者右眼戴红镜片,检查距离 1m,头位正直,双眼依次注视 9 个诊断眼位。注意询问患者 3 个问题:①水平分离还是垂直分离? ②在哪个诊断眼位分离最大? ③在分离最大的方向上,周边物像为哪只眼所见?

结果分析:①分离最大的方向上,看到周边物像的眼就是麻痹眼;②周边物像所在的诊断眼位就是要查找的麻痹肌诊断眼位;③记录方法以患者观测位置书写;④若复视像不符合单条眼外肌麻痹,要考虑多条眼外肌麻痹。

问题 **18**. 屈光性集合过度怎样检查?

附专家答疑视频

付晶教授答:

测量 AC/A:即调节性集合与调节的比值。反映了动用 1D 的调节引起的调节性辐辏的量。正常值为 3∶1~5∶1。同视机法检查 AC/A:①用 I 级黄斑中心凹画片测定主观斜视角,若无主观斜视角,改查客观斜视角;②再于双眼前各加 -3D 镜片后重复测定;③AC/A=(Δ2-Δ1)/3;其中 Δ1= 主观斜视角;Δ2= 插入 -3D 镜片后测得的主观斜视角。

隐斜计法检查 AC/A:①用三棱镜加遮盖法测定 33cm 及 6m

的斜视度;②AC/A= 瞳距(cm)+(Δ2-Δ1)/3D;其中 Δ2=6m 测得的三棱镜度;Δ1=33cm 测得的三棱镜度;③内隐斜用正值,外隐斜用负值。

问题 **19**. 对于间歇性斜视如何检查充分?

口口口
关键Q 附专家答疑视频

付晶教授答:间歇性斜视,尤其是间歇性外斜视,当患者处于注意力集中、精神紧张的时候,斜视暴露不明显。对于间歇性外斜视,可以延长单眼遮盖时间(如遮盖 1 小时),打破融合后,利用交替遮盖判断有无斜视。单眼遮盖在准确测量间歇性外斜视的斜视度是非常重要的检查手段。对于间歇性内斜视,通过近距离使用注视视标,运用角膜映光法和交替遮盖检查有无内斜视。或者将注视视标从眼前 33~40cm 向鼻根部移动,同时检查者利用点光源观察被检查者的角膜映光,如果发现一只眼的角膜映光点位于瞳孔颞侧,则可诊断内斜视。

单眼遮盖法:

①鉴别眼性斜颈与外科斜颈:若斜颈患者遮盖一眼后,歪头改善,考虑为眼性斜颈;②预测代偿头位术后能否消除;③辅助诊断肌性视疲劳;④鉴别婴儿真性与假性展神经麻痹:尤其是对于不配合眼球运动检查的内斜视婴儿,可以遮盖单眼后,观察单眼眼球运动能否到位;⑤充分暴露隐斜视。

问题 **20**. 单眼上斜肌麻痹与 DVD 如何鉴别?

口口口
关键Q 附专家答疑视频

付晶教授答:DVD 即垂直分离性偏斜,不符合 Hering 法则支配的特殊类型斜视,可与其他类型斜视同时存在,常合并眼球震颤与弱视。临床特征表现为:双眼交替遮盖时,被遮盖眼上漂,去遮盖时,该眼缓慢地向下并内旋转回注视位,即非注视眼总是处于高位,DVD 患者在交替遮盖时不存在"低位眼"。

上斜肌麻痹是儿童常见的垂直斜视,临床表现为:麻痹眼上斜视,可伴有代偿头位。交替遮盖检查时可以发现:麻痹眼上→中,非麻痹眼下→中的眼球移动。即上斜肌麻痹患者在交替遮盖时存在"低位眼"。

问题 21. 上斜肌麻痹与下斜肌亢进怎么区别?

附专家答疑视频

付晶教授答:上斜肌麻痹可以表现为拮抗肌也就是下斜肌的亢进,而下斜肌亢进可以是继发于上斜肌麻痹,也可以为原发性下斜肌亢进。鉴别上斜肌麻痹和原发性下斜肌亢进的重要方法就是歪头试验。上斜肌麻痹患者可伴有歪头试验阳性。原发性下斜肌亢进不伴有歪头试验阳性。歪头试验阳性结果表现为:向患侧歪头时垂直斜视度增加,向对侧歪头时垂直斜视会减轻。

问题 22. 小儿患者检查不合作如何检查是否存在斜视及眼球运动异常?

附专家答疑视频

付晶教授答:对于检查眼前节及眼底的不配合儿童,可以通过镇静下或全麻下进行眼部结构检查。但对于斜视检查,需要求患儿清醒状态下检查,可以通过使用声音或者颜色鲜艳的玩具吸引患儿注意力,在短时间内完成角膜映光和交替遮盖检查,定性判断斜视以及注视能力。如果在遮盖一眼时,患儿抗拒非常明显,提示双眼视力存在差别,被遮盖眼是注视力相对好的眼睛。对于内斜视的患儿,要注意评估患儿外展运动是否正常,鉴别麻痹性和共同性斜视的重要判断依据。对于不配合的患儿,可以采取"洋娃娃头试验"来评估外展是否到位。

洋娃娃头试验:利用头眼运动反射,转动患者的头部可以发现两眼会共轭地向相反方向转动。检查者面对患儿,迅速地转动患儿头部,观察眼球外转是否到位。如将患儿头部向左转,患儿的双眼会同时向右侧转动,此时观察患儿右眼外转是否到位。

第十二章

泪道疾患

▶ 扫描二维码，观看本章
问题专家答疑视频

问题 1. 鼻腔泪囊吻合术(DCR)鼻腔解剖标志?

附专家答疑视频

陶海教授答:泪囊的上界位于鼻丘和中鼻甲附着处前部的下缘,下界位于下鼻甲附着处前部的上缘,前界位于中鼻道前方垂直走行突起的"骨棱",后界位于钩突基部。但是不同的人会有一些变异,因此术前要行泪道 CT 造影三维重建检查做定位,可以很准确地定位出来泪囊投影在鼻腔外侧壁的哪个位置上,并明确术中是否需要将中鼻甲附着点前缘的鼻甲组织去掉一部分,以更好地暴露视野,避免鼻甲遮挡泪囊鼻腔吻合口。

问题 2. 如何避免 DCR 术中出血?

附专家答疑视频

陶海教授答:避免出血办法:①可使用高频电刀,可有效减少出血。②注意避开易出血的位置,靠近下方的部位更易出血,可考虑使用高频电刀或者比较锐利的刀,如尖刀或者隧道刀,切开的时候,每次小量切开,切开后及时止血,而不是一次切开太大,出血量太大,增加止血难度。

问题 3. 功能性溢泪如何治疗?

附专家答疑视频

陶海教授答:

(1)功能性溢泪分为两类,一类是狭义的功能性溢泪,指泪道泵的功能障碍引起的溢泪。另一类是广义上的,指泪道冲洗是通畅的,但还是会溢泪,包括泪点的位置异常、眼睑松弛度异常、泪阜肥大等,肥大的泪阜会遮挡泪点,松弛的结膜会影响泪河和遮挡泪点引起溢泪。

(2)根据不同的类型选择治疗方式。①结膜松弛患者可行新月形结膜切除,切除影响泪河和遮盖泪点的松弛部结膜后对合缝合。②泪阜肥大要行泪阜成形,做泪阜部分切除术,避免泪阜遮挡泪点,影响泪液的流入。③对于泪道泵功能不好的患者,并不是溢泪患者冲洗泪道通畅就可以诊断,而是有影像学检查可以明确,例如 B 超三维重建,可以做泪囊的体积测定。人在做闭眼和睁眼的动作时会引起泪囊的增大和缩小,如检查发现闭眼及睁眼时泪囊体积变化不明显,提示泪道泵功能异常。治疗上,目前可考虑行经鼻内镜泪囊鼻腔造孔术,或外路泪囊鼻腔吻合术。④目前,对于泪道结构正常的患者行泪囊鼻腔造孔或吻合手术仍存在争议。目前文献报道手术对约 80% 的泪道泵功能异常患者是有效的,可能改变了泪液的流动力学,达到了治疗作用,但远期效果有待观察。

问题 4. 鼻泪管膜性狭窄,植入泪管效果如何?

附专家答疑视频

陶海教授答:泪道置管手术适应证和禁忌证的把握对手术效果有很大影响,可参考我主编的前不久出的新书《实用泪器病学》。不同病因的狭窄其治疗方式和手术效果不同。①炎症导致的狭窄,炎症消退后,狭窄多会自然好转;②过敏性因素导致的狭窄,取出管后如果过敏的因素没有去除,会反复发作;③骨性的狭窄需行经鼻内镜泪囊鼻腔造孔或鼻腔泪囊吻合,单纯植入泪管效果差。因此,对于泪道狭窄患者,需根据病因先行保守治疗,确需手术患者,把握好适应证及禁忌证是手术成功的关键。

问题 **5**. 黏液性分泌物需要用抗生素冲洗吗?

附专家答疑视频

　　陶海教授答:如果泪道冲洗出黏液性分泌物,一般情况下是有炎症了,称为卡他性炎症,进一步可发展为化脓性炎症。治疗首先要进行引流,对于阻塞的泪道需要疏通,对于狭窄的泪道需要进行扩张。同时需要使用抗生素药物,避免发展为化脓性炎症。

问题 **6**. 置入 RS 型人工泪管(泪道引流管)后对下泪点产生切割作用怎么办?

附专家答疑视频

　　陶海教授答:如果人工泪管对泪点有切割,需尽快将其取出。长时间对泪点有切割作用时,可能会导致泪点及泪小管裂开,裂开之后尽管泪道是通的,仍然会影响泪液的引流效果。因此,当一些患者感到内眼角有明显"夹持感",检查可见泪点及泪小管裂开时,应及时取出人工泪管,恢复一段时间后,可考虑置入比较松的人工泪管。

问题 **7**. 泪道手术外进路和内进路的优缺点各有哪些?

附专家答疑视频

　　陶海教授答:

外进路泪道手术是经典术式,优点包括:①操作简单、学习曲线短、大部分人能掌握;②成功率高;③操作过程中的并发症便于应对。缺点包括:①损伤大、出血多;②皮肤切口易留有瘢痕影响美观。经鼻内镜的内进路手术优点包括:①创伤小、恢复快;②皮肤无瘢痕;③患者易接受。缺点包括:①操作相对复杂、学习曲线长;②术中并发症多,例如:术中损伤眶顶板,可导致脑脊液漏;损伤内直肌,可导致外斜视;损伤视神经或眼球,可导致视力损害;③成功率较外路手术低。

问题 8. 外路泪囊鼻腔吻合术的改良特点有哪些?

附专家答疑视频

陶海教授答:目前外路泪囊鼻腔吻合手术在不断地改良,包括①切口改进:切口越来越小,最初手术切口为 20mm,随着手术器械和方式的进步,目前可行 8mm 切口或 6+2mm 的 L 形切口,L 形切口与重睑方向一致,手术效果与普通切口的泪囊鼻腔吻合手术相同,成功率高,但大大减少了对外观的影响。②缝合方式改进:既往进行分层缝合。泪囊的后瓣与鼻黏膜的后瓣搭在一起缝合三针,目前可用明胶海绵和引流条压住吻合,不需要缝线,称免缝合;既往需要分层缝合前瓣、皮下组织层、皮肤层,可因前瓣的塌陷和缝线肉芽肿导致易复发,目前将三层同时缝合,从一侧的皮肤进针,经皮下组织到泪囊黏膜穿通,再经对侧的黏膜,皮下组织及皮肤穿出,垂直褥式缝合三针,称为经皮肤前瓣悬吊,愈合后可拆除缝线,避免缝线肉芽肿,又因前瓣做了经皮肤悬吊处理,避免了前瓣的塌陷,同时可放置引流条,减少血肿,避免了机化条索的形成,大大提高了成功率,极少复发。③经结膜面的泪囊鼻腔吻合术:也是外路泪囊鼻腔吻合术的一种改良,使用特殊的器械和撑开器,避免了皮肤的切口。

问题 **9**. 请介绍泪小管炎治疗方法及手术时机。

附专家答疑视频

陶海教授答:

(1)泪小管炎多为慢性泪小管炎,当泪总管阻塞合并泪小管远心端阻塞也会出现急性泪小管炎,但很少见。治疗方法取决于病因,慢性泪小管炎合并泪小管结石最多见,其他还包括泪小管肿物如乳头状瘤、泪小管异物如睫毛、泪小管窦道或者是憩室,这些病因导致泪小管引流不畅,引起泪小管炎,出现分泌物增多的表现。不管是急性还是慢性泪小管炎,均需要及时治疗。目前最好的处理方式是在急性炎症消退以后行泪道内镜检查,不同的病因采用不同的手术方式。①单一的孤立的小结石,行泪道冲洗即可随冲洗液流出,流出后疗效好;②多发结石,或炎症重、合并有息肉,使用内镜无法处理干净时,推荐行避开泪点的泪小管切开,将管径内清理、修剪干净后置管并缝合。

(2)需要注意的是:①不建议使用行霰粒肿手术的刮匙直接自泪点进去刮擦,这样会导致泪点变松弛、张力异常、影响泪点收缩功能。②不建议切开泪点,同样会影响泪点的收缩及泪道的泵功能。③可以轻轻地挤压将泪小管内结石、分泌物等从泪点缓慢排出,必要时行泪小管切开清除病灶,但不主张用力挤压,否则会将内容物挤压入泪囊,如不能自鼻泪管流下去,则会形成泪囊结石,增加手术难度。④当泪小管内有肿物时,过度挤压还会导致肿瘤的播散。

问题 **10**. 泪道造影剂是否需要皮试？

附专家答疑视频

陶海教授答：既往行碘化油的皮试是将碘化油滴入结膜囊 2 滴，4~5min 后观察有无红、肿、痒等过敏表现，结果发现皮试几乎不会出现问题，后来便放弃不再做碘化油的皮试。因为碘化油注入泪道中，如果泪道黏膜没有破损，能吸收的量实际上是很少的。因此，目前规范里并没有在使用碘化油行泪道泪囊鼻腔造影检查前要进行皮试的要求。

问题 **11**. 疑似泪道疾病的急性炎症可以进行泪道造影检查吗？

附专家答疑视频

陶海教授答：不可以，泪道的急性炎症是泪道造影检查的禁忌证，这是要明确的。

问题 **12**. 慢性泪囊炎泪囊非常小的时候，采取哪种手术方式比较恰当？

附专家答疑视频

陶海教授答：泪囊比较小的情况分三种。①泪囊因为反复炎症、反复探通而萎缩。②外伤后萎缩或者缺失。③幼年时曾行泪囊摘除术，术后泪总管代偿性膨大，形成类似小泪囊的结构。目前可以行泪囊再造手术，泪囊再造的方法很多，可以使用鼻黏膜瓣、筛窦黏膜瓣、游离结膜瓣、鼻甲黏膜瓣、唇黏膜瓣、颊黏膜瓣等等，多使用鼻黏膜瓣或者鼻甲黏膜瓣，泪囊再造之后,再行泪囊鼻腔吻合,效果较好。

问题 **13**. 泪道探通时已经造成假道,后边的操作如何去避免避开假道?

附专家答疑视频

陶海教授答:通常情况下,如怀疑造成假道,则该探针不要动的情况下,用另外一个相对细一些的探针,重新再探,要注意不要将泪点撕裂开。也就是用怀疑造成假道的探针继续占着假道,可避免再重复探入原来的假道。

问题 **14**. 泪点膜闭如何治疗?

附专家答疑视频

陶海教授答:先使用注射器或探针在泪点处行垂直穿刺,然后用泪点扩张器将其扩张开,之后用青光眼的巩膜咬切器伸进去后轻轻拉出,咬切成深井状的泪点。注意不要咬切成碗状或者锅状,而是要露出壶腹,同时注意不要损伤周围的环形肌肉。最后行人工泪管置入,效果较好。目前不再推荐使用传统的"三剪成形术",该手术术后易复发,且反复操作会导致疾病越来越严重。

问题 **15**. 泪道狭窄置管后再次出现狭窄,如何解决?

附专家答疑视频

陶海教授答:首先要明确出现狭窄的病因,根据不同的病因来处理。如果是炎症引起,进行抗炎治疗后可好转,如果是瘢痕收缩,要掌握好拔管时间,在瘢痕软化期之后再拔管,必要时需要再重新置管或者采取其他手术方式,而不是盲目再次手术置管,否则会导致反复手术后狭窄甚至阻塞,对于泪道肿瘤患者甚至会导致肿瘤的播散。

问题 **16**. 请介绍泪小管断裂吻合术最新技术,吻合泪小管注意什么?

附专家答疑视频

陶海教授答:目前最新的技术是我们团队首创的"经皮肤一针吻合法"(图 12-0-1、图 12-0-2),一期的泪小管吻合术,如果断端对合较好、组织缺损不太多,没有感染,几乎均可以成功。①吻合时,泪小管的对位不能靠估计或者强行对位,否则可能会引起泪点和眼睑的外翻,最好的办法是轻轻下拉穿过泪小管的人工泪管,拉紧后的对位是它合适的对合位置。②注意手术时机,既往曾提出 48 小时内对位缝合,后来延长至 72 小时、7 天,

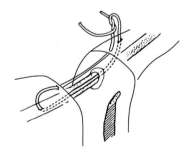

图 12-0-1 "经皮肤一针吻合法"示意图

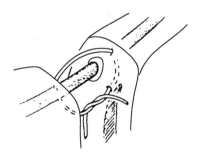

图 12-0-2 Kersten "一针法"示意图(图片来自文献,陶海,王伟等,《"经皮肤一针吻合法"修复泪小管断裂的临床研究》

目前认为，眼睑缝合后 2 周内均可以打开伤口行再次处理，效果还比较好。个别病例会在伤后 3 周时打开，但是不太主张，既往我们尝试在第 3 周打开伤口行泪小管吻合时，发现断端处会有一层类似胶原物质的膜样增生，且组织开始变脆，不易处理。因此，如 I 期手术时无法处理泪小管，可以先将眼睑缝合，保证泪道组织的血供，转诊至有条件的医院，在 2 周内行泪小管断裂的吻合手术。

问题 **17.** 婴幼儿泪道探通三次均反复有脓性分泌物，如何治疗？

附专家答疑视频

陶海教授答：

（1）治疗方式根据年龄不同有不同的阶段。对于泪囊炎的婴幼儿，不主张随意行泪道探通治疗，因大部分婴幼儿都可以自愈。有统计结果显示，约 6% 的新生儿有先天鼻泪管阻塞，也就是刚出生后的有段时间内 Hasner 瓣没有打开，或者是其他原因引起的泪道阻塞。在这 6% 的新生儿当中，大部分可以自愈，小部分通过按摩可以好，少部分需要探通才会好，还有一小部分需要泪道置管或者行鼻内镜的泪囊鼻腔造孔术，甚至做外路手术。

（2）国外的治疗相对比较保守，一般在儿童一岁之内不太主张干预。但是国内有一些报道和研究，认为对于泪道阻塞的儿童，如果不及时干预和治疗，孩子会因流泪而处在泪眼蒙眬的状态下，导致因看不清而出现形觉剥夺性弱视，弱视的发病率升高，因此国内的治疗相对更激进一些。其中又分为两派，一派主张一发现问题就要尽快地探通，甚至手术，另一派的治疗方案相对折中一些。原则上,目前大多数专家认为要记住几个数字。①第一个数字是 4 个月,出生 4 个月之内一般不去干预,就只是按摩就好,到 4 个月的时候可以行加压冲洗,从上泪点进针,将针头方向转向对着鼻泪管,然后压住泪总管,进行加压冲洗,但不要用力探通,部分儿童可将鼻泪管冲通。②第二个数字是 6 个月,6 个月的时候症状持续存在就要进行泪道探通了,泪道探通之前要先将结膜囊及泪道冲洗干净。探通有两个作用,一是诊断,二是治疗,还要严格教给家长较好的有力的按摩方法。如果诊断是骨性阻塞,没有必要再去探,需要手术治疗。③第三个数字是 8 个月,一般探通一次,如果能探通就是好了,如果仍不能探通,不建议再多次、用力探通,需要打激光置管或者探开之后置管。④第四个数字是 1 岁,如果 1 岁仍没有好,建议行经鼻内镜泪囊鼻腔造孔术。特殊情况是:有些儿童反复红肿痛、形成脓肿,需要提前手术治疗,且对术者技术要求更高;如果是泪囊的羊水囊肿,在婴儿出生当天就可以行泪道探通治疗。

问题 18. 儿童泪道置管有哪些注意事项?

附专家答疑视频

陶海教授答:儿童不是成人的缩小版,儿童的组织非常娇嫩,容易泪点撕裂、泪小管撕裂,导致术后出现终身的溢泪、泪道引流泪液的功能障碍,因此不宜轻易对儿童行手术治疗。首先要严格的把握适应证,不同的情况选择不同的手术。如果泪道阻塞的不是很重,一般还是选择探通和按摩,如果说阻塞相对要重一些,探通后仍不好或者又堵上了,选择打激光、重新探通,然后置管,如果鼻泪管是闭锁,或者鼻泪管下段没有发育,是不能直接行置管手术的，需要行经鼻内镜泪囊鼻腔造孔，根据情况选择置管。因此主要的注意事项是适应证的把握，以及手术操作要更加小心和轻柔。

问题 **19.** 婴幼儿内镜下泪囊吻合术有无年龄限制？手术时机是什么？

附专家答疑视频

陶海教授答：从技术上来讲，只要器械和技术比较好，任何年龄都可以做。但是时机过于提前，手术太过激进的话，对于儿童是损害太大，增加了风险。首先儿童需要全麻下手术，太小的儿童全麻风险增加，一般没有必要太小时候就去做手术，除非反复红肿痛、反复脓肿，这种情况下还是需要及时手术，无年龄限制。相对来讲，满 1 岁之后，手术就比较安全，一是麻醉安全，二是鼻腔鼻孔的大小及解剖结构的发育，使得操作的空间范围更大。因此，对于病情稳定的儿童，建议不要太激进，而对于病情较重、反复炎症发作的儿童，也不要太保守，根据情况把握手术时机。

问题 **20.** 新生儿泪囊脓肿，用药不好时如何治疗？

附专家答疑视频

陶海教授答：新生儿的泪囊脓肿，原则上一般不到万不得已不行切开治疗。新生儿在出生当天是不会有感染性脓肿的，如果是刚出生，发现单眼或者双眼的泪囊区囊肿，呈青灰色，为先天性的泪囊囊肿，又叫泪囊的羊水囊肿，出生当天便可轻轻地先按摩一下。一些新生儿按压后囊肿变瘪，囊液流入鼻腔，泪道就通了。如果按压不通，可轻轻地穿刺将羊水或者是黏液抽出来一些，然后再用一个小的探针，把泪总管的 Rosenmüller 瓣膜探开，再轻轻向鼻泪管方向探一下，之后行泪囊区的按摩治疗。按摩成功的关键在于：①要把泪总管轻轻地压住，使脓液不要从上面反流；②按压时的方向为向内下方，也就是眼眶内侧壁和外下壁的交界处，有一个缝隙的地方，通常用右手拇指按压患儿的右泪囊区，拇指一弯一压，将泪囊中的液体向下冲出去；③在早晚各按摩一组，一组按三次就够了，因为要积累一部分泪液，然后再按，才有向下的冲力，因此不要随时按，同时按压间隔时间又不能太长，否则探通的地方几天就长上了，仍然按不开；④按压时要将婴儿轻轻地半坐卧位，将头竖起来，因为水是往下流的，如果平躺的话，按摩的时候头会朝后仰，效果不佳；⑤如果几天后泪囊区出现了红肿、化脓，要使用抗生素滴眼液，待急性炎症消退后再行按摩；⑥如果囊肿探查时发现是骨性阻塞，鼻泪管没有发育，按摩仅将囊肿内液体经过上、下泪小管和泪点排出，不能再往鼻泪管方向按摩或者探查。如无反复感染表现，待 1 岁后行经鼻内镜泪囊鼻腔造孔手术治疗，这种情况很少见。

问题 **21.** 泪道置管术后最长多长时间拔管？

📱🔍 附专家答疑视频

陶海教授答：拔管时间在不同版本的教科书上有所不同，起初建议 1 个月拔管，后来也有建议 2 个月、3 个月或者半年。目前我们推荐在 3 个月的时间拔管，因为置管的目的是防止泪小管再次阻塞，我们要考虑到愈合过程中哪个时期容易再长上和阻塞。首先是要经历炎症期，在几周之内；其次是瘢痕硬化期，一般是几个星期到 1 个月，这个时候组织是最硬的；最后是瘢痕软化期，需要 3 个月，这也是老百姓为什么会说伤筋动骨 100 天。在炎症期拔管，炎症会导致管腔阻塞；在瘢痕硬化期，管腔会变小，此时拔管后，泪道是狭窄的，泪道狭窄、泪液潴留以及细菌滋生，又会加重炎症，慢慢地也可能会把泪道再次阻塞。因此要在瘢痕软化期，泪道腔比较宽松时再取管。带管时间一般是 3 个月，有些人更长一点，需要半年。但是也要注意，带管时间也不能太长，在 10 个月之后，有些人会引起刺激，长出肉芽组织的概率明显增加。因为发展的时期因人而异，有些患者长期放置很多年也没有出现并发症，但是要告知患者，长期置管需要观察和随访。

问题 22. 泪道支架管置入远期效果怎么样？一些反复支架管置入术后泪道仍然阻塞的患者怎么办？

附专家答疑视频

陶海教授答：泪道置管手术适应证和禁忌证的把握对手术效果有很大影响。①要选对适应证：不同病因的狭窄其治疗方式和手术效果不同；不同位置的阻塞要选用不同的人工泪管，例如鼻泪管阻塞要选粗的类 Y 形硅胶管，或者 RT 人工鼻泪管，泪总管、泪小管、泪点阻塞要用 RT 双泪小管或者 RS 管，如果既有鼻泪管的阻塞又有泪点、泪小管的阻塞要用 RT 的人工鼻泪管并双泪小管。选择正确的适应证和人工泪管，可以取得较好的治疗效果。②看鼻腔是否狭窄：如果患者下鼻道非常狭窄，也很容易鼻塞，即便手术做得再好，过一段时间就会又阻塞了。还有些人的泪囊黏膜不好，例如韦格纳肉芽肿患者，泪囊黏膜反复糜烂、出血、结痂，置管手术效果会很差。③如果没有解除泪道阻塞的病因，例如有一些是因为结石、异物、憩室等导致的阻塞，而直接行泪道置管，就会拔管后反复阻塞。因此置管前先行泪道内镜检查、解除病因、选择好适应证后规范地去处理，才能得到一个好的远期效果。

第十三章

眼底病影像检查

第一节
常用眼底影像检查方法及原理

扫描二维码，观看本节
问题专家答疑视频

问题 **1**. 几种眼底照相的原理是什么？如何选择？

附专家答疑视频

张风教授答：

（1）彩色眼底照相（图13-1-1A）

优点：色彩真实，可记录真实的眼底状态；操作简单易行，在疾病的筛查中使用广泛。

缺点：拍照范围较小，可能会漏掉一些周边部的病变，可以通过多张拼图来记录更大范围的眼底图像。

（2）黑白照相：利用组织不同的亮度来成像，与彩色眼底照相同属光学成像。

（3）特殊光谱成像：包括无赤光成像、红外眼底成像及自发荧光眼底照相。

1）无赤光像（图13-1-1B）：488nm的短波长激光的反射信号形成的影像，主要用于观察视网膜的表层结构，对观察视网膜的神经上皮层中的神经纤维层是具有优势的。

2）红外眼底照相（图13-1-1C）：用820nm的近红外光照射观察眼底病变，因为红外光的波长比较长，穿透力很强，可以清晰显示深层病变。

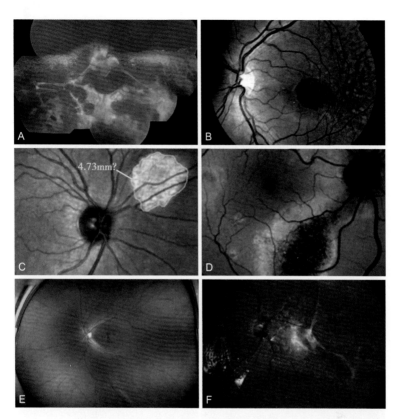

图 13-1-1　几种眼底照相

A. 彩色眼底照相;B. 无赤光像;C. 红外眼底照相;D. 自发荧光眼底照相;E. 激光共聚焦眼底成像;F. 激光多光谱眼底成像。

3）自发荧光眼底照相(图 13-1-1D):原理是色素上皮所产生的代谢产物——脂褐质在激光的激发下可以发出荧光。自发荧光检查能够反映 RPE 细胞的功能状态。不同设备常采用不同波长的激发光,例如有的设备的激发光是 580nm 波长,有的则采用 485nm 的激光。RPE 功能异常的疾病如地图样的萎缩、卵黄样的黄斑变性、视锥细胞的营养不良等疾病,自发荧光成像检查有重要的价值。

4）激光共聚焦眼底成像（图 13-1-1E）：是合成伪彩色成像，利用不同波长激光分层扫描视网膜，然后合成得到伪彩色像。其优势是广角，拍摄范围可至远周边；瞳孔小、屈光间质不清时，对眼底成像的质量较好；但是其周边的图像是有畸变的。

5）激光多光谱眼底成像（图 13-1-1F），它是用蓝、绿、红三种不同颜色的激光扫描眼底，可以得到一个伪彩色的图像。不同颜色代表不同层次的病变，比如蓝色代表浅层病变，而红色代表深层病变。

需注意，即使是同一患者、同一波长、不同成像原理的两种成像模式，可以呈现不同的诊断信息，因此理解检查的原理对于选择检查、解读报告非常重要（图 13-1-2）。

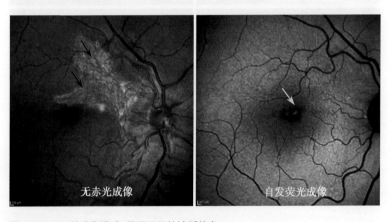

无赤光成像　　　　　　　　自发荧光成像

图 13-1-2　两种成像模式，呈现不同的诊断信息
无赤光像突出视网膜表面的纤维增生；自发荧光突出 RPE 改变。

问题 2. 荧光素眼底血管造影检查的意义是什么？

附专家答疑视频

张风教授答：荧光素眼底血管造影（fluorescein fundus

angiography,FFA),能够反映眼底的各层组织的功能状态。①可以反映视网膜内、外屏障的破坏情况;②可以反映视网膜和脉络膜的血管的循环状态和功能状态;③动态观察时,还可以发现非常微小的病变以及观察研究新疾病的变化。

荧光造影图像形成的基础是视网膜的内、外屏障。外屏障是视网膜与脉络膜之间的屏障,是由视网膜色素上皮细胞之间的封闭小带构成紧密连接,阻止了来自脉络膜的荧光素以及大分子物质向视网膜的扩散。内屏障是指血液和视网膜组织之间的屏障,是由血管壁的内皮细胞及其连接构成的,其作用是阻止荧光素以及大分子物质向血管外扩散。

问题 3. FFA 和 ICGA 的区别是什么?

附专家答疑视频

张风教授答:FFA 和吲哚菁绿血管造影(indocyanine green angiography,ICGA)选用造影剂及其激发波长的不同,导致两者成像的差异。①FFA 选用分子量小、与血浆蛋白结合率较低的荧光素钠做造影剂,更容易渗出到血管外。FFA 选用的 480nm 较短波长激光,不能穿透正常的色素上皮到达脉络膜层面,主要观察视网膜、色素上皮的病变。②而 ICGA 选用分子量大、与血浆蛋白结合率较高的吲哚菁绿做造影剂,不能通过血管壁自由出入,可以很好显示脉络膜血管的走行。其激发光波长较长,可以穿透色素上皮显示脉络膜影像。二者区别,具体如表 13-1-1。

表 13-1-1　FFA 与 ICGA 的区别

	FFA	ICGA
造影剂	荧光素钠	吲哚菁绿
分子量	380D	775D
与血浆蛋白结合率	约 60%	98%
血管壁通透性	较好	差
激发光波长	480nm	835nm
过敏反应	时有发生	几乎没有
染料的代谢	慢（数小时）	快（数十分钟）
主要观察部位	视网膜、色素上皮	脉络膜、RPE、视网膜

　　两者读片时要注意①动态性：造影反应循环状态，注意不同时间的变化；②层次性：从二维联想三维结构；③对比性：从原理层面认识 FFA、ICGA 二者成像的差异。如图 13-1-3 所示：FFA 上可以清晰地观察视网膜血管，而不见脉络膜血管。而 ICGA 中可以看到脉络膜血管的影像。二者的出血遮蔽荧光的面积也不同，

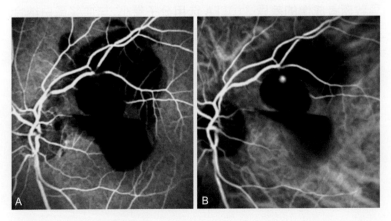

图 13-1-3　FFA、ICGA 二者成像的差异
A. FFA；B. ICGA。

这是因为 ICGA 的激发光可以穿透较薄的积血,从而发现 FFA 中被积血遮挡而无法观察到的大动脉瘤。

问题 4. FFA 检查早期的观察要点有哪些?

附专家答疑视频

张风教授答:FFA 检查早期要关注如下要点。①造影剂充盈顺序;②造影剂充盈时间;③造影剂充盈是否完全。

如图 13-1-4 所示,A 中 FFA 最早出现的是脉络膜的背景荧光,由于脉络膜的血管是小叶状的,故其荧光充盈是不均匀的,此时视盘弱荧光也开始出现,并且可见颞上动脉出现荧光,显示此时已经进入荧光造影的动脉期。B~D 显示之后动脉逐步充盈,脉络膜的背景荧光逐渐增强,其完全充盈要 4s。E 显示之后出现视网膜静脉的层流,即靠近静脉管壁的位置先出现荧光,然后静脉中央才慢慢被荧光染色,静脉层流的出现表示此时进入 FFA 的动静脉期。F 显示当静脉中央被荧光充满后则进入 FFA 的静脉期。

需要指出的是,睫状视网膜动脉的充盈时间要早于视网膜其他动脉的充盈时间。且由于其充盈的最早,所以回流的视网膜的静脉层流也出现较早。

问题 5. FFA 检查不同时期的观察要点有哪些?

附专家答疑视频

张风教授答:

①动脉前期:背景荧光和视盘荧光;②动脉期:视网膜血管的充盈速度及顺序;③静脉期:视网膜血管的屏障功能和色素上皮的屏障功能;④静脉晚期:荧光素的渗漏、血管着染,以及荧光的积存。

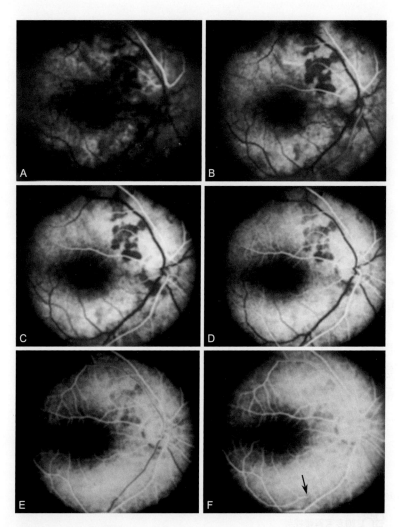

图 13-1-4　FFA 造影分期

问题 **6**. FFA 中弱荧光要考虑哪些情况？

附专家答疑视频

张风教授答：弱荧光是指比正常荧光要弱的荧光，包含荧光遮蔽及充盈异常。

（1）荧光遮蔽：荧光被出血、色素、部分炎性渗出、脂褐质、叶黄素及异物等遮挡。需注意：Coats 病中形成大块瘢痕的硬性渗出可以遮蔽荧光，一般的硬性渗出不会造成荧光遮蔽。

（2）充盈异常

①充盈迟缓：视网膜动脉的充盈时间明显更晚，且充盈缓慢，在动脉充盈过程中可以看到随着动脉的搏动，视网膜动脉内 FFA 荧光的前端向流动，称"前锋现象"；②充盈倒置：视网膜动脉充盈早于睫状动脉充盈；③逆行充盈：小血管充盈早于大血管，出现的原因是由于视网膜分支动脉阻塞导致动脉阻塞充盈时间晚于静脉回流；④充盈缺损：最常见原因是毛细血管的无灌注区（non-perfusion area，NPA）。

（3）临床常见的问题是无灌注区和出血遮蔽的鉴别：一般来说，出血的遮蔽荧光比无灌注区的荧光更深、更暗。因为无灌注区只是视网膜层的毛细血管床的闭塞，而脉络膜的血管是正常的，其所形成的背景荧光在 FFA 中还是可以看得到的；但是出血的遮蔽荧光，不仅仅遮挡了视网膜的荧光，也遮挡了脉络膜血管所形成的背景荧光，所以它的荧光就更低。

问题 7. FFA 中强荧光要考虑哪些情况？

附专家答疑视频

张风教授答：最常见的强荧光包括透见荧光（也称窗样缺损）和荧光渗漏。①透见荧光：外屏障没有破坏，由于色素上皮细胞的色素脱失而形成，往往见于 RPE 窗样缺损、萎缩、玻璃膜疣等静止病变。强荧光从造影早期至造影晚期，大小和形态不发生变化,仅仅随着背景荧光的强弱而改变。②荧光渗漏:内、外屏障功能被破坏导致的异常荧光,内屏障破坏导致荧光素跑到血管外,外屏障破坏导致色素上皮下的荧光素跑到了色素上皮层之上,代表的是一种活动性的病变。强荧光随造影时间,面积增大,荧光从弱到强。池染和着色是荧光渗漏在造影晚期形成的结局。

问题 8. FFA 中异常血管有哪些表现?

附专家答疑视频

张风教授答:异常血管可出现在视网膜、视网膜下及肿物中。①视网膜的异常血管可表现为:血管的迂曲扩张、侧支循环、血管短路、新生血管、血管瘤样扩张等。②视网膜下的异常血管可表现为:脉络膜新生血管、瘢痕组织中的血管。

(1)新生血管的判定:①血管壁内皮细胞间的紧密连接不完整,荧光素渗漏明显,表现为大片的强荧光;②往往长在相对正常的视网膜区域和无灌注区的交界处。

(2)脉络膜新生血管的判定:造影早期即出现的视网膜下异常血管,表面视网膜血管的走行没有明显异常,随着造影时间的延长,荧光素逐渐渗漏,到晚期形成一大片的强荧光。

问题 9. 吲哚菁绿血管造影一般用于什么情况?

附专家答疑视频

张风教授答:吲哚菁绿血管造影(indocyanine green angiography, ICGA),主要反映的是脉络膜的病变,也可以用于黄斑区的病变、眼内的肿瘤以及视网膜的血管病变的检查。

（1）ICG 造影的分期：①按照脉络膜血管的充盈顺序，分为动脉前期、动脉期、动静脉期、静脉期和晚期 5 期。②按照造影的时间分成早、中、晚 3 期。5min 之内为早期，此时重点观察黄斑区及视盘，脉络膜血管逐渐充盈，脉络膜血管充盈是不均匀的；5min 到 20min 为中期，脉络膜的血管荧光强度减弱，脉络膜毛细血管充盈，呈现出弱的弥漫均质强荧光；20min 以后为晚期，仅见视盘弱荧光，脉络膜、视网膜血管呈现负影，即变成了弱荧光，而色素上皮的荧光逐渐增强。造影晚期观察的重点是 RPE 的屏障功能、视网膜血管的屏障功能、病灶组织的荧光聚集及排空现象，来鉴别病灶的性质。

（2）FFA 与 ICGA 的同步造影的表现：在动脉期前期，FFA 中视网膜动脉还没有充盈，ICG 中脉络膜的血管已经显现，并且随造影时间的延长，脉络膜血管充盈越来越多。随后，脉络膜血管的影像越来越模糊，到晚期脉络膜血管模糊不清，成为色素上皮着色的影像，而 FFA 中视网膜血管非常清晰，ICG 中的视网膜血管则为负影。以脉络膜新生血管（CNV）为例（图 13-1-5），造影早期 FFA 中并未见明显异常荧光，而 ICGA 则呈弱荧光病灶；中期时在 FFA 中可以看到强荧光病灶，ICGA 中可见弱荧光病灶中出现强荧光灶；而晚期 FFA 中病灶渗漏，ICGA 中呈强荧光病灶。这种造影表现说明此病灶为脉络膜新生血管。产生此造影表现的原因是此 CNV 病灶较小，而 ICGA 分子量较大，进入新生血管中需要较长的时间，而且 ICGA 在新生血管中存留时间也较长，晚期的强荧光更明显。

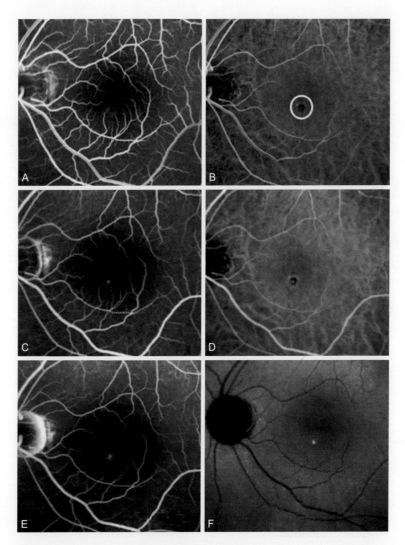

图 13-1-5　CNV 的 FFA、ICGA 同步造影图形
A. 造影早期 FFA 中未见明显异常荧光；B. ICGA 则呈弱荧光病灶；C. 中期时在 FFA 中可以看到强荧光病灶；D. ICGA 中可见弱荧光病灶中出现强荧光灶；E. 晚期 FFA 中病灶渗漏；F. ICGA 中呈强荧光病灶。造影表现为脉络膜新生血管。

问题 **10**. OCT 及 OCTA 的原理是什么?

附专家答疑视频

张风教授答:OCT 是指光线投射组织上,光速被不同距离上的显微结构反射,测量反射光的强度,经计算机处理,转化为二维或三维图像。而 OCTA 则是通过分析同一位置不同时间下的 OCT 扫描结果之间的信号变化(红细胞流动所致),探测到血流信息,确定血管位置,基于高密度扫描影像可以通过软件将其重建为平面的血管影像。

问题 **11**. 如何正确阅读 OCT 图像?

附专家答疑视频

张风教授答:OCT 图像的重点是观察视网膜的切面和层次结构,要一个切面一个切面地读片,每一个切面要分析不同层次、不同反射信号形成的光带结构。

(1)组织的光学特性决定其不同结构层次在 OCT 上反射性不同。①组织结构对反射性的影响:水平排列的组织结构在 OCT 中表现为高反射信号,如神经纤维层、内外丛状层;垂直排列的组织结构呈低反射信号,如神经节细胞层和内、外核层;组织有序性较差则呈现中等反射。②组织成分对反射性的影响:液体成分多反射性弱,如细胞核;液体成分少则反射强,如纤维结构。③组织结构转换对反射性的影响:在两种组织交界面,OCT 表现为高反射信号。

(2)读片基本原则:需结合主诉、病史、眼底彩像、FFA、ICGA 综合判断。读片顺序:①整体观察形态;②定位组织层次,观察各光带的连续性、完整性有无异常,判断病变在玻璃体视网膜界面、内层视网膜、外层视网膜还是在脉络膜;③每层厚度是否正常,有无增加或下降;④每层反射性是否正常,有无增强或减弱。

问题 **12.** OCT 异常图像如何鉴别?

附专家答疑视频

张风教授答:

反射性异常包括增强和减弱,增强由硬性渗出、出血、脉络膜新生血管、色素及瘢痕等引起;减弱由空腔或液体聚集,如积液、色素上皮层脱离、视网膜下液等引起。注意阴影效应及穿透效应。

(1)阴影效应(屏蔽效应):当在视网膜的浅层或者是某一层间的组织里边,出现了浓密的出血、致密的瘢痕和硬性渗出等高吸收、高反射的物质,其下面的深层组织没有光线透过,形成垂直的光学暗影,称为阴影效应(屏蔽效应)。

(2)穿透效应:正常组织消失或变薄导致入射光穿透深度增加,缺损组织下方的结构反射增强,称穿透效应。如色素上皮萎缩,光线通路上没有色素上皮的遮挡,OCT 中所见脉络膜组织反射性增强。

(3)神经上皮脱离的鉴别(图 13-1-6):浆液性脱离,脱离区域内信号非常干净,没有任何杂质;出血性脱离,脱离区域内可见均匀的高反射信号,深层病变遮挡后面的脉络膜;炎性神经上皮脱离则是在不均匀的神经上皮层下,有间隔,且有一些不均匀的杂质颗粒样高反射信号。

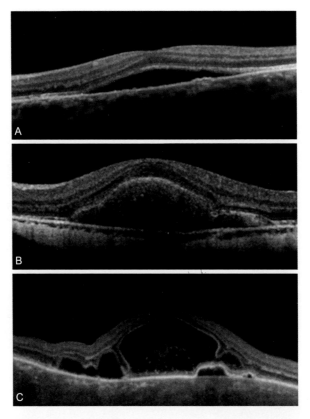

图 13-1-6　由 A 到 C 依次为浆液性、出血性及炎性神经上皮层脱离

　　（4）色素上皮脱离的鉴别（图 13-1-7）：浆液性的色素上皮脱离，可以清晰地看到 Bruch 膜及脉络膜形态；出血性色素上皮脱离，均匀的颗粒样高反射信号完全遮挡下方组织信号；息肉状脉络膜血管病变（polypoidal choroidal vasculopathy，PCV）的色素上皮脱离，呈指状凸起，内有不均质反射信号，并可见双层征。

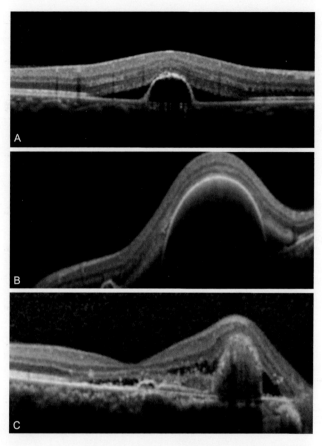

图 13-1-7 由 A 到 C 依次为浆液性、出血性及 PCV 的色素上皮层脱离

(5) 神经上皮水肿、劈裂与脱离的鉴别(图 13-1-8):神经上皮层水肿,可为全层水肿也可以是黄斑中心的囊样水肿,可以发生在视网膜的各个层面。视网膜劈裂一般出现于视网膜的某一个层面,如先天性视网膜劈裂主要是内丛状层的改变,高度近视形成的视网膜劈裂主要是外丛状层的病变。视网膜劈裂为一个同源组织的分离,而脱离则为两个不同源组织间的分离。

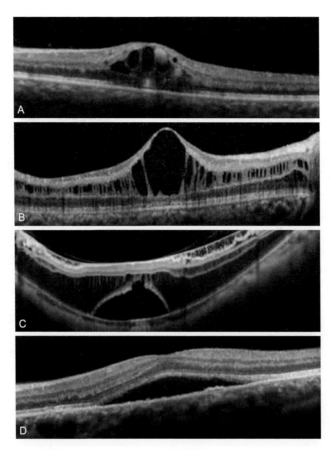

图 13-1-8　神经上皮水肿、劈裂与脱离的鉴别

A. 黄斑囊样水肿；B. 先天性视网膜劈裂；C. 高度近视网膜劈裂；D. 神经上皮层脱离。

（6）OCT 还可以鉴别视网膜厚度变化的病变，如黄斑前膜时视网膜的各个层次的薄厚是大致正常的，只是被机械牵引起来了而已，和黄斑水肿时的组织增厚是完全不同的。视网膜变薄则要判断病变的层次（图 13-1-9）：慢性中浆色素上皮层的颗粒状不均匀萎缩变薄；视网膜血管病变可引发黄斑颞侧视网膜内层结构整体萎缩变薄；Stargardt 病中可见视网膜外层结构均匀广泛缺损；AZOOR 可见视网膜外层 EZ 带断断续续的缺损病灶。

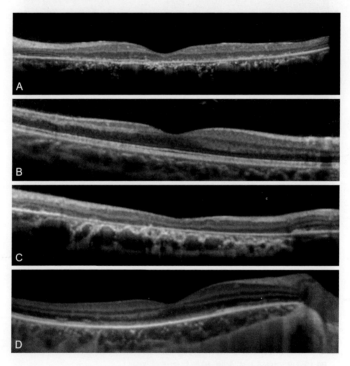

图 13-1-9　由 A 到 D 依次为慢性中浆、视网膜血管病变、Stargardt 病、AZOOR

第二节

视网膜脉络膜疾病的影像检查与鉴别

▶ 扫描二维码，观看本节
问题专家答疑视频

问题 1. FFA 中 IRMA 和新生血管的鉴别诊断。

附专家答疑视频

　　张风教授答：视网膜内微血管异常（intraretinal microvascular abnormalities，IRMA）并不是一种单独的病理改变，视网膜的一个区域内同时存在毛细血管无灌注区、多量微血管瘤、短粗胖血管断端、萌芽状态新生血管共四种病理状态；而新生血管则是有很多细小分支的团形小血管区域。相较而言，在 FFA 中 IRMA 的渗漏不如新生血管明显。

问题 2. PCV 和 CNV 眼底影像显示有什么区别？

附专家答疑视频

　　张风教授答：

　　（1）年龄相关性黄斑变性（age-related macular degeneration，AMD）：我喜欢 FFA 和 ICGA 同步做。因为有一些出血的情况，荧光造影会出现荧光遮蔽，而 ICGA 可以显现得比较好；但荧光造影的好处是渗漏比较明显，可以很直观反映新生血管的活跃程度。脉络膜新生血管（choroidal neovascularization，CNV）在荧光造影上往往是一个血管团,①Ⅰ型CNV是在视网膜的色素上皮层以下,还没有突破色素上皮层,ICGA表现新生血管的走行及血管形态会更清楚,FFA早期弱荧光,晚期形成一片强荧光;②Ⅱ型的CNV,FFA早期就可以看到清晰的血管形态,晚期渗漏。

(2)息肉样脉络膜血管病变(polypoidal choroidal vasculopathy,PCV)可以看到脉络膜血管扩张,色素上皮隆起的地方形成Polys的结构,FFA上显示为很亮的荧光团。OCT显示拇指状的色素上皮隆起。

问题 3. 无灌注区和出血遮蔽荧光的鉴别诊断?

附专家答疑视频

张风教授答:

(1)出血的荧光遮蔽:遮挡了出血深处的所有结构,完全看不到背景荧光,而且形态上也不那么规则。

(2)无灌注区:能看到视网膜血管的形态,充盈的血管和闭塞的无灌注的区域分界很清楚;而出血区是整个一片遮蔽荧光,看不到任何血管形态,在造影上还是很容易分辨;无灌注区是视网膜毛细血管网的荧光缺失,仍有脉络膜所形成的背景荧光,相对出血而言是相对的弱荧光;而出血则是遮挡了出血深面全部荧光,因而荧光更低。

问题 4. 高度近视漆裂纹OCT和造影特点。

附专家答疑视频

张风教授答:漆裂纹因为有色素掺杂,在造影上表现为断断续续的强荧光,有色素的部位就是弱荧光;一般 OCT 是看不到漆裂纹的,在扫频 OCT 上可观察到 RPE 很短小的裂痕。

问题 **5**. 脉络膜骨瘤的 FFA 表现。

附专家答疑视频

　　张风教授答:因为荧光素钠进不去骨组织里,所以脉络膜骨瘤在造影早期的时候显示为弱荧光,在骨瘤的边缘上,围绕着一圈相对的强荧光,瘤体表面覆盖的视网膜血管,会呈现强荧光。如合并新生血管,新生血管也会呈现强荧光。造影晚期,肿瘤组织可以有一点点的荧光着色。

问题 **6**. 用 20D 间接检眼镜检查周边部视网膜的技巧。

附专家答疑视频

　　张美芬教授答:①最重要的是让患者配合眼球的转动。因为间接检眼镜的光很刺眼,一般来讲会让患者的眼睛看着检查者的耳朵,而不是直接迎着光去看。②首先观察正前方,怀疑周边有破孔、变性或者其他病变需要查周边。例如葡萄膜炎、急性视网膜坏死病灶都是从周边开始的。再比如高度近视患者,突然出现黑影遮挡,或黑影飘动增加,要看周边是不是有视网膜脱离,是不是有破孔、有变性区等,要让患者配合着眼球的转动去查周边。③看右眼时,让患者往上看,检查者镜头配合着倾斜,可以看到上边比较周边的眼底;让患者往右看,可以看到颞侧周边视网膜;往下看,可以看到下边周边部;往左看,可以查鼻侧周边。左眼也是这样,配合着患者眼球转动去检查。

问题 **7**. PAMM 和 AMN、AZOOR、PIC 和 MEWDS 的 OCT 鉴别?

附专家答疑视频

王敏教授答:有点类似咱们神经眼科的诊断,我们神经眼科诊断就叫定性、定位对吧? 我们先做好定位,然后根据病种的特点定性,就能够做出一个很准确的诊断。

(1) 急性旁中心中层黄斑病变(paracentral acute middle maculopathy,PAMM)是深层毛细血管的缺血的表现,在 OCT 上表现为内核层的增厚,常为节段性。

(2) 急性黄斑部视神经病变(acute macular neuroretinopathy,AMN)的病理表现是一种急性的黄斑区外层视网膜病变,位置比较靠近中层视网膜,但也会累及到视网膜外层的结构。

(3) 点状内层脉络膜病变(punctate inner choroidopathy,PIC)属于多灶性脉络膜炎的一种,病灶有活动性的,也有萎缩性的。活动性病灶在 OCT 上可以观察到在 RPE 层面出现一些高反射的隆起,萎缩性病灶会出现 RPE 的萎缩和丢失,甚至组织下陷的改变,萎缩病灶下面脉络膜的信号会特别强。

(4) 急性区域性隐匿性外层视网膜病变(acute zonal occult outer retinopathy,AZOOR)是白点综合征中的一种,病损会相对广泛一点,对视力的损害也会明显一点。OCT 上可以观察到病变的位置在椭圆体带,会发生椭圆体带的断裂、丢失。

(5) 多发性一过性白点综合征(multiple evanescent white dot syndrome,MEWDS)的 OCT 改变和 AZOOR 有点相似,也会出现椭圆体带的断裂和丢失,常累及黄斑区,不过它的愈后要好一些,而且有一定的自限性,不少患者都能够恢复到一个比较接近正常的状态。

OCT 的诊断对以上所提到的这些疾病是很重要的,因为每个病在不同组织层面有一些结构上的特征性改变和功能的改变以及症状都是完全对应的。

诊断时，有点像神经眼科疾病的定性、定位诊断，先根据 OCT 这些检查定位，再根据疾病的特点进行定性，就能做出准确的判断。

问题 8. 如何鉴别 AZOOR 和持续高自发荧光的 MFC?

附专家答疑视频

王敏教授答：急性区域性隐匿性外层视网膜病变（acute zonal occult outer retinopathy, AZOOR）属于 AZOOR 症候群中的一种，而多灶性脉络膜炎（multifocal choroiditis, MFC）与点状内层脉络膜病变（punctate inner choroidopathy, PIC）、急性后部多灶性鳞状色素上皮病变（acute posterior multifocal placoid pigment epitheliopathy, APMPPE）同属一类疾病。

自发荧光：MFC 在炎症急性期自发荧光呈现较淡的高自发荧光改变，提示色素上皮内脂褐质的成分发生改变。AZOOR 在初发期，椭圆体带断裂的区域出现低的自发荧光，在白点明显的区域呈现亮的自发荧光。

OCT：OCT 鉴别二者更有效，MFC 在脉络膜炎症急性期可见到病灶的高反射，边界模糊，突出于外层视网膜，相较于 AZOOR 病灶更大；而 AZOOR 的病灶局限于椭圆体带，有小的、齿状隆起。既往很多 AZOOR 因为眼底影像改变不明显，常被误诊为球后视神经炎。此病在 OCT 有典型的表现，表现为外层视网膜的破坏，EZ 带（椭圆体带）断续（图 13-2-1）。

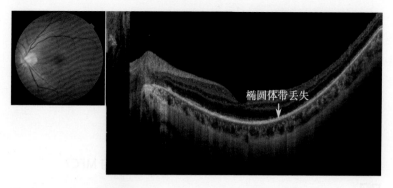

椭圆体带丢失

图 13-2-1　AZOOR 眼底改变

问题 **9.** OCT 检查中不同的病变成分（血、水、脂质）各自的信号影如何区分？

附专家答疑视频

　　王敏教授答：OCT 的原理就是根据组织的反射性去判断不同层次结构的，不同的病变成分反射性也不同。如果是液体，里边没有细胞或者血性成分的，就是一个低反射。如中浆，积液的低反射很均匀，看上去很清爽，不会有中高反射的东西混杂在里面；出血就会呈现高反射，糖尿病视网膜病变的脂质（硬性渗出）也会呈现一个中高反射的改变。

　　所以我们通过反射性去判断病变的成分是能够做到一部分的，但是不能完全判断。比如视网膜层间的一些高反射点，只能推测那些高反射点可能是活化的小胶质细胞，但是我们不能100% 的肯定，它也可能就是一个小的渗出。如果这个渗出慢慢大起来，变成了一块，我们就说它是渗出，而不是一个活化的小胶质细胞。所以目前在没有超高分辨率的 OCT 之前，我们对一些成分的性质判断还是有局限的，但是大致可以分辨。

问题 10. FFA、ICGA 及 OCTA 如何选择？

附专家答疑视频

张美芬教授答：①首先 FFA 和 ICGA 都是有创的造影检查，要通过静脉穿刺打造影剂，对全身情况有一些要求。能看到血流的动态变化，从背景荧光到动脉的充盈、静脉的充盈，充盈时间、有没有充盈延迟、有没有渗漏等等都可以观察到。②FFA 主要聚焦于视网膜疾病，而 ICGA 更多地集中在脉络膜血管的检查。③OCTA 是无创的静态检查，能看到血管的形态，但很难看到血流的动态变化。比如，当 OCT 看到色素上皮下有一个高反射，鉴定它是不是新生血管，做一个相应部位的 OCTA 就能看到血管的形态。但是对于充盈时间、渗漏等动态的观察，OCTA 就没有 FFA 和 ICGA 展示得那么好。

王敏教授答：一般来说，既然有这么多的多模式影像，①优先选择无创检查。比如说湿性老年性黄斑变性的患者，一定是开一个 OCTA，如果 OCTA 已经发现有 CNV 了，也就不去做后面两个有创的检查了，毕竟要打针才能完成这个检查。除非患者出血很多、OCTA 看不清楚，那就选择造影检查。②转变已经形成的诊疗理念，对血管性疾病患者，如果优先选择造影，造影以后很多模棱两可的病变，还是需要通过 OCTA 去证实。比如高度近视，看上去像出血，又像 CNV。再比如慢性中浆，好像是有 CNV，但又像慢性中浆那种渗漏，需要 OCTA 证实。如果 OCTA 看不清，再去做造影也不迟。比如说特发性息肉样脉络膜血管病变（PCV）的患者，OCTA 上没有发现息肉样病灶和异常分支的脉络膜血管网（branched choroidal vascular network，BVN），可以再选择 ICGA，只要不是浓厚的出血，OCTA 多半是能够看到息肉和 BNV 这些特征性的病理改变的，所以最重要还是要灵活地掌握。

③在后极部眼病,特别是黄斑区的新生血管性疾病诊断方面,OCTA可以在很大程度上取代FFA和ICGA,所有的黄斑区的CNV病灶、PCV的息肉和BVN这些都可以通过OCTA诊断出来。④但是目前还不能说OCTA就能完全替代FFA或者是ICGA,因为OCTA不能看渗漏,很多血管炎性疾病,比如说视网膜血管炎、葡萄膜炎、静脉周围炎,甚至于周边部的糖尿病视网膜病变的改变,我们都是需要造影去判断的。⑤在选择的时候,首先要理解不同的技术到底要看什么,每一种技术的优势在哪里,然后有针对性地去选择。比如说我首先选择无创的,然后再选择对这个病有特别诊断价值的检查,比如Mac Tel,OCTA能看到新生血管从浅层长到深层再长到外层这样一个改变,造影达不到这样一个效果。所以在选择上,关键是大家要对这些多模式影像有比较深入的了解,然后灵活地选择应用。

问题 11. 缺血性视网膜病变与视网膜静脉阻塞的影像区别。

张风教授答:缺血性视网膜病变视网膜血管的主要变化是动脉变细,而静脉阻塞的血管改变以静脉增粗为主。出血灶表现静脉阻塞为浅层出血,越近后极部越明显;而缺血性视网膜病变则为深层出血,越靠近周边部越显著;视网膜分支静脉阻塞中,FFA可以很好地显示出静脉充盈延迟、无灌注区、动脉静脉的交叉压迫及长期病变导致的侧支循环的形成;缺血性视网膜病变FFA早期表现为动脉灌注不足、充盈时间延长,当然静脉充盈也随之延长。

问题 12. 如何理解 PHOMS?

附专家答疑视频

刘广峰教授答:视旁高反光物质卵圆形物质(peripapillary

hyperreflective ovoid mass-like structures，PHOMS）是由视盘玻璃膜疣（optic disc drusen，ODD）及视盘水肿导致的神经纤维在视盘周的类圆形膨大，是一种视网膜结构的破坏，既往被诊断为 ODD 或 ODD2 型。继发于炎症、颅高压视盘水肿、倾斜视盘等等。

特征：①PHOMS 的 OCT 表现为中高反射、无低反射内核，而玻璃膜疣表现为低反射信号被高反射信号包绕，这是两者的主要鉴别点；②在视盘边缘，常被认为是假性视盘水肿；③B 超不可见；④无自发荧光；⑤可见于视盘水肿患者；⑥组织学研究认为其实是神经纤维在视盘周的类圆形膨大。

问题 **13**. Susac 综合征如何诊疗？

附专家答疑视频

窦宏亮教授答：

临床特征：①罕见，好发于青年女性；②眼部表现为阻塞性的动脉炎，多为中小动脉，反复出现；③脑病（头痛、偏瘫、认知障碍等）；④听力减退、耳鸣。

检查：FFA 可发现双眼或单眼视网膜中小动脉荧光充盈迟缓，甚至不充盈，眼部表现怀疑 Susac 综合征，无论有无脑部及耳部的症状，均建议行核磁检查及相应的耳蜗检查，MRI 可能发现胼胝体病变。

治疗：可以使用局部激素减轻眼部的血管炎性反应，可配合改善循环治疗。

问题 14. 红外像、眼底彩像、无赤光像、自发荧光像各自的侧重点，如何选择？

附专家答疑视频

张风教授答：

红外成像能够反映深层次的病变。

无赤光像重点反映的是视网膜浅层的病变，尤其是神经纤维层，比如说青光眼的神经纤维层缺损，无赤光像反映的更好一点。

自发荧光，重点反映色素上皮、脂褐脂异常的病变，特别是变性及炎症。

彩色眼底照相，最大的好处就是真实，避免伪彩造成的假象与干扰。

问题 15. PED 引起的 drusen 和 CNV 在 OCT 下的鉴别要点？

附专家答疑视频

戴虹教授答：①大部分玻璃膜疣（drusen）表现为多个小的点状 RPE 下隆起病灶，OCT 观察病灶反射强度、位置、形态及个数，很容易同 CNV 鉴别；②少部分大的、融合的 drusen，可以通过观察有无合并视网膜下、视网膜内的液体，drusen 不合并 CNV 的出血、水肿、渗出等其他表现；③表现相似、难以鉴别时，可进行造影检查，CNV 会有渗漏。

问题 16. 怎样鉴别湿性年龄相关性黄斑变性与特发性脉络膜新生血管？

附专家答疑视频

戴虹教授答:

①年龄:50岁以上的一般不诊断为特发性;②相关病史、有无炎症:年龄相关性黄斑变性(age-related macular degeneration,AMD)不会伴随其他炎性的表现;③CNV的类型:特发性CNV为经典的CNV,其病灶突破RPE,而AMD的CNV可为隐匿型、经典型及视网膜血管瘤样增生(retinal angiomatous proliferation,RAP)3型。因此,发现隐匿型CNV和RAP一定是AMD。

问题 17. 能否讲讲 Mac Tel 1 和 2 的区别?

附专家答疑视频

张风教授答:黄斑毛细血管扩张症(macular telangiectasia,Mac Tel)分成两型,两者的发病机制和临床表现不同(表13-2-1)。1型是以视网膜毛细血管的内皮细胞和周细胞的丢失所形成的这种毛细血管的囊样扩张为特征,往往都在黄斑中心凹的颞侧。视力下降与黄斑浆液性和脂质渗出有关,激光光凝可有效控制黄斑水肿。

表 13-2-1　Mac Tel 1 型和 2 型的鉴别

Mac Tel 1	Mac Tel 2
● 毛细血管扩张可见,有明确的毛细血管囊样扩张(瘤)	● 双侧毛细血管扩张,难以直接发现,往往无毛细血管瘤
● 视力下降与黄斑浆液性和脂质渗出有关	● 视力进行性下降,与视网膜萎缩有关
● 激光光凝可有效控制黄斑水肿	● 治疗多效果欠佳
● 血管内皮细胞和周细胞丧失	● 神经视网膜变性,Müller 细胞功能异常

2 型是视网膜的神经上皮 Müller 细胞的异常所形成,它的视力下降与视网膜的萎缩相关,治疗多效果欠佳。OCTA/OCT 和 FFA 相结合可以帮助我们做早期的诊断。

王敏教授答:

Mac Tel 1 型多为单眼发病,扩张的毛细血管多半位于黄斑中心凹的颞侧,OCTA 判断其层次多在视网膜的浅层和深层,不会向下长入外层视网膜。其病理机制类似轻型 Coats 病。

Mac Tel 2 型是与 Müller 细胞变性相关的血管神经性的病变,其异常扩张的血管会从浅层往深层甚至外层视网膜生长,且为双眼发病。OCT 可见黄斑区空腔样改变,异常增生、长到视网膜外层的毛细血管呈高反射,类似 CNV 的改变。

扫描二维码，观看本节
问题专家答疑视频

第三节

视网膜脉络膜疾病扫频
OCT 检查

问题 1. 与 OCT 相关的基本概念是什么？

附专家答疑视频

王敏教授答：

（1）OCT 的深度的分辨率是由光源的波长确定的，大多数当前的光谱域 OCT（SD-OCT）产品使用超级发光二极管，使用 30~50nm 的光谱范围和 840~870nm 的中心波长，深度分辨率可以达到 5~7μm。波长范围越宽，分辨率越高（图 13-3-1）。

（2）影响 OCT 分辨率的一个因素是散斑噪声（speckle noise）：是指在 OCT 成像中用相干光扫描产生的弱反射散斑图案。当 B 反射扫描放大时，散斑噪声变得明显可见（图 13-3-2）。散斑噪声是 OCT B 扫描图像上视网膜层边界模糊的主要原因。可以通过多次 B 扫描，平均去除散斑噪声。

问题 2. 视网膜 OCT 读图中有哪些特别点需要注意？

附专家答疑视频

王敏教授答：

（1）Henle 纤维层（HFL）由于其走行向前倾斜并朝向黄斑，

而测量光束进入眼内与纤维的走行成一定角度,故 HFL 信号变弱而与外核层无法分辨,当 OCT 测量光束从偏中心位置进入瞳孔时,并在一侧垂直与 HFL 通过视网膜,增加了 HFL 的高反射率,使其成为高反射层(图 13-3-3)。在临床工作中有些时候可以发现这种异常的 OCT 信号,不要误以为是病变导致。

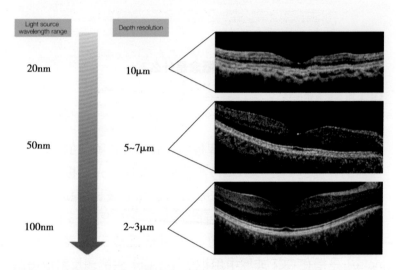

图 13-3-1　OCT 的波长和深度分辨率

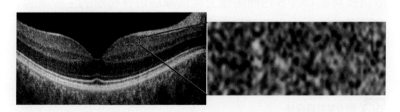

图 13-3-2　OCT 的散斑噪声

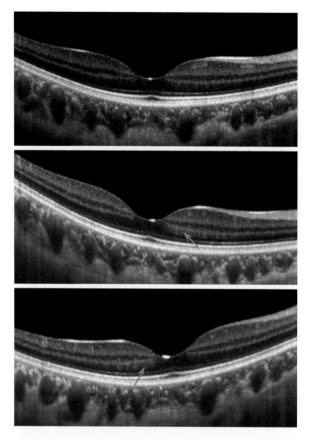

图 13-3-3 HFL 的高反射信号与入射光角度（刘广峰教授提供）
中图及下图箭头所指为 HFL 层。

　　（2）视网膜层次结构的对称性：垂直地扫描 OCT 图像，我们就会发现它两侧的组织结构几乎是完全对应的，但是当我们做一个横向水平扫描的时候，我们就只能在中心凹的鼻侧看到神经纤维层，而在黄斑颞侧则没有此层结构（图 13-3-4）。

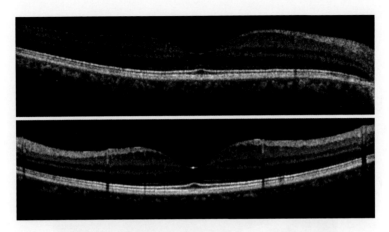

图 13-3-4　视网膜 OCT 层次结构的对称性

上图为水平扫描仅见鼻侧神经纤维层;下图为垂直扫描可见神经纤维层对称分布。

(3) 脉络膜影像:正常的脉络膜厚度随着年龄的增长和眼轴增加而减少,脉络膜厚度无论眼轴长短,在黄斑区的鼻侧较薄,颞侧较厚。而 OCT 扫描的光源越长脉络膜的影像就越清晰,扫频(swept source,SS)OCT 采用了 1 050nm 长波长的激光光源,甚至可以分清脉络膜各个层面的结构(图 13-3-5)。

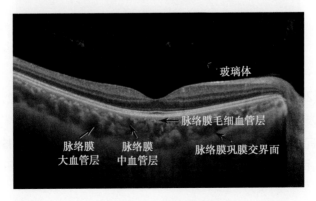

图 13-3-5　SS-OCT 显示玻璃体、视网膜和脉络膜结构一次成像

问题 3. 急性旁中心中层黄斑病变（paracentral acute middle maculopathy，PAMM）与视网膜中央动脉阻塞（CRAO）的 OCT 特点有哪些不同？

📷🔍 附专家答疑视频

　　王敏教授答：OCT 中 CRAO 表现内层视网膜水肿显著，中心形态存在，外层视网膜结构大致正常（图 13-3-6A）；而陈旧性 CRAO 的患者，可以看到后极部视网膜内层明显萎缩

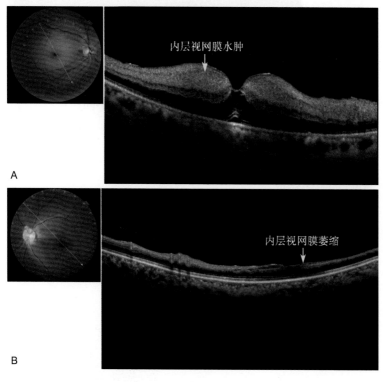

内层视网膜水肿

A

内层视网膜萎缩

B

图 13-3-6　CRAO 的 OCT 表现
A. 急性期；B. 萎缩期。

（图 13-3-6B）。深层视网膜缺血 PAMM 的眼底大致正常，在 OCT 层面上可以看到特征性的内核层高反射（水肿）（图 13-3-7）。

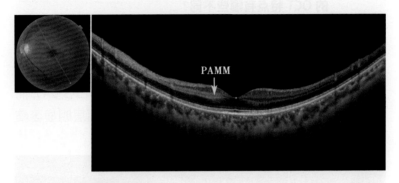

图 13-3-7　PAMM 的 OCT 表现

问题 4. BRVO 与 CRVO 在影像检查上有哪些不同？

附专家答疑视频

刘广峰教授答：图 13-3-8 和图 13-3-9 分别介绍了 BRVO 与 CRVO 的影像特点。

问题 5. 非增生性糖尿病视网膜病变（non-proliferative retinopathy, NPDR）的 OCT 有什么特点？

附专家答疑视频

王敏教授答：以图 13-3-10 为例。

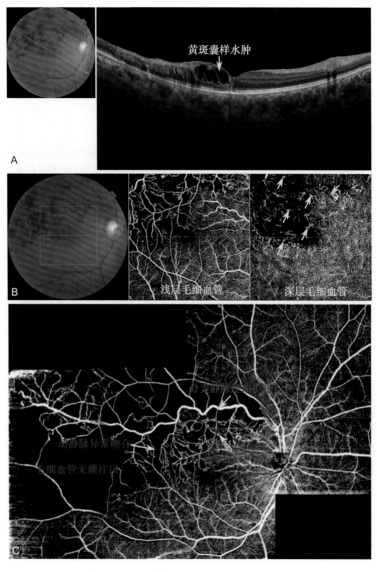

图 13-3-8 BRVO(刘广峰教授提供)

A. 显示出血的区域出现了明显的黄斑囊样水肿;B. OCTA 中看到视网膜浅层和深层
的毛细血管无灌注区;C. 拼图显示血管无灌注区的范围。

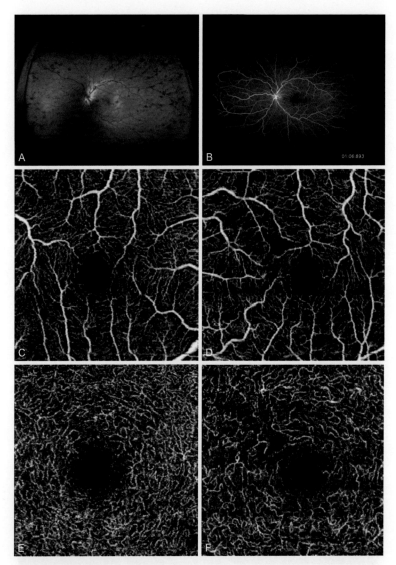

图 13-3-9　CRVO（刘广峰教授提供）

A、B. 超广角眼底照及 FFA 显示非缺血型 CRVO；C、D. OCTA 浅层毛细血管网正常眼（C）与患眼（D）对照；E、F. OCTA 深层毛细血管网正常眼（E）与患眼（F）对照，显示深层毛细血管网的血流信号丢失较浅层毛细血管网更为明显。

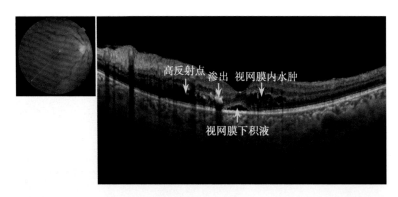

图 13-3-10　NPDR

彩色眼底像可见视网膜片状出血及动脉瘤形成；OCT 可见视网膜内水肿、视网膜下水肿、硬性渗出和视网膜内高反射点。

问题 **6**. Mac Tel 2 型的影像特点？

附专家答疑视频

王敏教授答：Mac Tel 2 型是一种 Müller 细胞变性相关的血管神经病变，通常累及视网膜全层（图 13-3-11、图 13-3-12）。

问题 **7**. 湿性 AMD 与 PCV 的影像区别？

附专家答疑视频

王敏教授答：图 13-3-13、图 13-3-14 显示了 nAMD 1 型黄斑新生血管（macular neovascularization，MNV）与 2 型 MNV 在 OCT 与 OCTA 的表现特点，图 13-3-15 为 PCV 患者的彩色及无赤光眼底像及 OCT 特征。

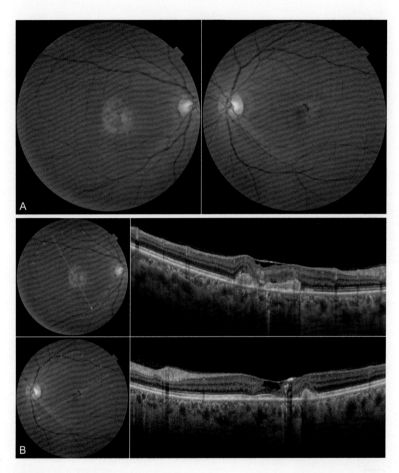

图 13-3-11　Mac Tel 2

A. 彩色眼底像中可见双眼黄斑区灰白色病灶；B. OCT 中可见外层视网膜高反射物质存在。

右眼OCTA 6mm × 6mm

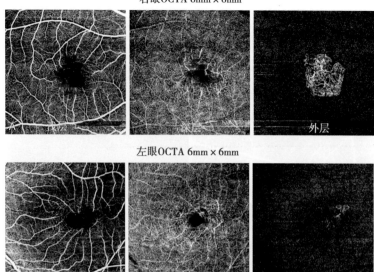

左眼OCTA 6mm × 6mm

图 13-3-12　Mac Tel 2
A、B. OCTA 中可见毛细血管的扩张和异常的生长,从浅层到深层,在视网膜外层形成类似新生血管的结构,但其起源不是脉络膜而是内层视网膜。

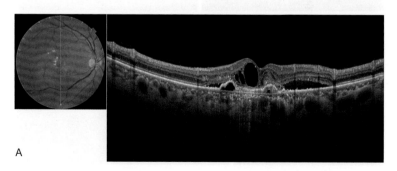

A

图 13-3-13　nAMD(1 型 MNV)
A. OCT 可见色素上皮及 Bruch 膜分离,中心凹下中高反射的 RPE 完整连续,可见视网膜内和视网膜下积液

右眼OCTA 6mm×6mm

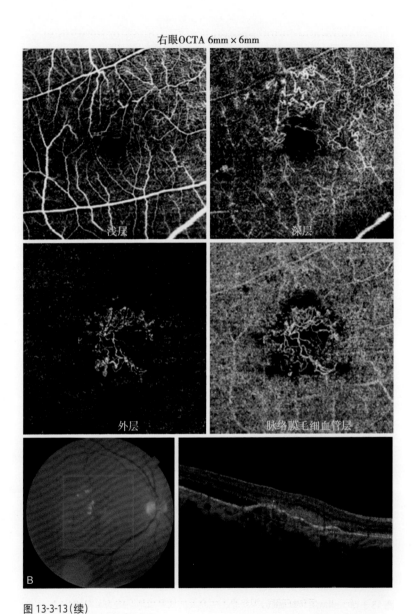

图 13-3-13（续）

B. OCTA 中新生血管都位于 RPE 下且未突破 RPE 层，所以归为 1 型 MNV，对应 FFA 中的隐匿型 CNV。

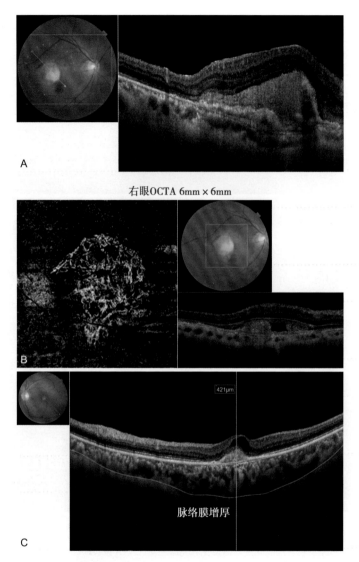

右眼OCTA 6mm × 6mm

图 13-3-14　nAMD（2 型 MNV）

A. OCT 提示 RPE 层破坏明显，视网膜下中高反射信号为陈旧性的出血；B.OCTA 可见高反射物质中有血流信号，且 MNV 组织突破 RPE 层，进入视网膜下，为 2 型 MNV，对应 FFA 中的典型 CNV；C. nAMD 患者在 SS-OCT 中可见显著的脉络膜增厚。

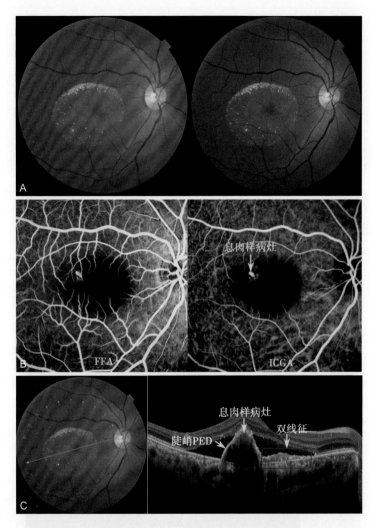

图 13-3-15　PCV 患者检查
A. PCV 患者右眼的眼底彩照及无赤光眼底像;B. FFA 及 ICGA,ICGA 早期可见
息肉样病灶(强荧光结节);C. OCT 中可见典型的 PCV 的表现,即陡峭的 PED,
息肉对应的位置在 PED 的顶端,PED 的鼻侧可见 RPE 和 Bruch 膜分离(双线征),
其间中高反射物质为所谓的"异常分支血管网"(BVN)所在的位置,BVN 本质
是一种 1 型 MNV,同时可见此患者的脉络膜明显增厚。

问题 8. 急性与慢性中心性浆液性脉络膜视网膜病变的 OCT 表现有什么不同？

附专家答疑视频

王敏教授答：①急性中心性浆液性脉络膜视网膜病变，OCT中可见黄斑区视网膜下积液，并且可见椭圆体带拉长的改变，有时合并有 PED。视网膜下积液反射性比较均匀，呈一致的低反射信号，因为漏出的液体成分比较均一（图 13-3-16A）。②慢性中心性浆液性脉络膜视网膜病变，OCT 中可见少量积液，其局部 RPE 层结构破坏明显，慢性中心性浆液性脉络膜视网膜病变液体吸收后也可见其局部 RPE 层结构破坏与变薄，因为 RPE 的萎缩而导致其下方脉络膜的信号增强（图 13-3-16B、C）。

问题 9. 视盘小凹的 OCT 特点？

附专家答疑视频

王敏教授答：由于 SS-OCT 扫描深度较深，可以完整清晰地显示小凹的结构，黄斑区可见视网膜水肿和视网膜下积液（图 13-3-17）。

问题 10. SS-OCT 可以显示病理性近视的情况吗？

附专家答疑视频

王敏教授答：病理性近视中 SS-OCT 可以观察到后巩膜葡萄肿、脉络膜变薄、视网膜萎缩、巩膜及巩膜后组织等情况，还可以看到后极部的 CNV（图 13-3-18）。

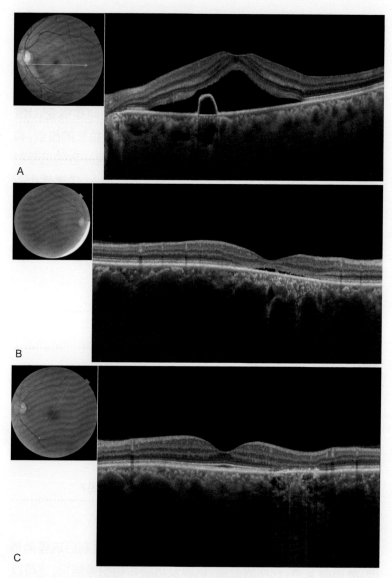

图 13-3-16　急性与慢性中心性浆液性脉络膜视网膜病变

A. 急性中心性浆液性脉络膜视网膜病变;B. 慢性中心性浆液性脉络膜视网膜病变;
C. 慢性中心性浆液性脉络膜视网膜病变液体吸收后。

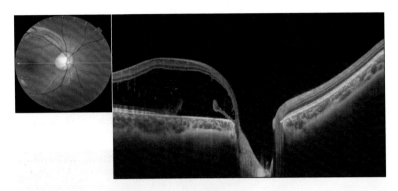

图 13-3-17 SS-OCT 显示的视盘小凹合并视网膜下积液

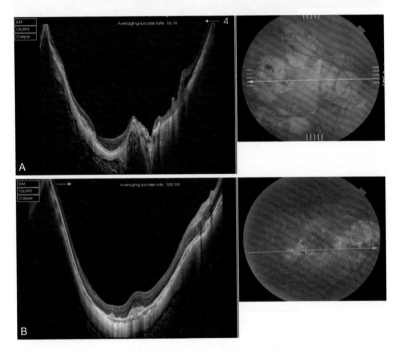

图 13-3-18 病理性近视眼底改变

A. 病理性近视中 SS-OCT 可见后巩膜葡萄肿、脉络膜变薄、视网膜萎缩、巩膜及巩膜后组织;B. 中心凹下局部高反射物质为 CNV。

问题 **11.** 多灶性脉络膜炎 OCT 检查有哪些特点呢?

附专家答疑视频

王敏教授答:图 13-3-19 的图片很好地表现了多灶性脉络膜炎 OCT 的特点(图 13-3-19)。

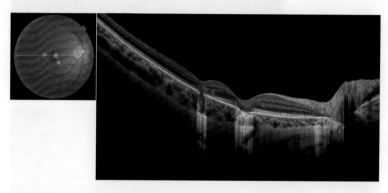

图 13-3-19 陈旧的脉络膜病灶在 OCT 可见视网膜外层组织的缺失,其下方可见脉络膜信号增强,并可见局部的脉络膜小凹陷

问题 **12.** 请介绍脉络膜占位性病变的 OCT 特点。

附专家答疑视频

王敏教授答:通过图 13-3-20~图 13-3-24 分别介绍脉络膜痣、脉络膜血管瘤、脉络膜黑色素瘤、脉络膜骨瘤、脉络膜空穴的影像特点。图 13-3-20 为脉络膜痣的影像特点;图 13-3-21 为脉络膜血管瘤;图 13-3-22 为脉络膜黑色素瘤;图 13-3-23 为脉络膜骨瘤;图 13-3-24 为脉络膜空穴改变。

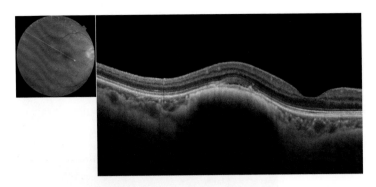

图 13-3-20 脉络膜痣

眼底彩照显示为灰色类圆形病灶,OCT 中因病灶含有较多色素,阻挡了部分 OCT 信号,其内部结构显示不清。

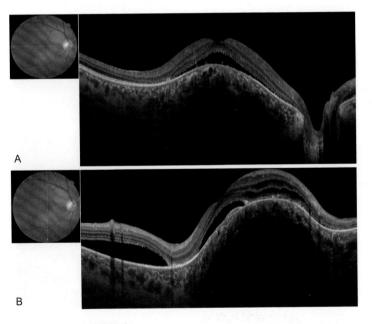

A

B

图 13-3-21 脉络膜血管瘤

A. OCT 水平扫描可见 RPE 变薄,视网膜下积液,OCT 信号能穿透变薄的 RPE,显示瘤体的内部结构;B. 纵向扫描可见有视网膜下积液和视网膜内积液。

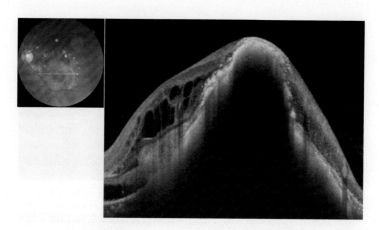

图 13-3-22 脉络膜黑色素瘤

瘤体有较多色素,呈明显的高反射信号,其下面组织信号被遮蔽,同时合并视网膜下和视网膜内积液。

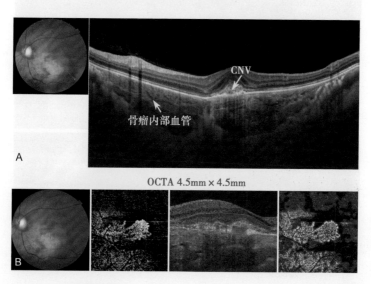

图 13-3-23 脉络膜骨瘤

A. 脉络膜结构被骨瘤组织取代,中心凹下还有 CNV 存在,并且可见骨瘤内部的血管呈低反射条带状;B. OCTA 中可见骨瘤位于中心凹下的 CNV。

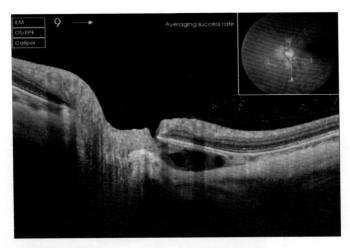

图 13-3-24 脉络膜空穴

病灶一般位于视盘旁，眼底彩照上可见视盘旁黄白色病灶，OCT 中可见脉络膜的空腔样改变。

问题 13. 急性区域性隐匿性外层视网膜病变（acute zonal occult outer retinopathy，AZOOR）的 OCT 特点有哪些？

📱 附专家答疑视频

　　王敏教授答：既往很多 AZOOR 因为眼底影像改变不明显，常被误诊为球后视神经炎。此病在 OCT 有典型的表现，即外层视网膜的结构破坏，椭圆体带断裂丢失（图 13-3-25）。

问题 14. 遗传性视网膜病变的 OCT 特点有哪些？

📱 附专家答疑视频

　　王敏教授答：图 13-3-26~ 图 13-3-28 显示了遗传性视网膜病变的影像特征。视网膜色素变性患者 OCT 可以看到椭圆体

带向心性丢失，RPE 和脉络膜毛细血管萎缩；Best 病患者的 OCT
可见中心凹下积液，卵黄样物质沉积在椭圆体带和 RPE 之间；
Stargardt 病患者 OCT 可以发现在黄斑区视网膜外层结构破坏，
而周边部视网膜外层结构完整。

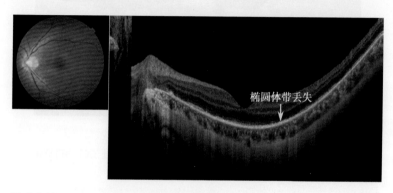

图 13-3-25 AZOOR 的 OCT 可见椭圆体带丢失和不连续

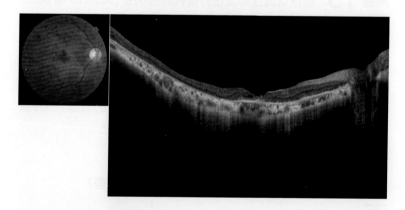

图 13-3-26 视网膜色素变性
OCT 可见椭圆体带向心性丢失，中心凹下还残余一些外层视网膜组织，中心凹外所有
椭圆体带均缺失，RPE 和脉络膜毛细血管萎缩。

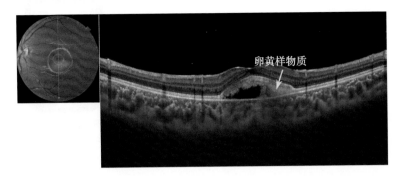

图 13-3-27　Best 病

眼底彩照可见卵黄样病灶,OCT 可见中心凹下积液,卵黄样物质沉积在椭圆体带和 RPE 之间。

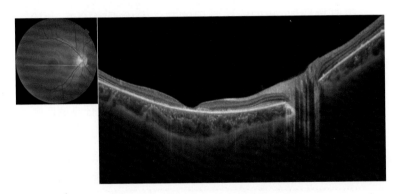

图 13-3-28　Stargardt 病

OCT 可见黄斑区视网膜外层结构破坏,而周边部视网膜外层结构完整。

第四节

糖尿病视网膜病变的影像检查

扫描二维码,观看本节
问题专家答疑视频

问题 1. 糖尿病视网膜病变的常用检查法有哪些? 各有什么特点?

附专家答疑视频

　　张风教授答:我们比较常用的方法①检眼镜检查,此检查简单易行,但检查的准确性与检查者的水平关系密切,且不能够定量,不能留下影像资料做前后对照。②荧光素眼底血管造影(FFA),是一个非常好的检查方法,准确记录,而且能够反映患者血管壁的功能情况。但是是一个有创的检查,而且在基层医院不容易开展。③OCT 检查,主要反映黄斑的病变。④彩色眼底照相,即简单易行,又能够记录患者病情,彩色眼底照相的方法也多有不同,有单视野眼底像,有三视野眼底像和七视野眼底像等等。

问题 2. 为糖尿病视网膜病变(DR)筛查,用哪种彩色眼底像方法更好?

附专家答疑视频

　　张风教授答:最早的 ETDRS 规定对 DR 筛查用 30° 角的眼底相机照 7 方位,做成一个组合图(图 13-4-1A)。现在看这个范围其实还是集中在后极部。有了 50° 角的眼底照相机后,用 50° 角的照相机拍 5 张图,所达到的范围与 30° 相机的 7 方位像所覆盖范围是相同的(图 13-4-1B)。有作者比较在 DR 筛查时,以 30° 角的眼底相机的 7 方位眼底像作为参考与 40°~60° 角眼底相机拍摄的单视野、双视野和三视野眼底像做对照分析,发现双视野的眼底像的敏感度达到 86%~98%。故说明 40°~60° 角眼底相机拍摄的双视野眼底像能更好地反映黄斑和视盘区域的病变,与 ETDRS 的标准 7 视野检查最为接近。所以分别以黄斑和视盘为中心的 50° 双视野眼底像是快捷简便的检查手段(图 13-4-2),可以作为 DR 筛查使用。

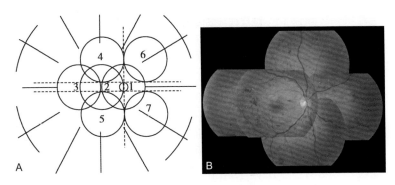

图 13-4-1 眼底照相检查法
A. ETDRS 的标准 7 方位眼底像;B. 50° 相机的 5 方位眼底像。

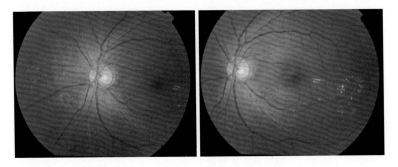

图 13-4-2 眼底照相检查法
50° 相机的 2 方位眼底像。

问题 **3.** 怎么从眼底像上判断糖尿病视网膜病变的病情程度？

附专家答疑视频

张风教授答：中华医学会的眼底病学组做了分级标准，此标准按照眼底病变的程度将 DR 分为 4 级，并对应相应分值（表 13-4-1）。可以对照此标准对 DR 进行分级评分。而在 DR 筛查时也依据此标准指导患者复诊和进行转诊，糖尿病视网膜病变的筛查及转诊标准如下。

表 13-4-1　糖尿病视网膜病变的分级及评分方法

分级	评分	评分细则
0 级	0 分	无 DR
1 级	1~4 分	1 分：≤5 个出血点 2 分：6~10 个出血点 3 分：10~20 个出血点 4 分：>20 个出血点
2 级	5~8 分	5 分：硬性渗出距离黄斑中心凹 1PD 以外 6 分：硬性渗出距离黄斑中心凹 1PD 以内，但未累及黄斑中心凹 7 分：硬性渗出距离黄斑中心凹 1PD 以内，累及黄斑中心凹 8 分：硬性渗出累及黄斑 4 个象限
3 级	9~12 分	9 分：棉绒斑累及黄斑区 1 个象限 10 分：棉绒斑累及黄斑区 2 个象限 11 分：棉绒斑累及黄斑区 3 个象限 12 分：棉绒斑累及黄斑区 4 个象限 + 示棉绒斑累及黄斑外或视盘鼻侧 ++ 示视网膜内微血管异常，出现静脉串珠、静脉襻
4 级	15 分 20 分	视网膜新生血管 出现视盘新生血管、视网膜前出血或玻璃体积血

1. DR 眼底筛查 1 级病变无视力障碍(视力≥0.7),可不转诊,每年筛查 1 次。

2. DR 眼底筛查 1 级病变有视力障碍(视力 <0.7),或无视力障碍但评分较前次筛查增加,应转诊有评估条件的医院。

3. DR 眼底筛查 2 级以上病变无视力障碍,可继续观察;若视力 <0.7 或评分较前次筛查增加,应转诊有评估条件的医院。

4. DR 眼底筛查 3 级病变无视力障碍,可继续观察;若视力 <0.7 或评分较前次筛查增加,应转诊有评估条件的医院。

5. DR 眼底筛查 4 级病变,应转诊有评估和治疗条件的医院;4 级且评分达到 20 分,应尽快转诊。糖尿病视网膜病变的分级及评分方法如表 13-4-1 所示,源自我国糖尿病视网膜病变筛查的眼底图像采集及阅片指南(2017 年)。

问题 **4.** 如何准确地判断眼底病变的程度?

附专家答疑视频

张风教授答:眼底彩色照片的读片与荧光造影读片是不一样的,没有经过专业训练的人可能判断清楚在彩色眼底照片上的微小病变,需要在读片过程中量化病变的成分,需要专业训练才能通过彩色眼底像看到类似 FFA 的效果。

问题 **5.** 彩色眼底像与 FFA 在临床诊断上有何差别?

附专家答疑视频

张风教授答:一般来说一个专业的眼科医生读彩色眼底照片和荧光造影片,在这 DR 分级的吻合率仅仅 80%。所以需要经过一个很好的训练。

一些病灶在彩色眼底像上难以分辨性质。比如在眼底像上看到一个红色的点，可以是小片的出血，也可能是微血管瘤（MA），在荧光造影上却可以区别出强荧光影像的微血管瘤和遮蔽荧光的出血。视网膜内微血管异常（IRMA），是 DR 中的一个重要概念。因为只要有一个象限出现 IRMA，就是糖尿病视网膜病变的激光治疗指征。IRMA 出现于较小闭塞区域的周围，动静脉短路，残余的毛细血管扩张，内皮细胞增殖，即所谓的视网膜内微血管异常（图 13-4-3）。

视网膜新生血管在彩色眼底像中也不容易分辨，荧光造影上由于其渗漏明显，很容易分辨（图 13-4-4）。当玻璃体混浊时，眼底像往往不清晰，而荧光血管造影则能清晰地显示视网膜的血管病变。

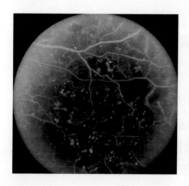 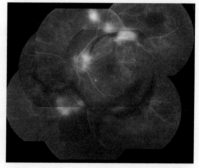

图 13-4-3　IRMA（图片来源：廖菊生教授提供）

图 13-4-4　DR 中的视网膜新生血管和视盘新生血管

问题 6. 糖尿病黄斑病变的特点是什么？

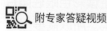附专家答疑视频

张风教授答：糖尿病视网膜病变患者中出现黄斑病变的比

例高达 70%，它包括黄斑水肿、黄斑的缺血和黄斑牵引。我们在 DR 分期的同时，要特别注意黄斑的情况。黄斑病变的程度与 DR 病变的程度并不均衡，较轻的 DR 也可出现明显的黄斑病变。我国临床指南也对糖尿病黄斑水肿（DME）进行了分型（表 13-4-2）。

表 13-4-2　中国 DME 分型

分型	描述
临床有意义的黄斑水肿（clinically significant macular edema，CSME）又称局灶性黄斑水肿	黄斑区有出血点，通常有环形或三角形硬性渗出，FFA 显示局部早期分散的强荧光点，后期渗漏，液体来自毛细血管瘤样膨出，如果： 黄斑中心 500μm 内视网膜增厚； 黄斑中心 500μm 内有硬性渗出伴邻近视网膜增厚； ≥1PD 有硬性视网膜增厚，并影响位于中心周围至少 1PD 范围的任意部分
弥漫性黄斑水肿（diffuse macular edema）	通常黄斑区毛细血管造影晚期广泛渗漏，通常看不到毛细血管瘤样膨出，常无硬性渗出，黄斑区视网膜弥漫性增厚，可以有视网膜内囊性改变
缺血性黄斑水肿（macular ischemia）	黄斑区内毛细血管部分闭锁，可以出现在黄斑中心凹旁，或中心凹部，表现为中心凹毛细血管拱环扩大，无论是局灶还是弥漫性黄斑水肿均可合并缺血性改变，这时也称"混合型黄斑水肿"，与视力预后密切相关

问题 **7.** 怎么判断 DME 呢？

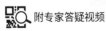附专家答疑视频

　　张风教授答：单纯凭借彩色眼底照片和荧光造影并不能够判

定黄斑水肿,因为黄斑水肿的定义要求一定要有黄斑区视网膜的增厚。可以用立体间接检眼镜或者裂隙灯前置镜观察视网膜增厚,最后用 OCT 量化和记录黄斑的厚度。要特别注意一般患者荧光造影见到明显的荧光渗漏,OCT 也可证实黄斑区增厚;但某些患者虽然有黄斑区强荧光,但是 OCT 并没有明显的黄斑区增厚改变。

问题 8. 眼底照相还有哪些作用?

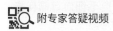 附专家答疑视频

张风教授答:影像检查结果还可以作为判定治疗效果的依据。如图 13-4-5 所示,正确的眼底激光呈靠近后极部光斑约 200μm,中周部光斑约 500μm,而且光斑之间间隔均匀,没有色素的增生。如何判断光斑大小呢? 一般以视盘为依据,视盘是 1 500μm,如果光斑的直径大概是 1/3 个视盘直径的时候,就是 500μm 大小,就符合了全视网膜光凝的标准。

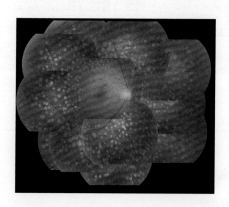

图 13-4-5　DR 患者合格的眼底激光影像

判断激光打的好不好也要看治疗前后眼底影像的变化。例如 13-4-6 所示的另一患者激光治疗前后 22 个月 FFA 改变,治疗前后极部较多纤维增殖膜,通过治疗前后 FFA 的对比可以发现患者的视网膜新生血管及纤维增殖在治疗后已经明显消退,所以治疗是有效的。

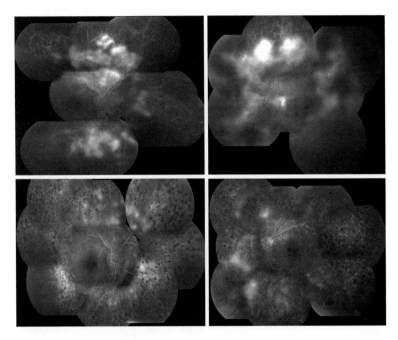

图 13-4-6　另一 DR 患者治疗前和治疗后 FFA

第五节

多模时代看"豹斑征"

扫描二维码，观看本节
问题专家答疑视频

问题 1. 什么是豹斑征？用什么检查方法可以观察到豹斑征呢？

附专家答疑视频

石璇教授答：豹斑征不是豹纹状眼底，是一种色素上皮的改变。在荧光造影上可以清楚地看到这种豹斑状的改变。临床中最典型的豹斑征就是葡萄膜渗漏综合征，此病眼底像有时豹斑征不明显，但是荧光造影就非常明显了。如图 13-5-1，左眼特别是下方可见这种斑驳样的即所谓豹斑样改变。并不是渗漏强荧光形成的豹斑改变，而是 RPE 损害透见荧光，RPE 色素积聚形成的遮蔽弱荧光造成的这种斑驳样的改变。这种弱荧光的地方对应的是 OCT 中高反射信号（图 13-5-1），所以豹斑是色素遮蔽。

自发荧光对 RPE 的病变最敏感，可见病灶处荧光造影上是弱荧光，它在自发荧光上是高荧光，表明此处色素较多，然后对应的就是这种 OCT 上可以看到 RPE 积聚的高反射。脉络膜渗漏综合征，经过治疗这种豹斑状的改变是可以好转的。

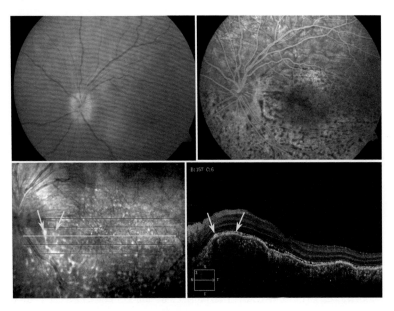

图 13-5-1　葡萄膜渗漏综合征的多模式影像

问题 **2.** 豹斑征可以提示哪些疾病?

附专家答疑视频

　　石璇教授答:豹斑征是一种体征,很多病都可以看见,而因其病理机制不同,豹斑状的改变又都有不同疾病自己的特点。比如说葡萄膜渗漏综合征,仅仅是由于 RPE 的增殖沉着,很少有 RPE 萎缩。双侧弥漫性葡萄膜黑素细胞增生症(bilateral diffuse uveal melanocytic proliferation,BDUMP)是由 RPE 的萎缩与 RPE 积聚互相交织的。在淋巴瘤中往往是因为 RPE 下有了浸润灶,而单克隆免疫球蛋白轻链沉积症可以发现 RPE 上面有蛋白沉积物。所以,现在随着影像技术的发展我们有更多的手段观察分析疾病的特点,揭示不同病变的性质,可以加深我们对这些病的认识。

问题 3. 请详细介绍 BDUMP 的诊断特点？

附专家答疑视频

石璇教授答：双侧弥漫性葡萄膜黑素细胞增生症（bilateral diffuse uveal melanocytic proliferation，BDUMP）属于副肿瘤性视网膜病变，非常罕见。此病并非是一个恶性病变，一般认为恶性肿瘤产生的免疫反应，刺激了葡萄膜黑素细胞的增生，很多人认为这是一个良性的增生。主要表现双眼进行性视力下降，然后平均会在一年内出现视力丧失。

Gass 等总结了 BDUMP 的 5 个主要眼部表现：①后极部 RPE 水平多发的圆形或卵圆形、不明显的红色斑块状病灶。②这些区域在造影早期即显示多灶性强荧光。③逐步发展成多发的、轻微隆起的、色素性或非色素性葡萄膜色素细胞性团块样病变，伴有整个葡萄膜组织的弥漫增厚。④渗出性视网膜脱离。⑤快速进展的白内障。通过广角的眼底检查及自发荧光检查，可以把 RPE 病变非常清楚显示出来。在豹斑征中 RPE 萎缩的区域与正常的区域之间有间隔，但是当这种 RPE 萎缩越来越大，慢慢开始融合了就不那么规律的时候，中间有融合的地方还有交错的时候，这个时候就叫长颈鹿斑（"giraffe pattern" fundus）。此体征是除了 Gass 提出的 5 条诊断标准外的一种重要的 BDUMP 诊断依据。OCT 也可表现出 RPE 的局部团块样增厚，明显的脉络膜增厚（图 13-5-2）。

问题 4. 眼内淋巴瘤中的豹斑有什么特点？

附专家答疑视频

石璇教授答：眼内淋巴瘤表现多样不容易识别，临床中遇到

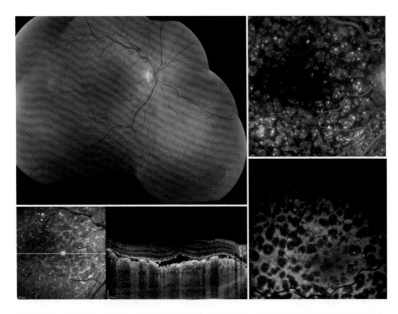

图 13-5-2　BDUMP 眼底中广角眼底像及自发荧光中 RPE 的改变：呈现 BDUMP 中的长颈鹿斑

FFA 中透见强荧光，自发荧光中为低自发荧光区域，OCT 中可见明显的 RPE 的局部团块样增厚及局部萎缩，脉络膜增厚及渗出性视网膜脱离。

没法解释的这种豹斑征要考虑此病的可能。RPE 萎缩的区域是透见的强荧光，自发荧光上对应的是低荧光。我们还会发现它有一个重要的特点，就是这种淋巴瘤细胞的浸润，会在 OCT 上 RPE 和 Brush 膜之间形成所谓的这种实性 PED。

2014 年的一篇报道指出，18 例原发眼内淋巴瘤，61% 的病例在自发荧光上都有这种高低荧光混杂的豹斑改变，且都是活动性病变。文章认为豹斑的形成是因为有淋巴细胞的浸润，这样 RPE 的代谢增强了，产生的紫褐素增加了，所以会在自发荧光上表现为高荧光，在荧光造影上是遮蔽的弱荧光，在 OCT 上表现为高反射的小结节（有高反射的物质），低的自发荧光就是 RPE 萎缩。此病自发荧光这种豹斑状的改变，可以早于其他任何明显的眼底病变之前，对于疾病的诊断与鉴别有其特别的临床意义。

问题 **5**. 可以介绍一下其他疾病中的豹斑征吗？

附专家答疑视频

石璇教授答：以下 2 种疾病比较少见。

（1）单克隆免疫球蛋白轻链沉积症：在眼底像上可以看到双眼底对称青灰色的沉积物，在自发荧光上这种沉积物的地方表现为高的自发荧光，OCT 上是一种 RPE 上面的球形沉积物，此病不只在眼部 RPE 上有这种球形沉积物，在全身的基底膜上都会有这种沉积物，如肾、肝、肺等。此病对抗 VEGF 及激素治疗均无效，而肾移植后好转，所以推测此病为同性质的基底膜上 Kappa 链蛋白沉积在眼部的表现。

（2）单眼 RPE 发育不良：此病在荧光造影上可以表现为弱荧光，萎缩边缘会有锯齿状的强荧光。自发荧光上也是在 RPE 发育不良的地方表现为低的自发荧光。一般是青壮年发病，也可以合并纤维增殖，可以合并 CNV、视网膜脱离等。

第十四章

B 超在眼科的应用

▶ 扫描二维码，观看本章
问题专家答疑视频

问题 1. 哪些眼科疾病需要做 B 超检查?

📱🔍 附专家答疑视频

杨文利教授答:①屈光间质(角膜、房水、晶状体、玻璃体)欠清晰,影响眼部结构的观察;②眼外伤,判断损伤部位及程度,如眼球结构的完整性、是否有异物残留;③眼内占位病变,明确病变的性质、大小、位置及伴随征象;④单侧或双侧的眼球突出,判断原因为炎症、肿瘤还是血管畸形等;⑤白内障摘除联合人工晶状体植入手术术前评估,为计算人工晶状体度数提供数据;⑥持续性低眼压或高眼压时行超声生物显微镜检查可除外房角和睫状体病变;⑦眼局部缺血性疾病,行彩色多普勒超声检查,可对眼动脉、视网膜中央动脉、睫状后短动脉等的血流参数进行定量测量。

问题 2. 玻璃体后脱离的形成原因和超声特点?

📱🔍 附专家答疑视频

杨文利教授答:

(1)发病机制:玻璃体后脱离是指基底部后的玻璃体界膜和视网膜相互分离。由于玻璃体液化、玻璃体后界膜和视网膜内界膜之间的黏附力下降,从而出现两者之间的分离,可以是一种正常的随年龄的改变,也可能与玻璃体积血或炎症、外伤等相关。

(2)临床症状及体征:主要症状为飞蚊症和闪光感,眼底检查可见飘带状的玻璃体后界膜以及后界膜上、视盘前的环形混浊(Weiss 环)。约 12% 的病例伴发视网膜裂孔,这是引起玻璃体积血的主要原因。

（3）B 超表现（图 14-0-1）：①光滑、细弱、连续的弱带状回声，运动和后运动明显。而玻璃体机化膜带状回声的长短不一、附着点不同；视网膜脱离的运动和后运动受限，较容易同两者进行鉴别。②合并积血或炎症时，玻璃体内带状回声增强、增厚。③后界膜上 Weiss 环的环形中强回声，是最直接的诊断证据。④伴发玻璃体积血的病例，要仔细观察玻璃体后界膜与球壁之间的附着点，看是否光滑、能否分开，判断有无牵拉性视网膜脱离的风险。

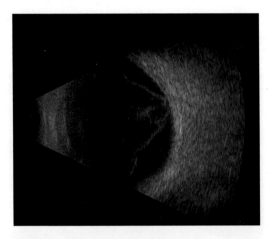

图 14-0-1　玻璃体后脱离 B 超图像

问题 **3.** 视网膜脱离超声特征是什么？

附专家答疑视频

杨文利教授答：视网膜脱离是指视网膜色素上皮层与神经上皮层之间的分离。在胚胎发育期，视杯外层分化为色素上皮层，视杯内层发育为神经上皮层，两者之间存在潜在间隙。当视网膜发生裂孔、玻璃体变性液化两个条件均满足时，液化的玻璃体进入视网膜层间形成孔源性视网膜脱离。视网膜脱离时可以借助检眼镜直接观察,当存在白内障、玻璃体积血等屈光间质混浊的状态时,超声可以对视网膜脱离提供诊断及鉴别诊断支持。

B超显示(图14-0-2):①脱离的视网膜呈现为光滑、连续的条带状中强回声,一端与视盘回声相连,另一端与周边部相连,晚期可呈V形或Y形。②回声强度为中强回声,较眼球壁回声略低。③有一定的运动(以脱离的视网膜为中心的轻度摆动),后运动一般不明显。④注意通常不标注裂孔位置和脱离范围。因为病情可随时变化、进展,避免不必要的纠纷;另外医生对于疾病的诊断和治疗并不依赖于超声提供的这些信息。

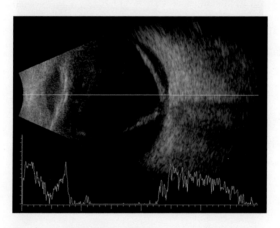

图 14-0-2　视网膜脱离 B 超图像

问题 **4**. 脉络膜脱离超声是什么?

附专家答疑视频

杨文利教授答:

(1)形成原因:①脉络膜的主体由大血管层、中血管层和毛细血管层构成,管壁通透性好,很容易受外界压力梯度改变因素的影响。脉络膜血管外压力突然下降会导致血浆大量渗漏、眼内液积聚在脉络膜和巩膜之间,发生脉络膜脱离;②脉络膜和巩膜之间存在潜在解剖间隙——脉络膜上腔,因此一旦脉络膜下有渗出液的积聚,便会形成全周广泛的脉络膜脱离;③涡静脉自赤道附近穿出,此处脉络膜和巩膜之间联系紧密,因此脱离幅度不大的脉络膜脱离,一般不超过涡静脉;脱离超过涡静脉者,可在脉络膜和巩膜之间观察到涡静脉自外向内延伸的带状回声;④脉络膜和巩膜在视盘周围亦连接紧密,因此脉络膜脱离时由周边部到赤道部再到后极部,很难突破视盘周围。

(2) 超声表现(图 14-0-3):①B 超下显示为连续的弧形条带状回声、光滑且厚、不与视盘回声相连,脉络膜与巩膜之间为无回声区。横切面可见 360°全周多个局限性半球形隆起,凸面向内,犹如花环。②轴位扫描时可见周边部两个凸面相对的半球形隆起回声条带,像一撇一捺的"八"字。③A 超表现为陡直 100% 强回声,低增益状态下可见双层征(视网膜、脉络膜的回声)。④运动试验阴性。

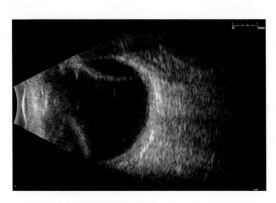

图 14-0-3　脉络膜脱离超声图像

问题 **5.** 玻璃体后脱离、视网膜脱离及脉络膜脱离间的鉴别诊断特点？

附专家答疑视频

杨文利教授答：①首先要明确，"横看成岭侧成峰，远近高低各不同"是超声检查的特点，不能凭借一张图片进行诊断及鉴别诊断，必须要动态的观察条带状回声与球壁之间的关系来判断。②玻璃体后脱离、视网膜脱离及脉络膜脱离三者在形态、回声强度和后运动方面均有不同，具体如表14-0-1。

表14-0-1　几种常见疾病的B超诊断特点

评价内容	玻璃体后脱离	视网膜脱离	脉络膜脱离
形态	光滑、开放漏斗形，与视盘及球壁的固着点可有可无，与睫状体或锯齿缘相连	光滑、开放或闭合的漏斗形，且与视盘相连，与眼球周边相连，可伴有囊样病变	光滑、冢形或扁平弧形，不与视盘相连，与涡静脉相连
回声强度	强度不确定，但<100%	强度在100%	强度在100%，但为双峰
动态观察（后运动）	显著或适中	适中或无	中等或无

问题 **6.** 如何应用B超进行眼肌测量？

附专家答疑视频

杨文利教授答：超声测量眼肌，多应用于甲状腺相关眼病的诊断中。①首先要明确，在眼肌的测量方面，B超不是最优选项，因为其只能测量眼外肌的厚度，而不能测量眼外肌的宽度。相较而言，CT和MRI的测量结果会更准确。②其次，在测量时要选择经球法(经眼球扫描),即通过眼球的玻璃体去观察对侧的眼眶软组织,如观察外直肌时要把探头放到内直肌。超声对内、外直肌的测量很准确,而上、下直肌的测量会受到斜肌的干扰。一般来说,4条直肌的厚度≤18mm即为正常,厚度>18mm、内部回声不均匀、边缘与眶脂肪分界不清要考虑为病态改变。

问题 **7**. 如何应用 B 超观察泪腺组织?

附专家答疑视频

杨文利教授答:采用线阵探头观察泪腺会非常清楚。如果采用眼科常规 10MHz 机械扇形探头进行扫描,则需要加用水囊。因为 10MHz 探头的聚焦点在约 20mm 处,泪腺距离探头过近会影响成像的清晰度,加用水囊可人为增加泪腺组织与探头之间的距离。一次性手套装水、厚涂耦合剂或贴附性的凝胶组织等方法均可使用。

问题 **8**. 白内障严重的患者 A 超测量速度慢,如何解决?

附专家答疑视频

杨文利教授答:很多设备有不同的模式可供选择,如正常晶状体、致密晶状体等,可直接按需进行选择。手动调节的话,有两种方法:①增大增益,如正常晶状体常规采用 60dB,较重的白内障患者可采用 70~80dB 进行检查;②降低阈值敏感度,一般要求阈值敏感度在 90% 以上,即角膜、晶状体前、晶状体后以及视网膜的波形均在 90% 以上,方启动自动测量。适当降低 A 超的阈值敏感度,如降为 60%,可加快测量速度。